·中文翻译版·

放射治疗物理学与生物学精要

Basic Radiotherapy Physics and Biology

原书第 2 版

主　编　〔美〕戴维·S.昌（David S. Chang）

　　　　〔美〕福斯特·D.拉斯利（Foster D. Lasley）

　　　　〔美〕英德拉·J.达斯（Indra J. Das）

　　　　〔美〕马克·S.门东卡（Marc S. Mendonca）

　　　　〔美〕约瑟夫·R.戴拉赫特（Joseph R. Dynlacht）

主　审　王　晖

主　译　师颖瑞　曾　彪

副主译　窦钰姣　付庆国　胡彩容　倪千喜　杨　振

　　　　周钰娟　黄仕雄

科学出版社

北　京

图字：01-2023-4600

内 容 简 介

本书分为两部分，共计 35 章。第一部分为放射治疗物理学，主要阐述了放射物理基础、电离辐射作用机制、X 射线和电子束剂量学及其测定方法、近距离放射治疗、高级放射治疗计划设计、放射治疗的质量保证和放射治疗的辐射防护与安全等，同时覆盖了放射治疗前沿领域的核磁加速器、质子治疗和人工智能相关应用；第二部分为放射治疗生物学，主要阐述了肿瘤细胞和组织生物学、DNA 辐射损伤和修复机制、细胞辐射死亡和存活模式、正常组织辐射效应、剂量分割模型、热疗、放射治疗与化疗和免疫的结合等知识。

本书内容全面且实用性强，可作为放疗医师、物理师以及对放射治疗物理学和生物学感兴趣者的基础读物。

图书在版编目（CIP）数据

放射治疗物理学与生物学精要：原书第2版 /（美）戴维·S.昌（David S. Chang）等主编；师颖瑞，曾彪主译. —北京：科学出版社，2023.10
书名原文：Basic Radiotherapy Physics and Biology (Second Edition)
ISBN 978-7-03-076123-1

Ⅰ.①放…　Ⅱ.①戴…　②师…　③曾…　Ⅲ.①放射医学　Ⅳ.①R81

中国国家版本馆CIP数据核字（2023）第149491号

责任编辑：王灵芳 / 责任校对：张　娟
责任印制：师艳茹 / 封面设计：蓝正广告

科学出版社出版
北京东黄城根北街 16 号
邮政编码：100717
http://www.sciencep.com

三河市春园印刷有限公司 印刷
科学出版社发行　各地新华书店经销

＊

2023 年 10 月第 一 版　开本：787×1092　1/16
2023 年 10 月第一次印刷　印张：18 1/4
字数：438 000

定价：158.00 元
（如有印装质量问题，我社负责调换）

译者名单

主　审　王　晖

主　译　师颖瑞　曾　彪

副主译　窦钰姣　付庆国　胡彩容　倪千喜　杨　振　周钰娟　黄仕雄

译　者（按姓氏笔画排序）

王　晖	湖南省肿瘤医院	单冬勇	中南大学湘雅二医院
邓　烨	广西医科大学附属肿瘤医院	赵旺兄	宁夏回族自治区人民医院
邓诗琴	南华大学	胡秀琼	广西医科大学附属肿瘤医院
付庆国	广西医科大学附属肿瘤医院	胡彩容	福建省肿瘤医院
成　媛	福州市第一医院	贺湘军	湖南中医药大学附属第一医院
师颖瑞	湖南省肿瘤医院	倪千喜	湖南省肿瘤医院
任　欢	常德市第一人民医院	唐世强	郴州市第一人民医院
许雪萌	湖南省肿瘤医院	容贤冰	广西医科大学附属肿瘤医院
孙亚平	宁夏回族自治区人民医院	黄仕雄	湖南省肿瘤医院
孙向上	湖南省肿瘤医院	崔适文	湖南省肿瘤医院
苏　琳	中南大学湘雅医院	彭　昭	中南大学湘雅医院
李娴雅	广西医科大学附属肿瘤医院	彭明菁	湖南省肿瘤医院
杨　扬	福建省肿瘤医院	韩亚骞	湖南省肿瘤医院
杨　振	中南大学湘雅医院	程燕铭	福建省肿瘤医院
杨松华	湖南省肿瘤医院	曾　彪	湖南省肿瘤医院
杨雯娟	湖南省肿瘤医院	曾曼婷	中南大学湘雅医院
吴　宇	岳阳市中心医院	谢　辉	湘南学院附属医院
张文龙	湖南省肿瘤医院	雷胜飞	湖南省人民医院
罗庭军	广西医科大学附属肿瘤医院	窦钰姣	中南大学湘雅医院
金和坤	湖南省肿瘤医院	蔡马凡	佛山复星禅诚医院有限公司
周钰娟	湖南省肿瘤医院	谭华艳	广西医科大学附属肿瘤医院
周菊梅	湖南省肿瘤医院	谭剑锋	湖南省肿瘤医院
庞金猛	湖南省肿瘤医院		

师颖瑞 主任医师，硕士生导师。湖南省肿瘤医院副院长、国家癌症区域医疗中心建设办主任、术中放射治疗研究室主任、远程放射治疗协作组秘书长。湖南省放射治疗质量控制中心主任、中国医药教育协会常务副主任委员（候任主任委员）、中国抗癌协会理事、中华医学会放射性粒子植入委员会委员、中国抗癌协会近距离放射治疗专业委员会委员、湖南省抗癌协会副秘书长、湖南省抗癌协会精准放疗技术专业委员会候任主任委员。

从事肿瘤放射治疗临床工作 20 多年，全面掌握肿瘤放射临床、肿瘤放射生物、肿瘤放射物理的相关知识。专注头颈部肿瘤、胸部肿瘤的精准放疗、国际规范化治疗，在实体瘤个体化精准治疗上有长期深入研究，利用最新技术及药物提供综合治疗方案。2003 年率先在中南地区开展放射性粒子后装植入治疗及相关研究；2013 年开创远程放疗模式，建立远程放疗云平台，与 MD 安德森肿瘤中心合作，使地市县的患者足不出户就能获得世界顶级的放射治疗服务；2015 年率先开展图像引导自适应的大分割放疗，取得良好社会和经济效益。自 2017 年来，作为负责人参与临床试验数十项。发表期刊论文 30 余篇，其中 SCI 收录论文 10 余篇，第一作者及通信作者 10 余篇。主持国家"十三五"重点专项子课题 1 项，省厅级课题 5 项，主要参与国家中医药管理局原发性肝癌中西医临床协作项目等近 10 项。获省级医学进步奖一项。

曾彪 放疗物理师，正高级高级工程师，硕士生导师。湖南省肿瘤医院放射物理技术部副主任，湖南大学校外硕士生导师，中国医药教育协会放射治疗专业委员会副秘书长，中国抗癌协会近距离放射治疗专业委员会委员，中国医学装备协会放射治疗装备分会委员，中国医学装备协会离子放射治疗分会委员，湖南省放射治疗质量控制中心专家组成员兼秘书长，湖南省抗癌协会精确放疗技术专业委员会副主任委员，湖南省核学会电离辐射与放疗设备分会副主任委员，湖南省医学会物理技术学组副组长兼秘书。

湖南省、江西省、广西壮族自治区自然科学基金评议专家，长沙市重点科技项目评议专家，湖南省辐射生态环境保护技术评估专家，湖南省放射卫生评估专家，湖南省辐射安全防护合格证培训专家。

从事肿瘤放射物理工作 18 年，多项成果在国内外放射治疗领域内顶级学术会议被报道。近年来先后以主要起草人编写并正式发布国家癌症中心肿瘤放射治疗行业技术标准 3 项；省级放射治疗行业技术标准 2 项；主持省级课题 5 项；以第一作者或通信作者发表 SCI 收录论文和中文核心期刊论文 20 余篇；获实用新型专利 4 项、软件著作权 2 项、申请发明专利 5 项；参编著作多部。

主审简介

　　王晖　主任医师，博士生导师。湖南省肿瘤医院副院长，全国五一劳动奖章获得者，国务院政府特殊津贴专家，湖南省卫生健康高层次领军人才，国家肿瘤质控中心放射肿瘤质控专业委员会委员，中国医师协会放射肿瘤治疗医师分会常务委员，中华医学会放射肿瘤治疗学分会委员，中国临床肿瘤学会非小细胞肺癌、食管癌专业委员会委员，肿瘤放射治疗转化医学湖南省重点实验室主任，湖南省抗癌协会放疗专业委员会主任委员，湖南省抗癌协会常务理事，湖南省医学会常务理事，湖南省医学会放射肿瘤专业委员会主任委员，发表 SCI 收录论文及其他期刊论文 50 余篇，主编、参编著作多部。

中译本前言

放射治疗与手术、化疗是肿瘤的三大治疗手段。放射治疗物理学和放射治疗生物学是放射治疗的重要基础，其中放射治疗物理学主要研究放射治疗设备及技术、剂量测量及剂量学、治疗计划设计、质量保证和质量控制。放射治疗生物学通过观察不同放射线照射后的各种生物效应以及不同内、外因素对生物效应的影响，研究放射线对生物体的作用。放射治疗在肿瘤治疗中发挥着越来越重要的作用，夯实放射治疗物理学和生物学的基础知识，对肿瘤放射治疗从业者掌握放射治疗技术以及从事科研工作都非常有帮助。

《放射治疗物理学与生物学精要》（第2版）同时阐述了上述两门学科相关的基础理论和原则。内容涵盖了放射物理基础、电离辐射作用机制、X射线和电子束剂量学和测定方法、近距离放射治疗、高级放射治疗计划设计、放射治疗的质量保证和放射治疗的辐射防护与安全、肿瘤细胞和组织生物学、DNA辐射损伤和修复机制、细胞辐射死亡和存活模式、正常组织辐射效应、剂量分割模型、热疗、放射治疗与化疗和免疫的结合等知识。其他同类型的书籍大多用严谨的学术型风格撰写，内容虽然专业，但是阅读起来略显枯燥，原著在此基础上使用合理的章节安排、页面布局、幽默诙谐的插图等方法以便于读者阅读理解，同时方便读者日常快速检索所需信息。内容全面且写作风格易于理解，非常适合放射治疗从业人员的日常快速浏览、检索。我们将该书翻译为中文，奉献给广大读者，重点推荐给放射治疗医师、物理师以及对放射治疗物理学和生物学感兴趣的读者。

参与本书翻译的人员较多，受思维方式和查阅的参考资料不同，对于一些词条的翻译可能存在差别，但我们努力做到统一，力求不影响内容的阅读和理解。同时对于翻译内容的不当之处，也请同行指正并给予谅解。

感谢为此版翻译做出努力和奉献的所有专家及同仁。

师颖瑞 曾彪
2023年5月

原著第 1 版前言

很多放射肿瘤学教材都是以正式的学术风格书写。当研究这些非常详细的书籍时，许多住院医师都努力在阅读时间和理解上寻找平衡。《放射治疗物理学与生物学精要》是美国放射学会（ABR）长久以来准备放射治疗物理学和生物学考试的经验积累。其写作风格严谨且幽默，因此无论是日常使用还是备考，都可以快速获取相关参考信息。为了使书中内容尽可能易于理解和消化，本书采用助记符、经验法则和简单的图例进行编排。本书读者包括放射肿瘤学住院医师、放射治疗师、放射剂量师、物理师、医学院学生和对放射治疗物理学和生物学感兴趣者。

本书中所包含的主题均是基于 ABR 放射肿瘤学研究指南，这些指南可在 ABR 网站上查阅。ABR 研究指南是以长主题列表呈现的，而本书将所含内容分成两部分。其中物理学主题所覆盖的章节是 1 ～ 18 章；生物学主题涵盖的章节是 19 ～ 35 章。每个章节所包含的一系列概念均在正文中以文本形式进行解释，同时加以简明的图表、方程式及助记符等形式。此外，还有一些涉及数学内容较多的章节，其中包括一个名为"经验法则"的部分。这些法则旨在采用通俗易懂的语言总结数学概念，强调实用性而非细节性。本书还包括两个参考信息附录：术语表和物理常量以及在成像和放射疗法中使用的放射性同位素列表。

本书未引用具体的参考资料，因为它是一个基本规则和原则的集合，并非严谨的学术著作。那些希望深入研究原始文献的读者应参考现有的众多综合性教材和已发表的研究性论文。相反，本书旨在作为快速查阅参考书，以助力考试准备和日常临床实践。我们希望本书对放射肿瘤学各学科的所有学生和准学生有参考价值。

所有合著者一致决定编写《放射治疗物理学与生物学精要》的第 2 版，绝对不是出于对巨额版税的期望，"意外之财"是编写教材的主要原因，尤其是与 5 位合著者合作的话！相反，我们收到了一致性的积极反馈，认为第 1 版书籍在放射肿瘤学住院医师备考生物学和物理学时发挥了效用，因此我们受到了极大的激励，并且也意识到其中有几个章节内容需要更新。

我们努力保持简洁的写作风格，并适当增加幽默风格，以保持第 1 版的精髓。然而，随着个体化医学的出现，以及癌症治疗将更多受到分子检测的指导，这些分子检测可以揭示靶向（或至少潜在靶向）的基因、蛋白质和通路，使得住院医师和学生都应了解这些。我们意识到，如果未将潜在相关通路的有关信息以及那些我们认为是必需的细节水平考虑在内的话，我们将是失职的。因此，如果读者比较第 1 版和第 2 版的内容，他们会注意到在几个章节中增加了对细节的关注，尤其是在生物学部分。例如，关于 DNA 损伤 / 修复的章节已大幅更新，并且在涵盖细胞死亡和存活分析的章节中添加了附加内容，即现在强调的由电离辐射触发的其他死亡模式。

其他几个章节也进行了重大修改。关于全身照射急性影响的章节，增加了更多关于抗辐射措施的内容。我们讨论随机性效应与确定性效应的章节，增加了每年晶状体剂量限值的最新建议，以及目前对白内障发病分类的看法。此外，增加了关于免疫治疗和放射治疗反应的免疫调节领域的新内容。

那些使用本书来准备考试的人，仍然建议查阅 ABR 放射肿瘤学研究指南，因为相应的内容和重点会随着时间的推移而改变。由于本书仍然是生物学和物理学领域的基本规则、机制和当下热点的集合，因此我们继续避免引用特定的参考文献，它仍然是备考人员和从业人员的快捷（尽管现在更加全面）参阅资料。我们希望这个更新版本对读者会有所帮助。

Lake Charles, LA, USA　　　David S. Chang

Rogers, AR, USA　　　Foster D. Lasley

Chicago, IL, USA　　　Indra J. Das

Indianapolis, IN, USA　　　Marc S. Mendonca

Indianapolis, IN, USA　　　Joseph R. Dynlacht

致　谢

　　我们非常感谢我们的老师、导师、同事、住院医师、学生以及激励和支持我们再版本书的爱好者。特别感谢 Drs. Julia Compton, Norlena Gullett, Apryl Mensah, Geoff Ray, Ben Goodman, Neil Estabrook 和 Edward Mannina，感谢他们对第 1 版中各个章节的初稿进行了检查。

目　录

第一部分

放射治疗物理学

1 原子和原子核结构

引言

原子核位于原子的核心部分，由称为质子和中子的核子组成。核子间通过强相互作用结合在一起，但同时也具有分裂的趋势，因为质子间存在库仑力。核子由夸克组成，夸克间通过弱相互作用聚集。核结合能引起的质量亏损可以证明质能转换公式 $E = mc^2$。原子核的稳定性取决于几个因素，包括中质比、核子配对和核结合能。本书采用玻尔模型描述电子的行为及其相互作用，该模型定义了具有一定结合能的分立能量壳层。电子向更高能量壳层的任何跃迁都需要吸收能量（通常以吸收光子的形式），向较低能量壳层的任何跃迁都会以特征 X 射线或俄歇电子的形式释放能量。

原子和原子核的命名

- 原子包括原子核和核外电子
  - 核外电子决定了原子的化学性质。
  - 核素是指原子核的组成（质子和中子的数量）。
  - 核子包括质子和中子。
- 数字
  - A = 原子质量数（质子数 + 中子数）。
  - Z = 原子序数（质子数）。
    Z 决定了电子的数量，从而决定了原子的化学性质。
  - N = 中子数 = $A-Z$。
- 四个"iso"
  - 同位素（isotope）：质子数相同，中子数不同。
    相同的化学性质，质量和核衰变性质均不同。
    例如：^{125}I 和 ^{131}I 的化学性质类似碘，但半衰期不同。
  - 同中子异位素（isotone）：中子数相同，质子数不同。
    很少使用。
  - 同量异位素（isobar）：核子数相同，核素种类不同（质子多中子少，反之亦然）。
    "同量"指相同的质量数。
    β 衰变（见第 2 章）和电子俘获总会产生同量异位素。例如：^{131}I 衰变为 ^{131}Xe，^{131}Xe 与 ^{131}I 具有相同的质量数，但是同位素不同，具有不同的化学性质。
  - 同质异能素（isomer）：同位素相同，能量状态不同（基态和激发态）。

同质异能素通过伽马衰变释放能量（见第 2 章）。例如：^{99m}Tc 衰变到 ^{99}Tc，释放其多余的能量而不改变质子或中子的数量。

四种基本力

按力的强度大小降序排列是：

- **强核力**
  - 自然界中最强的力；把核子"粘合"起来，形成原子核。
  - 使原子核成为聚集体，对抗质子正电荷的排斥效应。
- **电磁力（库仑力）**
  - 约为强核力的 1/100。
  - 异性相吸。电子被带正电的原子核吸引，当它们越靠近时，吸引力越大；价电子不被强烈吸引，几乎所有的化学反应都是由价电子的运动引起的。
  - 在原子核内质子相互排斥，但被强力束缚住。
- **弱核力**
  - 约为强核力的 1/1 000 000。
  - 作用于粒子内部（夸克之间），能引起放射性衰变。
  - 例如：当一个质子变成一个中子和一个 β 时，^{14}C 衰变为 ^{14}N。
- **引力**
  - 约为强核力的 $1/10^{39}$。
  - 在原子尺度范围并不重要。

质量

- 根据爱因斯坦的 $E = mc^2$ 方程式，质量和能量总是可以互换。
  - 能量可以转化为质量，质量可以通过乘以 c^2（光速的平方）转化为能量。
  - 当粒子接近光速时，速度必须保持不变，因此当粒子获得能量时，它实际上就获得了质量。
- 测量质量有两种常用的方法。

原子质量单位（AMU）
  - 定义为碳 -12 原子质量的 1/12。
  - 由于碳原子结合能的影响，1AMU 略小于组分粒子的质量（见下文）。
  - 质子质量 = 1.007 3AMU。
  - 中子质量 = 1.008 7AMU（略大于质子）。
  - 电子质量 = 0.000 5AMU（约 1/2000）。

能量当量（MeV/c^2，缩写为 "MeV"）
  - 定义为能量等效量（mc^2），单位为兆电子伏。
  - 质子质量 = 938.3MeV。
  - 中子质量 = 939.6MeV。
  - 电子质量 = 0.511MeV（或 511keV）。
  - 1AMU = 931.5MeV。

核结合能

- 当粒子相互结合时，它们会释放能量。
  - 恒星在进行聚变（原子结合）和合成原子核时会发光！
  - 核结合能是中子和质子结合成原子核过程中释放的能量。
- 根据 $E = mc^2$，这种能量需要"消耗"质量。
  - "质量亏损"等于结合能。
  - 例如：碳 -12（^{12}C）包含 6 个质子和 6 个中子。
    质量之和应该是 12.095 65 AMU，但是 ^{12}C 的质量是 12.000 00AMU。
  - 质量亏损 0.095 65AMU，或 89.1MeV，这是将原子核结合在一起的结合能。
- 分离某物需要消耗至少和结合能一样多的能量才能使某种粒子分裂。
  - 普通直线加速器不能以 18MeV 的光子分裂碳核，但可以用回旋加速器发射 200 多兆电子伏的质子。

核稳定性

- 中子质子比（n/p）
  - 质子通常因为带电荷而相互排斥，它们需要中子来维持稳定。
  - 中子太多，原子核就会变得不稳定。
  - 不稳定的原子核会衰变成更稳定的产物。衰变方式取决于 n/p 值。
  有关核衰变的更多细节，请参阅第 2 章。
- 对于 Z = 20 及以下的元素（钙），n/p 值为 1 ∶ 1。
  - 例如：稳定性的碳（^{12}C）的 n = 6，p = 6。
- 对于比 Z = 20 重的元素，n/p > 1 ∶ 1。
  - 例如：稳定性的金（^{197}Au）的 n = 118，p = 79（图 1.1）。

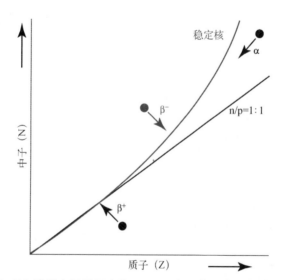

图 1.1 稳定核（红线）最初遵循中子质子比为 1 ∶ 1，但逐渐需要更多的中子来保持原子核的稳定

核子的结合能

- 随着原子序数的增加，强力增加，因此总结合能增加。
- 同时，在某个阈值（铁，Z = 26）后，质子的排斥静电力开始起主导作用（因为它们彼此排斥）。
  - 即使总结合能继续增加，但每个核子的结合能开始减少。
  - 为了保持稳定，每个核子的结合能至少为 8.6MeV。
  - 当原子不稳定时，弱力使核子发生转变（例如：一个质子可以变成一个中子）。
  - 大于碲（Z = 52）的不稳定原子可能会分裂成重粒子（通常是偶数个重粒子，如 α 粒子）。
  - 铋（Z = 83）是最重的稳定核，之后总结合能降低，所有核都变得不稳定。

核子的配对

- 成对核子一般比奇数核子更稳定。
  - 大多数稳定核是"偶 - 偶"的，有偶数个质子和偶数个中子。
  - 少数稳定核是"奇 - 偶"或"偶 - 奇"。
  - 只有 4 个稳定的"奇 - 奇"核存在：H-2（1n，1p），Li-6（3n，3p），B-10（5n，5p），N-14（7n，7p）。
- 因此，在较重的原子核中，发射一个 α 粒子（2n，2p）比发射一个单独的中子或质子要容易得多。

原子的玻尔模型

- 这是对电子围绕原子核旋转的"经典"描述，就像行星绕太阳运行（图 1.2）。
  - 在原子内，电子只能以分立的能量在分立的轨道（能量壳层）上运行。
  - 电子只能通过改变轨道或离开原子来获得或损失能量。
  - 这个模型适用于氢原子（也适用于 ABR 实验），但它对更精确的量子力学模型来说过于简单化了。

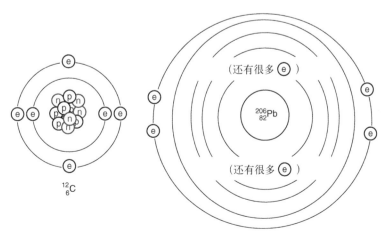

图 1.2 原子的玻尔模型：电子（类似于行星）围绕原子核（类似于太阳）旋转。不断增加的电子以特定的路径填充更高的能量轨道（离原子核更远）

- 电子结合能
  - 由于正负电荷间存在吸引力，电子被原子束缚。
  - 因此需要从外部获得能量来将原子核和电子分离。

    电子结合能（使一个电子脱离束缚所需的能量）随着接近原子核而以半径的平方（r^2）增加。

    电子结合能随着原子核电荷（Z）的增加而增加。
  - 内层电子具有很大的结合能，因为它们离原子核非常近。

    尽管它们有更高的"结合能"，这些电子也被称为处于"低能级"。
  - 价（外层）电子的结合能很小，因为它们离核更远，容易被剥离。
- 轨道的任何变化都与能量的变化有关（见"电子跃迁"一节）。
  - 原子吸收能量后可以使电子从其价电子壳层中脱离（或跃迁到更高能级的电子层）。
  - 当一个电子从能量较高的壳层跃迁到能量较低的壳层时，会释放出能量，这些能量要么以光子的形式损失，要么转化为动能并将另一个电子轰击到能量较高的壳层。

电子轨道（能级）

- 每个电子都有特定的运行轨道，以有序的方式占据相应的能级。
- 主量子数（n）= 1，2，3 等，或者 K，L，M，N 等。
- 轨道量子数（l）——有（$n-1$）个值。
  - 命名为 s，p，d，f，分别表示为球状、花生状、哑铃状、扇状。
  - 例如：如果 $n = 3$，那么有 l 轨道可取 0，1，2。
- 磁量子数（m_l）——有 $2l+1$ 个值。
  - 数值从负（$n-1$）到正（$n-1$）。
  - 例如：$n = 3$，$l = 2$，m_l 可取 −2、−1、0、+1、+2。
- 自旋量子数——为 +1/2 或 −1/2。
- 外层（价层）最多可容纳 8 个电子。
  - 通常是 s^2 和 p^6。

电子跃迁（能量吸收和发射）

- 当电子吸收能量，它就变得不稳定。
  - 电子可能跃迁到能量更高的壳层，也可能从原子中脱离。
  - 当一个电子跃迁到能量较低的壳层，多余的能量可转换为电子的动能被消耗，或者以光子的形式被发射出去（图 1.3）。
- 当较低能量壳层存在空位时，电子会"落到"一个更舒适的位置。
  - 电子损失能量，这种能量必须转移给其他一些粒子。
  - 当能量转移到光子时，它被称为特征 X 射线。称为"特征"，是因为能级对于给定的同位素和轨道是唯一的。
  - 当能量转移到另一个电子时，它就变成了俄歇电子。俄歇电子的能量等于转移的能量减去击出一个电子必须克服的结合能（图 1.4）。

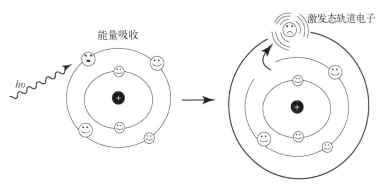

图 1.3　能量吸收：一个相对满足的轨道电子（它没有内圈电子舒适），在它顶上方有一个不舒适的空轨道，结合能较低。轨道电子极不情愿地被一个中等能量的光子击中，吸收了光子的能量，因此被撞到能量更高的轨道。如果电子吸收的能量高于它的结合能，就可能会被完全从原子中击出（电离）

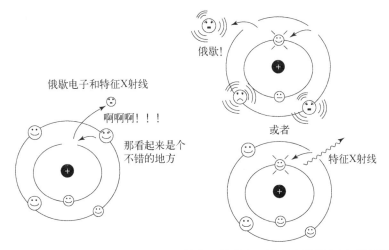

图 1.4　能量发射结果：在某种方式下，一个稳定的内层轨道电子被踢出并消失了（很多方式都可造成这种情况）。较高能级上的某个轨道电子将向较低能级（更高的结合能）的原子核靠近，由高能级到低能级，电子必须释放一些能量。当电子跃迁到较低的能级时，有两种释放能量的方式。一种是特征 X 射线（基本上与图 1.3 相反），另一种是将这种能量转移到整个轨道，使轨道上的每个电子受激处于不稳定态，直到踢出另一个电子（称为俄歇电子）

2 放射性衰变

引言

原子不稳定时会经历放射性衰变的变化。如果原子核很重，质子过多，可能会发生 α 衰变（释放一个氦原子核）。如果原子核非常轻而质子重就会发生正电子发射或电子俘获。如果原子核的中子含量高很可能会产生 β 衰变。任何以上所述的衰变模式都将导致原子核处于激发态，此时原子核将以伽马射线形式释放其能量或进行内转换将能量转移给电子，进而恢复稳态。可建立数学模型使用衰变常数和自然对数函数定义衰变模式的活度，还能推导出特定放射性同位素的半衰期和平均寿命。若衰变模式包含多个步骤，各类放射性同位素在数量上能达到各种平衡状态，包括暂态平衡和长期平衡。自然界中天然存在某些放射性同位素，其他的放射性同位素则可通过粒子轰击或核裂变产生。

定义

- α 粒子：原子核通过 α 衰变发射的粒子，包含两个质子和两个中子。
  - 与氦核相同。
- β 粒子：原子核通过 β 衰变发射的粒子，带负电或带正电。
  - β⁻ 粒子：本质上是来自原子核的一个电子（负电子，常态物质）。
  - β⁺ 粒子：一个正电子（反物质，带正电的电子）。
- γ 射线：由原子核发射的光子（不同于来自电子相互作用所产生的 X 射线，但可能具有相同的能量范围）。
  - 内转换电子：原子核转移能量给轨道电子并使其发射，而不是发射伽马射线。
- 特征 X 射线：核外电子从某个壳层跃迁至另一个壳层时发射的光子。

数学形式：衰变反应式

- 放射性衰变可以用反应式来描述，例如：

$$^{226}_{88}\text{Ra} \xrightarrow[1622\text{y}]{T_{1/2}} {}^{222}_{86}\text{Rn} + {}^{4}_{2}\text{He} + 4.87\text{MeV} \tag{2.1}$$

- 这些反应式反映了质量、电荷和能量的情况。
  - 质量、电荷和能量总是守恒的。为了获得电荷，原子核必须发射出负电荷。
- 衰变能量根据衰变模式在衰变产物之间分配。
  - 在 α 衰变中，几乎所有的能量都传递给了 α 粒子。
  - 在 γ 衰变中，所有能量传递给了光子（或传递给内转换中的内转换电子）。

– 在 β 衰变中，能量在 β 粒子与中微子或反中微子之间分配。

α 衰变

- 原子核臃肿，质子太多了，想要减肥！
  - "配对规则"指出成对粒子更稳定。
  - 因此，原子核发射 α 粒子（两个中子和两个质子），而不是单个质子或中子。
- 重核（$Z > 52$）易发生 X 衰变，例如：

$$^{226}_{88}\text{Ra} \xrightarrow[1622\text{y}]{T_{1/2}} \,^{222}_{86}\text{Rn} + \,^{4}_{2}\text{He} + 4.87\text{MeV} \tag{2.2}$$

- 衰变能在子核和 α 粒子之间分配，但几乎所有的能量都由 α 粒子获得。
  - 典型的 α 粒子能量范围为 $2 \sim 8\text{MeV}$。
  - α 粒子是单能的。

β 衰变

原子核获得或失去质子，例如：

$$^{32}_{15}\text{P} \xrightarrow[14.5\text{d}]{T_{1/2}} \,^{32}_{16}\text{S} + \,^{0}_{-1}\beta + \tilde{\nu} + 1.7\text{MeV} \tag{2.3}$$

- β 衰变总是产生同量异位素（见第 1 章），即衰变后子核与母核原子质量数没有变化。
  - 与 α 衰变不同，β 衰变仅有微小质量变化。
- β 衰变模式：
  - β⁻ 衰变和 β⁺ 衰变构成了实际上的 β 辐射。
  - 轨道电子俘获是一种 β 衰变过程，但会产生 γ 辐射。
- 由于衰变能量在 β 粒子和中微子 / 反中微子之间分配，所以 β 粒子是多能的。
  - 中微子和反中微子并不真正与常态物质相互作用，因此它们对辐射剂量没有贡献。
  - β 粒子的平均能量约是最大能量的 1/3。

β⁻ 或负电子发射

- 贫质子原子核想要获得更多的质子！

$$^{32}_{15}\text{P} \xrightarrow[14.5\text{d}]{T_{1/2}} \,^{32}_{16}\text{S} + \,^{0}_{-1}\beta + \tilde{\nu} + 1.7\text{MeV} \tag{2.4}$$

- 由于弱核力相互作用，其中一个中子能够变成质子。
  - 原子序数增加 1；质量保持不变。
- 在此过程中，原子核释放出一个电子和一个反中微子。
  - 该电子被称为 β⁻ 粒子或负电子。
  - 物质（β⁻）与反物质（反中微子）共生。

β⁺ 或正电子发射

- 原子核是丰质子，想要更多的中子！

$$\ce{^{18}_{9}F} \xrightarrow[\text{110min}]{T_{1/2}} \ce{^{18}_{8}O} + \ce{^{0}_{+1}\beta} + \tilde{\nu} + 0.63\text{MeV} \tag{2.5}$$

- 其中一个质子变成中子，本质上与 β⁻ 衰变完全相反。
  - 原子序数下降 1；质量保持不变。
- 它释放出一个反电子（正电子）和一个中微子。
- 正电子是有质量的反物质！当正电子遇到一个常态电子时，就会发生湮没！
  - 电子和正电子的质量转化为能量。
  - 电子的静止质量是 0.511MeV；所以两个光子能量均为 0.511MeV，射出方向正好相反。可用于 PET 扫描成像。
- 由于正电子携带 1.02MeV 的湮没能量，因此产生正电子需消耗 1.02MeV。
  - 因此，动能比粒子通过电子俘获而衰变的情况小 1.02MeV。

电子俘获（EC）

- 丰质子原子核想要获得更多的中子！

$$\ce{^{125}_{53}I} {}_{-1}^{0}e \xrightarrow[\text{59.4d}]{T_{1/2}} \ce{^{125}_{52}Te} + \nu + 35.5\text{keV} \tag{2.6}$$

- 当原子核富含质子但缺少足够能量（未超过 1.02MeV）时，原子核吃掉它的一个电子。
  - 在电子俘获过程中会释放出中微子，但大部分衰变能量仍保留在子核中。
  - 能量会立即以伽马射线或内转换电子的形式发射出去（见"伽马辐射"一节）。
- 丰质子原子核能量不足而不能释放正电子，只能通过电子俘获方式衰变。
  - 更高能的原子核可以通过 β⁺ 或 EC 方式衰变。
- 原子的一个内壳层因缺少了电子而出现空穴，外壳层电子会落入该空穴并产生特征 X 射线或俄歇电子。
  - 具有内转换的电子俘获导致两个电子空穴产生（图 2.1）！

伽马辐射

- 处于兴奋状态的原子核想要恢复平静！
  - 多余的能量转化为光子释放。
- 伽马辐射均是同质异能（原子质量或原子序数没有变化）。
- 大多数伽马辐射发生在 α 或 β 衰变期间或之后：
  - 当原子核被激发时，它通过伽马辐射或内转换释放能量。
- 例如：⁶⁰Co 衰变为激发态的 ⁶⁰Ni，然后立即以 γ 射线的方式释放多余的能量。

$$\ce{^{60}_{27}Co} \xrightarrow[\text{5.27y}]{T_{1/2}} \ce{^{60}_{28}Ni} + \ce{^{0}_{+1}\beta} + \tilde{\nu} + 0.31\text{MeV} \tag{2.7}$$
$$+ 1.17\text{MeV}(\gamma) + 1.33\text{MeV}(\gamma)$$

  - β 射线可以忽略不计（因为机头遮挡），因此将 ⁶⁰Co 称为具有 1.17MeV 和 1.33MeV（平均为 1.25MeV）两个光子能量的伽马发射器。

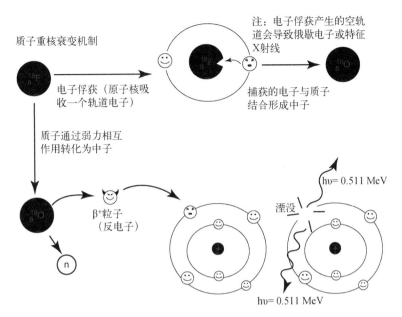

图 2.1 重质子原子核的衰变机制：如果原子核有太多的质子或没有足够的中子，弱力将使质子变成中子。总电荷必须保持中性，因此可以通过吃电子或释放正电子（"邪恶的"反电子）来实现。如果发生电子俘获，原子核将质子和电子结合在一起形成中子。在较低能量的电子壳层中留下空穴，并将导致发射特征 X 射线或俄歇电子（图 1.4）。如果发射出正电子，当正电子遇到电子时将发生湮没反应，产生两个方向相反的 0.511MeV 伽马光子

- 像 ^{99m}Tc 这样具有亚稳态原子核的同质异能素，能以激发态存在并逐渐地释放出伽马射线：

$$^{99m}_{43}\text{Tc} \xrightarrow[6.0\text{h}]{T_{1/2}} \,^{90}_{43}\text{Tc} + 140.5\text{keV} \tag{2.8}$$

内转换

- 原子核处于激发态，它会踢出一个电子！
  - 原子核没有通过发射光子来释放多余能量，而是将能量转移给内壳层电子。
  - 这个电子不是 β 粒子。它不来自原子核；它是一个已存在的电子。
- 例如，^{125}I 以电子俘获方式衰变，释放出 35.5keV 的能量（参见上文）。
  - 大多数时候，它会释放内转换电子，而不是伽马射线。
  - 若结合能为 8.5keV 的电子吸收了 35.5keV 能量，则该电子被发射时携带的动能为 27keV。
  - 由于不同的电子具有不同的结合能，因此内转换会产生能量谱。
- 内转换会在内壳层中产生空穴。外壳层电子将填补空缺，产生特征 X 射线或俄歇电子（见第 1 章）。
  - ^{125}I 粒子植入近距离放射治疗实际上是利用特征 X 射线辐射（图 2.2）。

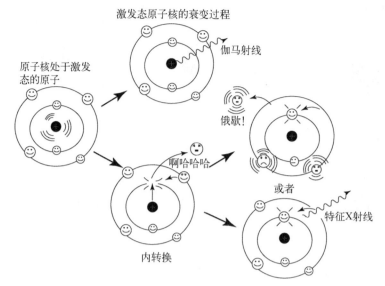

激发态原子核的衰变过程

图 2.2 激发态原子核的衰变过程: 当原子核处于激发或亚稳态 (通常来自先前的核反应, 如 β 发射) 时, 它可以通过两种主要机制释放额外的能量: 伽马辐射和内转换。在伽马辐射中, 原子核具有稳态所需的确切能量, 多余的能量仅以光子形式 (伽马射线) 释放。在内转换中, 原子核将所有能量都转移到一个低能轨道电子上, 从而将后者发射出去 (这与第 4 章中的光电效应非常相似)。只要出现了一个又新又舒适的位置, 具有高能量的电子就可以自由地占据这个位置并且产生特征 X 射线或将剩余能量转移给俄歇电子

放射性衰变的数学表达

- 活度单位
  - 1 居里 (Ci) = 每秒 3.7×10^{10} 次衰变, $1Ci = 3.7 \times 10^{10} Bq$。
  - 1 贝克勒尔 (Bq) = 每秒 1 次衰变。
  - Bq 是国际单位制单位, 但临床上通常使用 Ci。
- 指数衰变
  - 活度 (A) 与当前的原子数 (N) 成正比, 系数为衰变常数 λ。衰变常数对于每种放射性同位素都是唯一的。

$$A = -\lambda N \qquad (2.9)$$

  - 原子随时间衰变的规律由自然对数 (e) 的数学函数来表达, 以其唯一的衰变常数乘以时间为幂; 因此, 原子随时间的衰变表示如下:

$$A(t) = A_0 e^{-\lambda t} \qquad (2.10)$$

- 半衰期: 衰变到初始活度一半所需用的时间:

$$t_{1/2} = \frac{\ln 2}{\lambda} = \frac{0.693}{\lambda} \qquad (2.11)$$

  - 半衰期长的同位素活度低, 反之亦然。可以想象为快速燃烧的核及相对缓慢燃烧的核。
- 平均寿命: 简单地定义为 $1/\lambda$:

$$\tau = t_{avg} = \frac{1}{\lambda} = 1.44 \times t_{1/2} \qquad (2.12)$$

  - 等于放射源按初始活度的恒定速率进行假想的完全衰变所消耗的总时间量。

– 平均寿命可用于计算永久性植入近距离放疗的剂量和剂量率。

● 有效半衰期：当同位素从体内排出时，其半衰期比物理半衰期短。

– 如果 t_p 是物理半衰期，而 t_b 是生物（排泄）半衰期，则 t_{eff} 是有效半衰期：

$$\frac{1}{t_{eff}} = \frac{1}{t_b} + \frac{1}{t_p} ; \quad t_{eff} = \frac{t_b \times t_p}{t_b + t_p} \tag{2.13}$$

放射性平衡

● 有时会递次衰变产生多种放射性同位素，每种核素都有自己的半衰期。如果放在密封容器中，随着时间的推移，这些同位素可能会达到"平衡"。

– 例如，镭源包含 ^{226}Ra 和由其衰变产生的 ^{222}Rn，而 ^{222}Rn 可继续衰变为另外的放射性同位素。

– 衰变链中的第一个同位素被称为母体，而第二个同位素是子体。

● 长期平衡：当子体的半衰期比母体的半衰期短得多时。

– 子体的活度会随着时间的推移而积累起来，直到它大致等于母体的活度。

– 你只能以与母体衰变速度一样快的速度产生子代同位素，所以活度（每秒衰变）在第一步就遇到了瓶颈。

积聚期过后，子体的显活度和半衰期基本与母体相同。

– 示例：

^{226}Ra（半衰期 1620 年）→ ^{222}Rn（4.8 天）。

^{222}Rn 比 ^{226}Ra 活跃得多。

镭针由一个充满镭盐的铂管组成，镭盐会衰变成氡气，被困在管中。氡提供实际的伽马辐射。

^{90}Sr（半衰期 29.12 年）→ ^{90}Y（64 小时）。

^{90}Sr 施源器可以单独使用（例如在眼斑块中），或者可以将 ^{90}Y 提取出来以供进一步使用（例如在放射性微球中）。

● 瞬态平衡：当子体的半衰期仅比母体的半衰期短一点时。

– 随着母体活度的减弱，子体活度会逐渐增加。

– 最终，子体活度略微超过了母体活度，并且两者的活度曲线一起衰减。

– 在瞬时平衡期间，与母体相比，子体核素的活度略大，但半衰期相同。

– 示例：心脏扫描使用 ^{99m}Tc（亚稳态锝），其来自于核医学科的"钼牛"发生器。

– ^{99}Mo（半衰期 66 小时）→ ^{99m}Tc（6 小时）。

– 注意：^{90}Mo 源真的被称为"奶牛"。

– 放射性同位素发生器定期从"奶牛"^{99}Mo 中挤奶 ^{99m}Tc。

– 每次发生这种情况时，^{99m}Tc 都会再次逐渐积聚，并且理论上当 ^{99m}Tc 的活度略高于 ^{99}Mo 时，达到了新的瞬态平衡。

– 实际上 ^{99m}Tc 的活度从未完全超过 ^{99}Mo，因为生产效率约是 88%。

● 无平衡：当子体的半衰期比母体的半衰期长时。

– 所有的母体核素都衰变成子体，不存在平衡。

– 例如：^{131}Te（30 小时）→ ^{131}I（192 小时）。

子代洗脱

- 当从母体中提取子代同位素以供使用时（例如 ^{99m}Tc，^{90}Y），称为"子体洗脱"或"挤奶牛"。
  - 有助于高效、便捷地使用短半衰期同位素。
- 每次将子体从母体中移出时，都会再开启另一个累积期：母体核素产生子体同位素，直到达到长期或瞬态平衡。

天然放射性同位素

大多是原子序数在 $81 \sim 92$ 之间的 4 个系列，加上一些奇异的原子序数。
- 钍系（4n）。
- 镎系（4n + 1）。
- 铀系（4n + 2），最重要——以 ^{238}U 开始，包括 ^{226}Ra 和 ^{222}Rn。
- 锕系（4n + 3）。
- 奇异同位素（不属于明确定义的衰变系列）。
  - ^3H、^{14}C（碳年代测定法）、^{40}K（香蕉）、^{50}V、^{87}Rb、^{115}In、^{130}Te、^{138}La、^{142}Ce、^{144}Nd、^{147}Sm、^{176}Lu、^{187}Re、^{192}Pt。

人造放射性同位素

- 核轰击——用质子、中子或其他粒子轰击稳定的原子核以获得新的放射性同位素。
  - 中子轰击：中子在原子核周围停留的时间越长，引起核反应的可能性就越高，因此中子成为"慢中子"或者能量在 0.025eV 左右的"热中子"。有 4 个主要的中子反应。

    (n, γ)：最常见的是原子核吸收中子，被激发并释放伽马射线。

    示例：$^1H + n \rightarrow {}^2H$（用中子轰击氢变成氘）。

    (n, α)：中子进入，α 粒子（氦核）从原子核中分离出来。

    示例：$^{10}B + n \rightarrow {}^7Li \pm {}^4He$（该反应是中子探测的基础）。

    (n, p)：中子进入，质子被踢出（没有中子转化成质子）。

    示例：$^{32}S + n \rightarrow {}^{32}P + {}^1H$（用于治疗颅咽管瘤的 ^{32}P 的制备方法）。

    裂变！见下文。
  - 带电粒子轰击

    质子：用质子轰击某些靶物质通常会产生正电子（例如：PET 扫描中使用 ^{18}F），但也会引起下面提到的其他反应。

    (p, γ)：质子进入，激发原子核，释放伽马射线。

    (p, n)：质子进入，轰出中子。

    (p, d)：质子进入，轰出氘核（^2H）。

    更重的粒子：也可以使用 α 粒子（^4He 核）和氘核（^2H 核），两者都能够合并到原子核中，最终释放出质子或中子。
- 裂变——核武器！

- ^{235}U 或 ^{239}Pu 吸收一个热（缓慢移动）中子并分裂，通常分裂成两个主要产物，它们的质量不等，在 90～100 和 130～140，加上额外的中子或更小的原子核，以及大量的能量。

  大多数资料显示 ^{235}U 分裂成 ^{92}Kr 和 ^{141}Ba，并释放出 3 个中子和 200MeV 能量。

- 天然铀中 ^{238}U 占比达 99.2%，不太可能发生裂变，即使发生裂变也不会维持链式反应。

- 铀浓缩增加了 ^{235}U 的百分占比，进而提高了维持裂变的能力。

  低浓缩铀（3%～4% 的 ^{235}U）用于发电厂，有些甚至可以使用未浓缩铀。

  核武器需要利用特殊工程将 ^{235}U 至少浓缩至 20%；大多数发达国家使用 80%～90% 的 ^{235}U 或钚。

- 发生裂变反应时释放出中子，从而引起另一次裂变反应。如果达到"临界质量"，链式反应就能够维持下去。

  核电站通过使用硼、镉或水吸收一些中子来控制链式反应，但是在核武器中，链式反应不受控制。

- 核反应堆被用来制造许多放射源：^{90}Sr、^{90}Y、^{131}I（不是 ^{125}I 或 ^{123}I）、^{89}Sr、^{192}Ir、^{60}Co、^{137}Cs。

有关同位素的完整列表，请参见附录 B。

3 辐射的产生和特性

引言

与其他形式的粒子辐射相比，电磁辐射因其独特的性质和相对容易产生而用于放射治疗。粒子辐射属于直接电离，而电磁辐射使其他粒子运动而沉积剂量，属于间接电离。从最初的 X 射线管和人工放射性同位素发出的 γ 射线，放射治疗主要的创新都集中在电磁辐射上。后来，随着波导管和加速器管的发展，出现了能发射兆伏级光子和电子的直线加速器和电子回旋加速器。最近，为了实现粒子治疗，人们研制出了足够强大的电磁体以在回旋加速器或同步加速器中将超重粒子加速到极高的能量。

定义

- A = 波的振幅
- v = 波的频率
- λ = 波的波长
- p = 粒子的动量
- h = 普朗克常数 = 6.62×10^{-34}J·s
- c = 光速 = 3×10^8m/s
- 韧致辐射："制动辐射"；当快速移动的电子在原子核附近减速时产生的光子。
- 峰值千伏电压（kVp）：X 射线管的最大加速电压。

粒子辐射

- 粒子包括电子、质子、碳离子（和其他离子）、π 介子以及欧洲粒子物理研究所等大型加速器产生的任何其他粒子。
    - 在放射治疗中，光子和其他玻色子不被视为粒子，而是被视为力的载体，例如光子是电磁力的载体。
- 相对论能量方程——所有粒子都必须遵守 $E = mc^2$ 定律；因此，当已经达到 99.9% 光速的粒子的能量继续增加时，质量会增加（注意：粒子会变重但尺寸不会变大）。
- 如果粒子被摧毁，其静止质量可以转化为纯能量。

电磁辐射

- 由光子（一种玻色子）携带。
- 波粒二象性——电磁辐射既可以是波，也可以是粒子（光子），这取决于你如何看待它。实际上，任何事物都可以被描述为波和粒子，但光子是个特殊的例外，因为它以两个相互垂直的正弦波（电场和磁场）形式携带电磁力（图 3.1）。

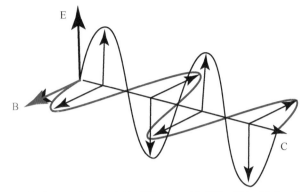

图 3.1　电磁辐射波形：由正弦电波（E）和正弦磁波（B）组成，它们相互垂直

波动方程

$$A = A_0 \sin (2\pi vt) \tag{3.1}$$
$$v = c/\lambda \tag{3.2}$$

- 这意味着总是可以用光速（c）除以另一项来互换 v 和 λ。
- 光子具有动量 $p = hv/c$，其中 c 是光速，h 是普朗克常数，v 是频率（从不使用这个公式）。
- 光子具有能量 $E = hv$（这个公式稍微用得多一些）。
- 由于 h 和 c 是常数，重新排序和简化后可得到电磁波的波长和能量的关系式：

$$E\,(\text{keV}) = \frac{1.24}{\lambda\,(nm)} \tag{3.3}$$

电磁波谱

- 按照能量增加的顺序：无线电波→微波→红外线→可见光→紫外线→ X 射线、伽马射线和宇宙射线。
  - 以下是几个有价值的观点：
    - 由于氢原子的电离阈值为 13.6eV 或更高（波长为 91.2nm 或更小），电磁辐射实际上在极端紫外光谱中具有电离能力。
    - X 射线的能量大于 124eV（波长约 10nm），因此远高于电离的能量阈值。
    - 根据定义，X 射线来自电子相互作用，γ 射线来自原子核（就像电子和 β 粒子的区别）。
    - 它们的能量可以相同，但是根据起源命名。
- 顺便说一下，紫外线辐射还可以通过激发价电子引起化学反应，改变化学键而不发生实际电离。这就解释了即使没有涉及"电离"辐射，皮肤被晒黑也是有害的且仍然会致癌。

辐射的产生

- 放射性衰变——详见第 2 章。
- 光子可以由原子核（例如：来自 ^{60}Co 的 γ 射线）或电子轨道的相互作用（例如：来

自 ^{125}I 的 X 射线）产生。

- 电子以俄歇电子或 β 粒子的形式射出。
- α 粒子是由重原子核的放射性衰变产生的。

X 射线管

诊断能量

- 用于普通 X 射线成像、乳房 X 线成像、CT 扫描等。
- 韧致辐射 X 射线是由于快速移动的电子与物质的相互作用而产生的。
  - 为了以韧致辐射的方式产生 X 射线，X 射线管必须首先加速电子。
  - 电子产生于：

      阴极（通常是钨丝）被加热，通过热电子发射释放电子。这些电子以云团的形式飘浮在灯丝周围。

  - 电子加速：

      缓慢移动的电子云必须在真空中被非常高电压的电场加速（必须是真空，否则电子将与空气分子发生碰撞）。

      加速电位以千伏（kV）为测量单位。

      电子从阴极行进到阳极的过程中被加速到光速的 50% ～ 99% ！

  - 电子减速：

      快速移动的电子撞上阳极前面的靶。高 Z 材料（钨或钼）使电子的路径弯曲并减速，从而产生韧致辐射（图 3.2）。

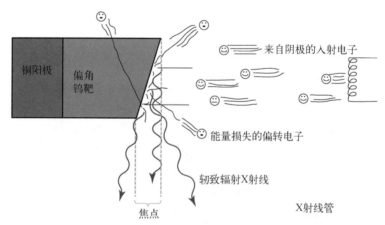

图 3.2　X 射线管：阴极热灯丝上产生电子。然后，电子被吸引向带正电的铜阳极，撞击阳极前面的钨靶。每当电子减速、碰撞或改变路线时，它们就会发出韧致辐射 X 射线。钨靶的角度使得大多数韧致辐射 X 射线指向特定的方向。靶的角度会影响 X 射线通常产生的焦点的宽度。在成像应用中，焦点应尽可能小，但仍然能够将 X 射线偏转到正确的方向

附注

- 这个过程效率极低，因为约 99% 的能量都转化为热能。X 射线可以向任何方向传播，包括进入钨靶而被白白吸收。
- 通过将靶设置一个小角度（7°～ 18°），可以创建一个小焦点，使 X 射线选择性地以

与入射电子束成直角的方向射出。为了获得良好的图像质量，焦点应尽可能小（0.3～3mm）。

● kVp：X射线管中的峰值千伏电压。因为X射线管由交流电（AC）供电，所以电压不是恒定的，因此kVp是最高的"峰值"电压。

X射线管的发展

● X射线最早产生于19世纪末，并很快被用于治疗癌症。

● 通过完善靶系统和用油或水冷却阳极（通常使用旋转阳极），X射线管不断得到改进。

● 在20世纪30～40年代，有正电压装置可以提供200～500kV的能量，可以治疗4～6cm的有效深度（表3.1）。

表3.1 光子能量范围的命名：诊断X射线通常在20～150kV的能量范围内，
以使光电效应最大化（见第4章）

X射线名称	能量	治疗深度	用途	现代应用
诊断X射线	20～150kV	—	成像	成像
浅表X射线	50～200kV	0～5mm	皮肤	极少
正电压X射线	200～500kV	4～6cm	皮肤、肋骨	极少
兆伏级X射线	1～25MV	1～30cm	深层组织	常用

浅表X射线与诊断X射线范围紧密重叠，历史上用于浅表皮肤层。正电压X射线通常在200～500kV，并且由于与功能类似的靶电子相比，它们的穿透浅且半影窄，所以至今仍然用于皮肤层。兆伏级光子通常用于现代放射疗法。现在有可能实现极高的光子能量；然而，由于中子污染和随着能量增加而扩大的半影，18MV通常是实际使用的上限

钴-60放射治疗

● 远距放射疗法
  - 历史上，外照射放射治疗是通过X射线管进行的，它将大部分剂量沉积在皮肤上。以"皮肤红斑剂量单位"计量的剂量——使皮肤变红或坏死的辐射量。不能到达深层组织。
  - 钴-60（^{60}Co）是随着核反应堆的发展而被发现的。在地球上的自然界中不存在，但存在于超新星中。^{60}Co经过β衰变成为活化的^{60}Ni，后者释放出两种能量分别为1.17MeV和1.33MeV的γ射线后变得稳定。利用1.25MeV的平均能量，能够在不损伤皮肤的情况下治疗深层组织。
  - 1951年，第一台钴远程治疗机开始用于癌症体外放射治疗。在发达国家，大部分已被直线加速器（见下文）取代。目前仍在电力昂贵或不稳定的发展中国家使用。

● 伽马刀
  - 钴远程疗法发展后不久发明的。
  - 多个钴源（通常为201个源），配置有很多小孔（光阑），这些小孔将已聚焦的辐射导向等中心球。等中心球的尺寸可以通过改变光阑的尺寸来改变，但是等中心的位置只能通过将头部移动到头盔内的不同位置来改变。
  - 至今仍用于治疗颅内病变。

直线加速器

- 钴机已经展示了兆伏级光子的治疗获益，它可以更好地穿透到体内，同时不损伤皮肤。
- 波导器和直线加速器的概念最早是在 20 世纪 20 年代提出的（提出者可能是瑞典人，也可能是匈牙利裔美国人，这取决于你支持哪一边）。
- 直到第二次世界大战后，瓦里安兄弟开发了基于粒子加速的无线射频微波技术，才将其用于医疗领域。

波导器的工作原理

- 电子枪产生电子
  - 这是一个阴极 - 阳极系统，使用热钨丝热离子发射产生的电子，类似于 X 射线管，不同的是阳极将电子导入加速器管（或产生微波的速调管）。
- 然后，导波器使用微波将电子加速到接近光速。
  - 正是加速管才能产生非常高能的光子和电子。
  - 行波波导——波的起点和终点是不固定的，所以电子在微波上冲浪。
  - 驻波波导——波及其反射波产生了驻波（想象振荡一个彩虹圈或连接到墙上的电话线）。虽然这些设备造价很高，但是在物理尺寸上更为紧凑，因此也是目前最常用的系统。
- 值得注意的是，有一个强磁场引导波导结构以确保电子在约 2mm 的直径范围内做直线运动（图 3.3）。

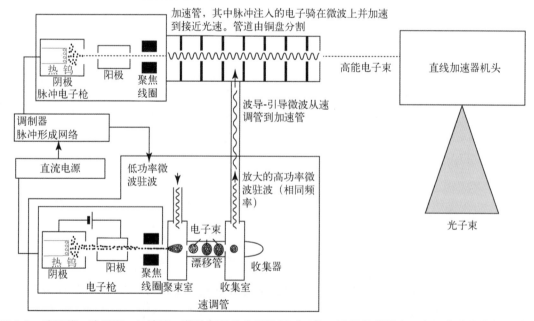

图 3.3　速调管、波导器、加速管：两种不同的电子枪同时工作。速调管利用电子和聚束功能将低强度微波放大为非常高强度的微波（充当放大器）。这些微波然后被传输到加速管，管中来自第二个电子枪的脉冲电子"骑"在微波上被加速到接近光速。最终结果是形成一束狭窄的电子束，然后可以通过直线加速器的机头将它处理成可用于治疗的电子束或光子束

磁偏转系统

● 波导结构几乎是沿直线移动，这使得定位在逻辑上很困难。幸运的是，由于电子是带电粒子，它们的路径可以被磁铁偏转到任何想要的方向。这些通常位于直线加速器头部的磁铁将电子偏转 270°，以使笔形电子束发散后又汇聚。这也使得非所需能量的电子在绕磁体偏转的过程中碰撞入壁（图 3.4）。

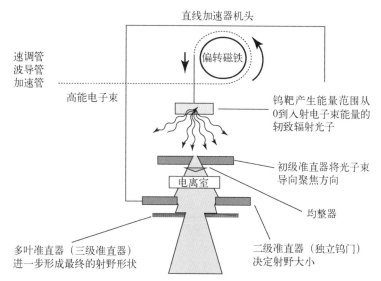

图 3.4　光子模式下的直线加速器机头：来自直线加速器主体的入射电子束绕着偏转磁体弯曲 270°（并非所有机器都使用 270° 偏转磁体）并撞击钨靶。初级准直器将光束导向到均整器中。然后电离室能够提供反馈以确定在给定的输入功率下实际发射的辐射量。然后二级和三级准直器将射束形成为治疗所需的最终尺寸和形状

均整器（光子模式）

● 当光子束从初级准直器出来时，往往中心强度大而在外围逐渐减弱（有点像老式的手电筒光束）。均整器使光束具有相对恒定的强度分布。
　　– 请注意，这是根据等中心（100cm）校准的，因此射束在不同的深度可能仍然不平坦。
　　– 诸如立体定向放射治疗（SBRT）的一些应用更倾向于不使用均整器，以便射束在中心处更强。

散射箔（电子模式）

● 散射箔的工作原理类似于均整器，是将笔形电子束收集后散射到较宽的区域。想象一下当你用水管喷洒纱门时会发生什么。

电子锥筒（限光筒）

● 当在电子模式下工作时，即使在离开次级准直器之后，由于电磁力（负电子相互排斥）也往往会有大量的横向散射和发散。电子锥筒将电子束成形为最终尺寸，通常位于距离靶区仅几厘米的位置。

靶

- 由于钨的高原子序数（$Z = 74$）和高熔点（3422℃），直线加速器中的大多数靶由钨制成。高原子序数更有可能产生轫致辐射光子，而铅靶可能会在笔形电子束中熔化，因此钨是一个很好的折中方案。
- 由于能量较高，轫致辐射的产生过程比 X 射线管更有效，但仍有约 90% 的能量损失为热能。

监控电离室

- 紧接在初级准直器和均整器之后的是监控电离室。它可以确定释放的辐射量。
- 监测单位（MU）和剂量之间的关系是复杂的，在第 8 ～ 10 章中有所探讨。

准直系统

- 初级和次级准直器：初级准直器主要用于将光束指向正前方，而次级准直器用于确定射野大小。
  - 钨门准直器
    - 次级准直器的一部分，是一种可以对称或非对称方式移动的固体块。
    - 如果一个钨门靠近中线，另一个钨门打开，这被称为半遮挡野。
    - 在射野出束的情况下移动钨门准直器可以产生一个称为"非物理"或"软"楔形块的剂量梯度。有关楔形块的详细信息，请参见第 9 章。
  - 多叶准直器（MLC）
    - 可以是次级准直器的一部分，或者可以是第三级附加组件。
    - 一排微小的叶片可以被移入和移出射野范围来创建各种形状。
    - 通过 MLC 的漏射比通过钨门准直器的漏射多，因此钨门应尽可能靠近 MLC 的边界。
    - 有关 MLC 的更多详细信息，请参见第 8 章。
  - 其他准直系统
    - **合金**
      在 MLC 产生之前，辐射束的形状是由液态金属（合金——一种铋、镉和铅的混合物，熔点为 70℃ 的合金）浇注成目标形状的物理挡块形成。
      射野的强度可以通过合金变厚和变细来形成（称为补偿器）。
    - **光阑**
      允许辐射通过特定形状（通常是圆形）和大小的小孔。
      有些孔径会通过可变光阑变化机制来改变射野大小。
      通常用于立体定向系统。
    - **楔形块**
      由金属（通常是钢）制成。
      有多种梯度的楔形块可以插入到机头中，这可以为光野提供楔形剂量分布。
      这些已基本上被软楔形块所取代（第 9 章）。

- 光野（包括射野大小的定义）
  - 在直线加速器的头部中存在一束光，该束光将通过准直器照射以给出光场的形状。
  - 可用于指导治疗摆位，但请记住，射野大小是在等中心定义的，因此除非患者的皮肤在等中心，否则光野的实际大小会有所不同。

电子回旋加速器（图 3.5）

- 大体上是一个直线加速器，其中加速的电子绕着一个圆运动，并重新进入加速器以达到更快的速度（或者获得质量，在它们接近光速时）。
- 线圈由磁场控制，当电子每旋转一圈获得能量时，线圈变得越来越大。
- 达到所需的能量和对应的线圈半径后，电子最终被收集管捕获。
- 这种原理可以产生非常高能量的电子（高达 1500 MeV）。
- 另一种形式的电子回旋加速器被称为跑道回旋加速器，它使用末端带有偏转磁体的直线轨道，以"跑道形状"摆动射束（图 3.5）。
- 这类似于下面讨论的同步加速器或回旋加速器，不同的是圆周路线是通过加速器结构产生的，而不是由电磁体产生的。
- 电子回旋加速器与直线加速器约在同一时间发明，并在 20 世纪 70 年代用于临床，但从实用的角度看常规的直线加速器要简单得多，应用也更广泛。

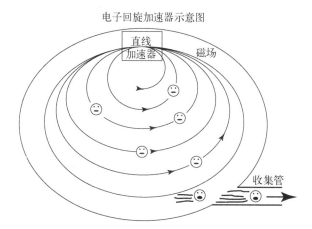

图 3.5　电子回旋加速器：电子注入直线加速器并被磁场循环弯曲。电子每次进入加速器，它们的速度就会增加，直到接近光速，然后它们就会开始获得相对论质量。它们最终通过收集管发射出来

回旋加速器（图 3.6）

- 回旋加速器使用 D 形电极（"dees"），在静态垂直磁场的条件下接收交流电压。
- 极性交替的频率必须与目标粒子的回旋加速器共振频率相匹配，这样才能获得一个螺旋状运动路径的粒子，这种粒子每次循环都获得速度和相对论质量，直到它撞入壁或被收集在束管中。
- 可加速用于放射治疗的任何带电粒子；主要用于加速质子。

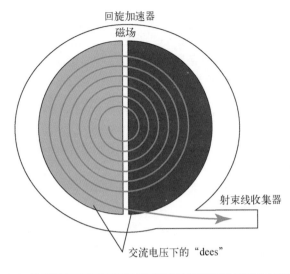

回旋加速器
磁场

射束线收集器

交流电压下的 "dees"

图 3.6　回旋加速器：交替出现的 "dees"
或在磁场中给 D 形电极施加特定频率的交
变电压用于在圆形轨道中加速粒子。粒子每
次通过都获得能量，并使圆形轨道变宽，直
到最终被收集起来

同步加速器

●回旋加速器使用恒定的引导磁场以恒定的频率交替变化而同步加速器利用可变的频
率来引导磁场，以适应粒子接近光速时每次循环引起的质量变化。

●同步加速器不是圆盘上的两个 D，它实际上看起来更像是一个细长的部分区域存在磁
场的圆环，这些区域最终延伸至储存环，同时有用的射束线从外部储存环以切线方向出来。

●可以把它想象成排列成螺旋状的多个直线加速器，向外移动时它们变得越来越快。
和直线加速器不同之处在于，它们是以各种频率交替出现的电磁体脉冲，其频率会随着粒
子的移动略有不同。

●随着螺旋运动越来越宽，磁性变得越来越强，粒子可以获得极高的能量（千兆电子
伏特范围）。

●这就是大型粒子对撞机，如欧洲粒子物理研究所的大型强子对撞机的工作原理，这
就是为什么它们通常有几英里宽并使用超导磁体的原因。

●在放射肿瘤学中，这是另一种加速质子和重离子的有效方法。

4 电磁辐射与物质的相互作用

引言

　　光子是一种具有电磁能的玻色子。由于其不携带电荷，因此为间接电离粒子。低能光子主要通过相干散射及光电效应与物质相互作用，在光电效应中，电子吸收光子后从原子核的束缚中逃逸。在放射治疗的能量段，相互作用的主要方式是康普顿散射，入射光子从电子上反弹并将部分能量转移到电子中。在更高的能量段，可能会发生电子对效应，光子从原子核旁经过，在原子核库仑场的作用下形成正负电子对，正电子与一个自由电子结合而发生湮灭。在更高的能量段，光子还可能与原子核发生反应而释放出核子。在放射治疗中，通常希望避免出现电子对效应及光核裂变。

光子如何相互作用

- 本节介绍的全部是关于光子与物质的相互作用。
  - 尽管"物质"是一个宽泛概念，但对于生物组织而言通常是水。
- 由于光子不带电荷，因此它们是间接电离粒子。
  - 这与带电粒子不同，如电子和质子，它们是直接电离粒子（图 4.1）。

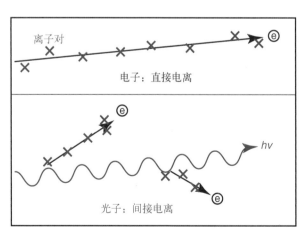

图 4.1　直接与间接电离辐射：带电粒子通过施加库仑力使电子直接离开原子的方式将物质中的其他原子直接电离（请参阅第 5 章）。间接电离辐射不带电，主要依赖次级电子（或者是中子穿过生物材料时产生的质子）产生实际电离作用

定义

- 电磁辐射：光子具有电磁特性，电场或磁场都不能使其偏转。
- 吸收：射束中的光子能量被物质吸收引起的光子损失。
- 散射：射束中因光子运动方向改变引起的光子损失。
- 衰减：吸收和散射引起的光子损失。
  - 更多细节请参见第 7 章。
- E：光子能量。
- Z：原子序数。

相干散射（瑞利散射）

- 发生的能量区间：1keV ～ 1MeV。
- 主要反应的能量区间：< 10keV（图 4.2）。
- 光子与电子发生弹性碰撞——实际上更复杂，但可以简单这样理解。
  - 实际上，光子被原子的电子吸收后，它们开始发生高频振荡。
  - 当它们稳定下来时，原子释放出另一个光子，其能量与被吸收光子的相同。
  - 吸收的净能量是零。
  - 唯一效果是光子改变了运动方向。
  - 没有产生电离，也没有能量沉积。
- 相互作用的概率与 Z 成正比。
  - 在铅（Z = 82）中发生的概率比在水（Z = 1 和 Z=8）中的概率高，但并不显著。

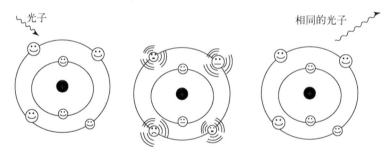

图 4.2　相干散射：入射光子的能量非常低，被轨道电子吸收（其能量不足以将电子从原子中轰出）后原子会变成激发态（电子变得非常生气）。最后，电子由激发态回到基态，同时释放另一个光子，其能量与之前引起激发态能量相同，总的效果是光子从原子核中反弹出去

光电效应

- 反应的能量区间：1 ～ 150 keV。
- 主要发生的能量区间：10 ～ 26 keV（图 4.3）。
- 光子与原子相互作用，并使其释放出电子或 X 射线。
  - 光子的能量与电子的结合能相当（不低于），可轰出电子。
  - 当出现一个新的舒适的位置时，感觉不适的电子将会占据该位置。
  - 此过程类似于内转换衰变（参见第 2 章），唯一不同的是能量来自光子而不是原子核。

－这将发射出特征 X 射线或者俄歇电子（参见第 1 章）。

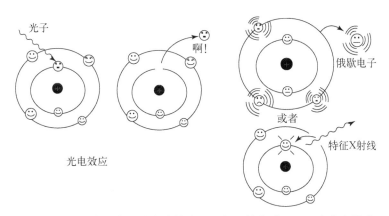

图 4.3　光电效应：光子以大于内层电子结合能的能量入射，并将其从原子中完全撞出。出现了一个又好又舒适的空当，这意味着一个更高能量的电子想要占据此空当，因此该高能电子将以特征 X 射线或俄歇电子的形式释放多余的能量（请参阅第 1 章）

- 发生概率与 Z^3/E^3 成正比：
  - Z^3（原子序数的三次方）：铅（$Z = 82$）的发生概率远比水大（H 和 O 的 Z 值分别为 1 和 8）。
  - $1/E^3$（能量的三次方反比）：在低能区发生的概率很大，几乎不会在高能区发生。
- 光电效应会导致电离，该效应有效地破坏了分子键而引起各种损伤！
- 由于发生概率与 Z^3 成正比，光电效应在诊断成像中是最重要的相互作用：
  - 骨骼比软组织吸收更多的 X 射线，因此可以清晰地在胶片上显示出来。

康普顿散射

- 发生的能量区间：任何能量。
- 主要发生的能量区间：26keV ～ 24MeV（图 4.4）。

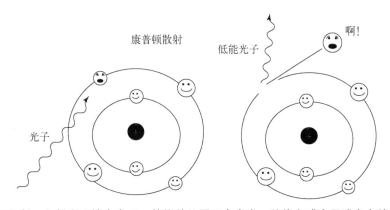

图 4.4　康普顿散射：入射光子撞击电子，并将其从原子中击出，就像台球中母球击中其他球一样。部分能量被转移给电子（那么就可随意以直接电离方式造成损伤），电子新能量（含电子的结合能）以释放光子的形式损失

- 光子像台球比赛中的母球（而电子是其他球）。
  - 光子确实击中了电子，将其从轨道中击飞，光子也发生偏转。
  - 电子继续向前或发生任意角度（最高为90°）的偏转，就像射击角度一样。
  - 偏转角度越大，运动速度也会越慢（与台球类似）。
- 光子（母球）也会弹开：
  - 以掠角入射，光子几乎不会改变运动方向或能量。
  - 偏转90°的光子能量为0.511 MeV（电子的静止能量）。
  - 如果光子直接击中电子，光子将偏转180°回弹，携带的能量是0.255 MeV（约为0.511 MeV的一半）。
- 发生概率与电子密度成正比：
  - 对于大多数材料而言，发生概率与质量密度近似成正比。因此，1g水与1g脂肪或骨头的发生概率近似。
  - 由于发生概率不依赖于Z，因此对骨骼、铅和其他高Z材料不敏感。
  - 因此康普顿散射在放射治疗中传递均匀剂量是最有用的。
  - 不能高对比地显现出骨骼和组织的图像。

电子对效应

- 出现的能量区间：1.02MeV及以上。
- 主要作用区间：10MeV及以上（图4.5）。

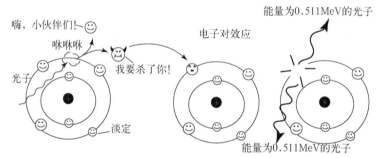

图4.5　电子对效应：运动中的光子携带着大量能量，以至于当它与电子轨道的电场相碰撞后，爆发出一个电子和一个邪恶的正电子，电子四处游荡并表现出库仑力，邪恶的正电子不仅通过库仑力产生电离，而且当它速度最终慢下来后，在其他某个地方找到一个电子并与之发生湮灭。湮灭的最终结果是释放出两个能量均为0.511MeV的相反方向的光子。由于正电子和湮灭产生的光子，电子对效应将对射野外增加散射辐射

- 光子就像一束烟花——一个能量为1.02MeV（通常能量更高）的光子与原子核的电场作用，并爆发出一个电子和一个正电子（图中邪恶的正电子）。
  - 正负电子对通常继续向前运动，其能量（根据质能方程$E=mc^2$计算出正电子和电子的静止能量）在电子对之间分配，该能量大于产生电子对所需的1.02MeV。
  - 电子将变成自由电子随意移动，但正电子在四周弹射，直至速度足够低后碰上另一个电子，最后使电子湮灭（正电子也随之湮灭），同时发射出两个方向相反的光子，每个光子的能量是0.511MeV（这会严重破坏原子的内部结构）。

- 发生概率与 Z^2 近似成正比，随着 E 增加而急剧增加。
  - 低能区很少发生电子对效应，在 6 ～ 10MeV 能量区间发生概率才显著。
  - 由于正电子和湮灭产生的光子，电子对效应将增加射野外的散射剂量。
  - 在放射治疗中，若肿瘤和需要保护的器官很靠近，通常希望避免出现以上情况。
  - 由于需要非常高的能量，因此与成像无关。

三电子效应

- 与电子对效应相似，但光子是与轨道电子的电场相互作用（在原子中）。
- 轨道电子被弹出，此外还凭空出现电子和正电子！（在真空条件）。
- 发生概率正比于 Z，阈值能量为 2.044MeV（电子对效应的 2 倍）。
- 对放射治疗的剂量贡献不多。

光核裂变

- 光子就像一个手提钻，在 8 ～ 16 MeV 的能量下，光子实际上可以粉碎高 Z 原子的原子核，并且可以切下中子甚至更大块的粒子（图 4.6）。
- 当操作加速器的能量到 10MeV 以上时，高能光子能与机器头部的金属部件相互作用，产生的中子将飞向患者。
  - 这通常是一件坏事，因为中子的晚期毒性比光子要大得多。
- 对总剂量贡献不多，但为中子污染的主要来源。

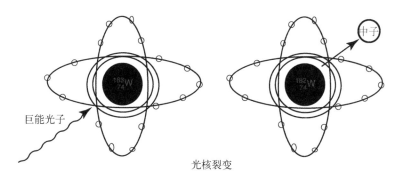

图 4.6　光核裂变：光子以巨大的能量击中原子核以至于居然能把原子核切出来一块（通常是中子）

5 微粒辐射与物质的相互作用

引言

放射性粒子包括电子、质子、中子、重核（包括 α 粒子）和介子，但不包括用于描述粒子放射治疗的光子。粒子可以分为带电粒子和不带电粒子，或者分为重粒子和轻粒子。带电粒子通常与库仑场相互作用而发生直接电离，而不带电粒子通过其他反应导致电离，属于间接电离。与光子不同，放射性粒子具有特定的行进距离（用射程和路径长度来描述）。当一个带电重粒子到达路径长度的末端时，会瞬间释放其绝大部分能量而产生布拉格（Bragg）峰。粒子之间存在特定的相互作用，从而确定辐射剂量和分布。本书第 18 章详细介绍了质子束的临床应用。

射程的定义

- 放射性粒子在介质中从入射位置到停止位置之间的有限距离称为射程。
- 但对于我们而言，当谈到射程时，一般指的是连续慢化近似射程（R_{CSDA}）。

放射性粒子的种类

- 带电粒子和不带电粒子
  - 带电粒子能直接与原子核或核外电子发生库仑相互作用。因此，它们属于"直接电离"，其穿透性通常比不带电粒子弱。
  - 不带电粒子不能通过库仑力与物质发生相互作用，因此它们属于间接电离。与电子相比，不带电重粒子与原子核发生相互作用的概率更大，并且它们具有更强的穿透能力。
- 轻粒子和重粒子
  - 轻粒子是具有相当于电子质量的粒子（基本上只是电子、正电子和 β 粒子）。
  - 由于质量轻，它们很容易改变方向（即发生散射）。
    路径长度比射程长得多（图 5.1）。

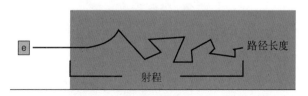

图 5.1 路径长度与射程：电子通常具有曲折的路径；因此，路径长度总是大于射程

- 重粒子比电子重得多，除电子以外的其他所有粒子基本上都是重粒子。例如，质子的质量约为电子的 1836 倍。
- 由于质量重，它们以近乎直线的方式行进。

  路径长度大致等于射程。

带电粒子是如何相互作用的

- 与光子不同，带电粒子属于直接电离。
- 带电粒子的运动速度可变，与始终以光速移动的光子不同。
  - 速度和能量直接相互影响；当粒子获得能量时，它运动得更快。
- 粒子与介质发生相互作用时逐渐失去能量。
  - 这与光子的衰减不同：减少光束中光子的数量，并不会改变单个光子的能量（图 5.2）。
- 两种基本的碰撞类型
  - 弹性碰撞：就像一场台球游戏。

    动能和动量都守恒。能量在粒子和介质之间传递。

    所有能量都以运动形式保存。
  - 非弹性碰撞：就像子弹穿过墙壁。

    动能和动量不守恒；粒子将能量转移到介质后速度减慢。

    能量以光子的形式释放出来，也可以传递给电子（产生电离）。

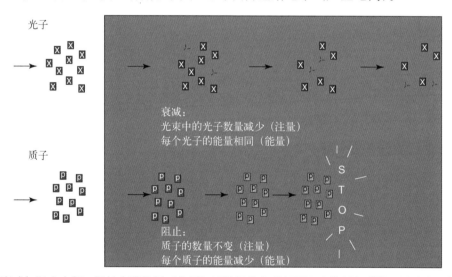

图 5.2　衰减与阻止本领：间接电离粒子（光子）以随机的方式经历多次散射和碰撞，导致光子数量减少。质子和其他粒子运动时会产生路径，在该过程中由于它们通过库仑力与更多的原子核相互作用，导致能量减少，速度逐渐减慢，最终停止运动，其确定性一定程度上取决于初始能量。可将阻止本领理解为使粒子停止运动所需要的能量（图 5.3）

带电粒子参数

- W 是指在气体中每形成一对离子对所需要的平均能量。
  - 例如，在标准温度和标准气压下，干燥的空气中 W 约为 33.97eV。
  - 与带电粒子的典型能量相比，W 非常小（电子能量为几兆电子伏，重粒子能量为数百兆电子伏）。因此每个粒子都会产生很多离子！

- 比电离是单位路径长度上产生的离子对数目。
  - 比电离在低能时较高，在高能时较低。
  - 这是因为高能粒子移动速度太快，没有时间与周围物质发生相互作用。
- 传能线密度（LET）和阻止本领是密切相关的概念，可以衡量带电粒子和介质之间的能量转移。
  - 阻止本领是粒子单位路径长度损失的能量。可将其视为附加在粒子上的"阻力"。
  - LET 是单位路径长度内粒子在局部电离过程中沉积的能量。可将其视为粒子在其轨迹中留下的损伤量。LET 是生物学中用于描述细胞损伤的微观量。
- 比电离、阻止本领和 LET 都随着粒子的减速而增加。这是因为它有更多的时间与介质发生相互作用（图 5.3）。

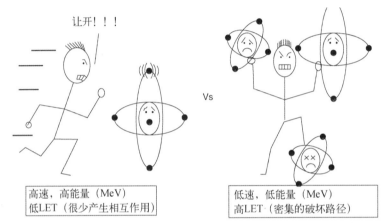

图 5.3　粒子能量和 LET：粒子先生是个卑鄙的家伙，但如果它走得太快，实际上只是对电子无礼。如果它减速甚至停下来，那才是最糟糕的

线性能量传递关系

- LET 是粒子和介质之间相互作用的量度。详见第 18 章。
- LET 随粒子电荷（Q）的增加而增加。
  - 与 Q^2 近似成正比。
  - 示例：一个 10MeV 的碳离子（$Q = +6$）的 LET 为 200keV/μm，而一个 10MeV 的质子（$Q = +1$）的 LET 为 4keV/μm。
- LET 随粒子速度（V）的增加而减少。
  - 与 V^2 近似成反比。
  - 在能量远低于粒子的静止质量（mc^2）时，V^2 与能量（E）成正比。
  - 在较高的能量段，由于 V 接近光速（c），已无法进一步增加。
  - 例如：一个 2MeV 质子的 LET 为 16keV/μm，一个 10MeV 质子的 LET 为 4keV/μm，而一个 200MeV 质子的 LET 为 0.4keV/μm。
- LET 随介质密度（ρ）的增加而增加。
  - 与 ρ 近似成正比。

- 当粒子穿过铅物质时遇到的原子比空气多得多。
- LET 随介质的原子序数（Z）的增加而降低。
  - 尽管在一块铅中有更多的原子可以撞击，但这些原子也更难撞击。
  - 这可以看作一种屏蔽效应。在高原子序数介质中，每个原子核周围的大量电子可以抵消或"屏蔽"部分核电荷。
  - 因此，Pb 的单位质量 LET 低于水。

阻止本领和剂量

- 阻止本领包括两个部分。
  - 碰撞阻止本领（S_c）— 因与介质发生碰撞而损失的能量。这直接产生剂量，因为能量是局部沉积的。
  - 辐射阻止本领（S_r）— 辐射过程（如轫致辐射）损失的能量（第 3 章）。它通常对剂量没有贡献，因为该能量以辐射的形式损失了。

电子相互作用

- 与原子核外电子的非弹性碰撞。
  - 入射电子将其部分能量转移到核外电子中，原子核外电子仍保持束缚状态（激发，而非电离）。
  - 原子核外电子最终将以特征 X 射线释放该能量。
  - 靶电子仍被束缚：动能损失。
- 与原子核外电子的弹性碰撞。
  - 入射电子将其部分能量转移到原子核外电子中，使核外电子从原子中弹射出去（直接电离）。
  - 动能守恒；在两个电子间分配。
  - 次级电子可能会产生额外的电离（图 5.4）。

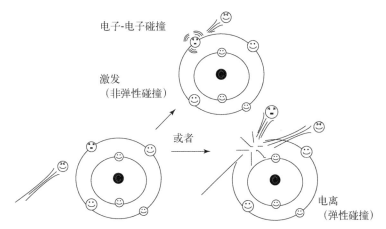

图 5.4　电子 - 电子碰撞：电子先生主要与其他电子发生相互作用。它从电子的身旁经过并激发电子轨道的能量，这使轨道电子非常愤怒，更倾向于破坏化学键。在此过程中，它会稍微减速，并失去一些动能。因此，这是非弹性碰撞。或者，它实际上可以用足够的力量撞击轨道电子，使其在几乎没有动能损失的弹性碰撞中完全脱离原子

- 与原子核的非弹性碰撞（轫致辐射）。
  - 当电子与原子核发生相互作用时，它的速度会减慢并改变方向。
  - 损失的能量导致辐射光子。该光子称为轫致辐射 X 射线，这就是在 X 射线管和加速器产生 X 射线的原理。
- 与原子核的弹性碰撞。
  - 由于电子比原子核轻得多，它并没有真正将能量传递到原子核。
  - 因此，它只是反弹（散射），改变方向而不传递能量（图 5.5）。

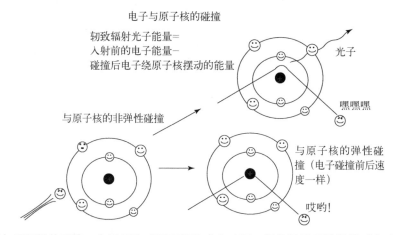

图 5.5　电子与原子核的碰撞：电子无法对原子核造成大破坏，但靠近原子核行进时会改变电子的路径。如果电子绕着原子核周围运动而没有实际撞击到原子核，电子将减速并以轫致辐射 X 射线的形式失去一部分能量。这是非弹性碰撞，因为部分动能转换成了光子。或者，电子与原子核发生弹性碰撞后直接反弹，而不会损失动能；电子只是朝着不同的方向运动

- 电子散射和剂量分布。
  - 由于电子很容易散射，如果你观察电子束中的数十亿个电子，你会发现每个电子都会沿着一条特定的路径穿过介质。
  - 这是临床中电子束剂量分布有许多特征的原因。
  - 有关电子束剂量学的更多详细信息参见第 10 章。

带电重粒子相互作用

- 质子和"重离子"（α 粒子、碳离子、氖离子和其他重离子）的相互作用原理相同。
- 与电子的非弹性碰撞
  - 带电重粒子加速穿过介质时，其正电荷会吸引数千个轨道电子。
  - 有些电子仅仅被激发，其他的被电离。
  - 每次相互作用都会使带电粒子速度变慢一点。随着它的减速，它更有可能与电子和原子核发生相互作用。
  - 带电粒子非常重，因此不会明显改变方向（图 5.6）。
- 与原子核的相互作用
  - 当带电粒子减速到 0.01MeV 左右就能与原子核发生相互作用。
  - 带电重粒子可以发生轫致辐射，但它们的质量太大，这种相互作用的概率很小。

– 带电粒子与原子核之间的相互作用会导致各种核反应（第 2 章），产生一些次级粒子和残留放射物。

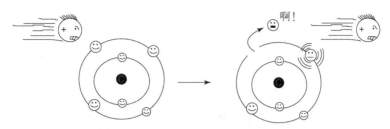

图 5.6 带电重粒子的非弹性碰撞：质子先生正在加速经过一个电子轨道，并立刻吸收一个轨道电子，从而导致电离。每次它这样做的时候，它都会减慢速度，并最终造成破坏

- 深度剂量特性（布拉格峰）
  – 当带电粒子与介质发生相互作用而速度减慢时，其相互作用越来越大（LET 越高），直到最终停止。
  – 在停止点周围释放其绝大部分能量称为布拉格峰（图 5.7）。

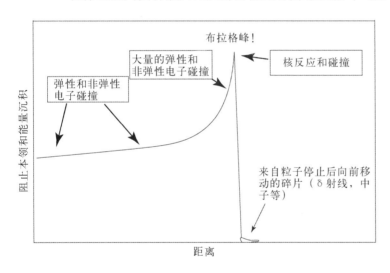

图 5.7 带电粒子的能量沉积：当带电粒子在介质中运动时，速度会减慢，并有时间造成更多的损伤，直到停止并造成巨大的损伤。即使过了最后的尖峰，布拉格峰形成的碎片也会造成轻微的继发损伤

中子相互作用

- 由于中子没有电荷，不会被电子减速。因此，它们主要与原子核发生相互作用。
- 速度（能量）是它们相互作用的主要因素
  – 热（慢）中子的能量约为 0.025eV，这是室温下的近似热能。
  – 快中子具有高得多的能量，在 keV 至 MeV 范围内。

快中子相互作用

- 与氢原子核（质子）的弹性碰撞
  – 由于中子的质量与质子大致相同，这是它传递动能的最有效方式。
  – 中子实际上就像一个带有氢原子的母球。
  – 中子不太可能与较重的原子核发生相互作用。因此，铅很不适合用来阻挡中子，而水和塑料很适合，因为它们含有大量氢。

- 这是快中子的主要相互作用。
- 最终产生反冲质子，会沉积额外的辐射剂量（见图 5.8 所示的带电粒子部分）。

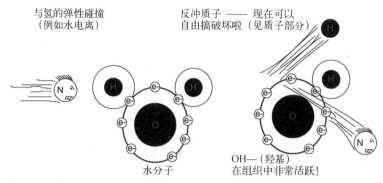

图 5.8　中子弹性碰撞：中子可以将氢从其化学键中轰出，与电子将其他电子轰出轨道的方式类似

- 非弹性散射
  - 有时中子会被原子核反弹，并以发射伽马射线的形式损失能量（图 5.9）。

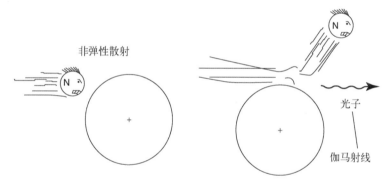

图 5.9　中子非弹性碰撞：中子可以被较重的原子核反弹，当它们减速并失去能量时会发出伽马射线。在概念上这类似于轫致辐射 X 射线

- 核裂变
  - 当能量超过 7MeV 时，中子会发生非弹性碰撞，其能量太大，从而使靶核分裂。该过程称为裂变，由此产生的核碎片称为裂变产物。
  - 裂变产物是重带电粒子，通常是 α 粒子，它们在附近引起密集电离（图 5.10）。

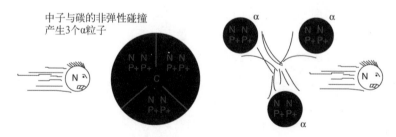

图 5.10　中子非弹性碰撞与裂变：直接撞击较大原子核的快中子实际上可以分裂原子，这称为裂变，裂变产物（其他带电重粒子）会对周围的原子产生严重的继发损伤

慢中子相互作用

- 只要中子足够慢，它就可以参与核反应！
- 辐射捕获
  - 原子核吸收中子，获得 1 个 AMU，但没有进行任何进一步的转变。
- 嬗变
  - 原子核吸收中子并发射质子或 α 粒子。
  - 这会改变原子序数，从而完全改变原子的化学性质！
  - 在分子的部分原子上发生时，它会破坏化学键进而破坏分子（图 5.11）。
- 裂变
  - 当慢中子遇到诸如铀或钚等裂变物质时会发生这种情况（第 2 章）。
  - 它与医疗领域无关。

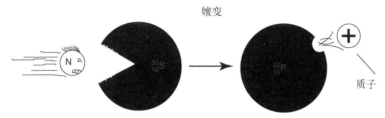

图 5.11　嬗变：慢中子实际上可以被吸收到原子核中，并与内部原子核力相互作用，从而使原子释放出质子或更大的粒子，成为完全不同的原子（具有不同的化学性质）

π 介子

- 红利粒子！截至 2014 年，没有人再使用 π 介子治疗了，但是有谁知道，它们最终可能会重出江湖。
  - π 介子是由一个夸克 - 反夸克对组成的亚原子粒子，而质子和中子包含 3 个夸克。
    - 质量约是电子的 273 倍：尽管比质子轻得多，但仍被认为是"重粒子"。
    - 可以是带负电、不带电或带正电。
    - 利用 400 ～ 800MeV 质子轰击铍靶可以相当容易地产生负 π 介子（用于质子放射治疗的普通回旋加速器的能量不高于 250MeV）。
  - 最初，负 π 介子的相互作用非常像质子：
    - 它逐渐减速，随着速度的减慢，沉积的剂量越来越多，其剂量分布类似于质子。
- 当 π 介子停止（在布拉格峰上）时，它被吸引到一个原子核中。π 介子进入原子核内部后，原子核就会变得非常不稳定，并爆炸成由质子、中子、α 粒子和其他核碎片组成的"星阵"。
  - 这些碎片在布拉格峰附近沉积了大量能量（图 5.12）。

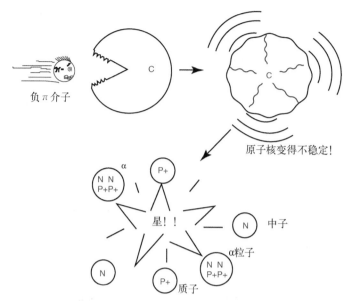

图 5.12 星阵：一个缓慢移动的负 π 介子可以被一个原子核吸收，导致它变得不稳定，并爆炸产生许多带电粒子（所有这些都可能破坏附近的原子）

电离和生物作用

● 带电粒子（电子、质子、重离子和 π 介子）被认为是"直接电离"，因为它们可以与原子周围的电子直接发生相互作用。

● 这与不带电粒子（中子和光子）不一样，不带电粒子无法直接与电子发生相互作用，它是通过次级粒子产生电离，称为"间接电离"。

● DNA 损伤是活细胞中辐射损伤的生物学机制。

● 电离可能会以两种方式破坏 DNA。

　– 直接作用是 DNA 本身的直接电离，不依赖氧。

　– 间接作用是水的电离，产生可以与 DNA 反应并损伤 DNA 的羟基自由基。氧气的参与大大增加了这种损伤。

● 低 LET 时，间接作用占主导地位。

　– 光子、电子和快质子被认为是低 LET 辐射。它们的生物效应高度依赖氧气。

● 高 LET 时，直接作用占主导地位：

　– α 粒子和碳离子被认为是高 LET 辐射。它们的生物效应与氧气无关。

● 不要将直接电离与直接作用相混淆！

　– 6 MeV 电子束是直接电离的，但其生物效应主要是间接作用。

● 有关 LET 和氧效应的更多详细信息参见第 24 章。

6　剂量的量化与测量

引言

　　辐射剂量是基于 C/kg（伦琴）定义的照射量。光子转移到介质中的能量被称为比释动能，随后在介质中的能量吸收被量化为剂量，单位为戈瑞（Gy）。由于辐射在不同组织中的效应不同以及需要制定辐射安全防护标准，因此采用当量剂量和有效剂量进行表示，单位为希沃特（Sv）。辐射的测量需要用到多种类型的探测器。

定义

- Gy（戈瑞）：吸收剂量的国际单位，单位为 J/kg。
  - 1Gy = 100rad。
  - 10^{-6}Gy = 1μGy。
  - 10^{-3}Gy = 1mGy。
  - 10^{-2}Gy = 1cGy = 1rad。
- Sv（希沃特）：当量剂量和有效剂量的国际单位（单位也为 J/kg）。
  - 等于吸收剂量乘以辐射权重因子。
    用于辐射防护安全监管。
  - 1Sv = 100rem（当量剂量 / 有效剂量的较旧单位）。
  - 10^{-6}Sv = 1μSv。
  - 10^{-3}Sv = 1mSv。
- R（伦琴）：较旧的空气比释动能或照射量单位。
  - 10^{-3}R = 1mR。
  - 1R = 2.58×10^{-4} C/kg。
- C/kg 是空气比释动能或照射量单位的国际单位 ——目前无专名。
- d_{max}：最大剂量沉积所对应的深度（通常以 cm 为单位）。
- D_{max}：最大剂量占处方剂量的百分比（描述热点的大小）。

比释动能和剂量

　　• KERMA- 比释动能（单词后添加 A 是为了防止它在德语中成为一个不雅词汇）。它的专业定义为：

$$K = \frac{dE_{tr}}{dm} \tag{6.1}$$

- E_{tr} 是光子在质量为 m 的介质中运动所释放的所有带电粒子的初始动能之和。
- 换句话说，比释动能描述从初级光子传递到次级电子的能量。它与吸收剂量不同，但具有相同的单位（J/kg）（图 6.1）。

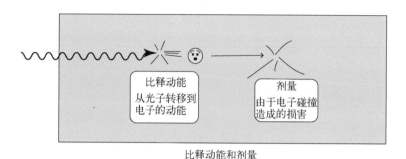

比释动能和剂量

图 6.1 比释动能与剂量的对比：比释动能是从光子转移到电子的动能。剂量是以电离和激发的形式沉积到介质中的能量

方程式术语

- 线性衰减系数（μ）
  - 光子束穿过靶物质时在单位路径长度上入射光子数减少的百分数。
  - 单位为 cm^{-1}。
  - 影响因素
    电子密度：像骨骼中的钙这种较重的原子更容易发生光电效应和电子对效应。
    物理密度（ρ）：虽然肌肉组织和肺组织的质量都接近水，但光子穿过肌肉组织比穿过肺部组织衰减得更多。
  - 通过将 μ 除以 ρ，可以得到"平均质量衰减系数"，单位为 kg^{-1}，如下所示：

$$\left(\frac{\bar{\mu}_{tr}}{\rho}\right)$$

- 能量通量（$E\phi$）或能量注量（Ψ）是光束入射到截面积为 a 的球体中的总能量，如下所示：

$$\Psi = E \times \phi = E\,\frac{n(\text{粒子数})}{a(\text{cm}^2)} \tag{6.2}$$

比释动能方程

- 由于我们现在有了光束截面上的能量通量和每单位质量上损失的能量，因此我们可以将质量衰减系数，式（6.1）和式（6.2）合并为以下等式：

$$K = \Psi \times \left(\frac{\bar{\mu}_{tr}}{\rho}\right) \tag{6.3}$$

- 虽然能量最初来自于光子，但最终造成损害（剂量）的是由光子在介质中运动产生的次级电子。至少对于我们来说，次级电子的大部分能量来自碰撞比释动能 K_c。
- 一些电子的轨迹会发生弯曲，尤其是附近有金属或其他高 Z 材料的情况下会产生轫致辐射光子，然后产生的光子从介质中逃逸出去，对吸收剂量没有任何贡献。这称为辐射比释动能 K_r。

$$K = K_c + K_r \tag{6.4}$$

• 只有碰撞比释动能 K_c 对吸收剂量有贡献，同时我们并不真正关心辐射比释动能 K_r，因为它是一个很小的数字，可以转换为矫正因子。由于我们只对 K_c 感兴趣，因此当光束入射时，我们可以将公式（6.3）重写以描述我们所看到的情况。

$$K_c = \psi \left(\frac{\bar{\mu}_{tr}}{\rho} \right) \times (1 - \bar{g}) \tag{6.5}$$

• 其中 g 为次级电子以轫致辐射损失其能量的份额（它代表原来的轫致辐射比释动能项 K_r，见图 6.2）。

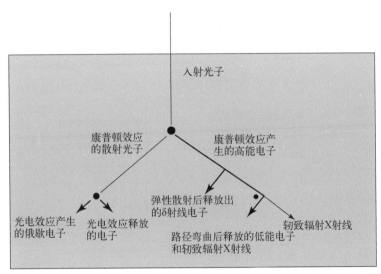

图 6.2 入射光子的历程：在此图中，光子的径迹用细线表示，而电子的径迹用粗线表示。在该示意图中，1 个初始光子入射产生 4 个不同的电子和轫致辐射光子。比释动能是这些次级电子的动能之和，所有这些次级电子将继续在介质中引起激发和电离。这些次级电子沉积的能量就是剂量，而且沉积的深度相比于比释动能转换更深

比释动能→剂量

• 光子产生次级电子（通过比释动能），但电子才会造成真正的电离损伤（即输送"剂量"）。

• 由于最重要的相互作用是康普顿散射，它通常会推动电子向前移动，因此电子造成的最大损害不会直接在表面，而是在稍微深一点的位置。

• 损害最大或"最大吸收剂量"所对应的深度是 $d_{\max}$。光子的能量转移和吸收剂量是相关的。

• 在剂量建成区，碰撞比释动能大于吸收剂量。吸收剂量和碰撞比释动能曲线最终会交叉，然后在相对笔直的线性斜坡上下降，其中两曲线平行，但吸收剂量略大于碰撞比释动能（图 6.3）。

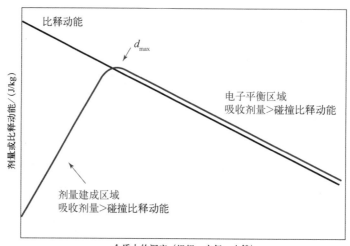

图 6.3　吸收剂量与碰撞比释动能随深度的变化曲线。当达到电子平衡后，吸收剂量总是高于碰撞比释动能

- 碰撞比释动能的剂量建成量与入射光子的能量相关。
  - 随着光子能量的增加，剂量建成区也会增加，d_{max} 变得更深。
  - 剂量跌落随深度增加而减少（高能量光子穿透得更深）。
  - 通常，我们用百分比来描述剂量，以显示百分深度剂量曲线（PDD），我们将在光子剂量学（第 9 章）这一章中详细讨论（图 6.4）。

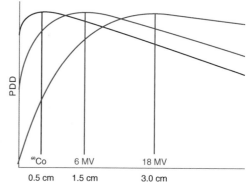

图 6.4　X 轴扩展视图中各种光子能谱的百分深度剂量曲线

相对生物有效性（RBE）（请参阅第 21、24 章）

- 并非每焦耳的辐射能量都能在一个复杂的细胞中造成相同的损害。
- RBE 是一个无单位的量，可以乘以物理剂量来计算得到"钴 Gy 当量"（CGE）。例如，质子的 RBE 为 1.1，当质子的物理剂量为 10Gy 时，相应的钴 Gy 当量为 11Gy。
- DNA 双链断裂（DSB）是导致细胞死亡的主要损伤。
  - 在相同的吸收剂量情况下，同时破坏两组 DNA 的辐射，其杀伤力更大。
  - 如果将所有能量转移都集中到一个小而强大的爆炸中，而爆炸恰好靠近 DNA 双链，那么 DNA 双链肯定会被破坏（α 粒子、碳离子等）。
  - 如果将这种能量转移扩展成一条能量损失链（高能光子），那么将产生许多小的单链断裂，并希望其中两个将足够接近以产生双链断裂。
    较高的每分次剂量意味着 DNA 双链断裂的概率较高。
- 影响 RBE 的因素
  - 传能线密度（LET）描述了每单位路径上的能量损失。当比较不同能量的同类型辐射时，能量与 LET 成反比。

重离子和慢中子通常具有较高的 LET。

高能光子通常具有低 LET。

尽管所有光子的相对辐射权重因子比为 1，较低能量的光子实际上具有比高能量光子更高的 LET，因为它们在小空间中沉积了比高能光子更多的能量。

- 分次剂量大小和分次时间表（与标准分割相比，立体定向放射疗法的威力更大）。
- 剂量率（有时细胞可以修复亚致死损伤）。

  考虑近距离放射治疗是非常重要的。

  对于外照射，在不同射束角度间切换存在很长的设置时间。

  对高 LET 辐射的影响很小。
- 生物系统

  固有的修复机制。

  细胞的分裂周期。

  由辐射损伤所导致的终点（应试图避免）。

- 质子的 RBE 约为 1.1，尽管在布拉格峰处可能更高。

- 中子和重离子的情况更复杂，但根据能量和目标组织的不同，RBE 可以高达 40。该概念将在辐射生物学部分中详细讨论。

等效剂量（请参阅第 22 章）

- 国际辐射防护委员会（ICRP）定义了辐射权重因子 W_R 以说明不同辐射类型的剂量差异。
- 用于辐射防护计算。
- 用希沃特（Sv）表示而不是戈瑞（Gy）表示。
- 与 RBE 不同，RBE 是对急性细胞损伤的精确测量，辐射权重因子是对辐射防护法规中使用的后期毒性的保守估计。这些数字可能有所不同，例如，质子的 RBE 约为 1.1，但其辐射权重因子为 2.0。
- ICRP 103 号报告的辐射权重因子
  - 光子和电子的辐射权重因子为 1（$W_R = 1$）。
  - 质子和带电介子的辐射权重因子为 2。
  - α 粒子和其他重核的辐射权重因子为 20（换句话说，α 粒子沉积 1Gy 的剂量，除了可以表示为 20Sv 外，其对组织造成的辐射损伤相当于 20Gy 的剂量）。
  - 中子的辐射权重因子随速度（能量）变化。

1 MeV 中子的辐射权重因子约为 20。

10 ～ 100 MeV 或 0.1 ～ 0.01 MeV 中子的辐射权重因子为 5 ～ 10。

> 100MeV 或 < 0.01 MeV 中子的辐射权重因子约为 2.5。

照射量

- 照射量（空气比释动能）指光子在空气中（产生电离电荷的数量）释放的全部次级电子完全被空气阻止时，在空气中形成任一种符号离子总电荷的绝对值。照射量与剂量不同，因为它测量的是电离的电荷量，而不是通过电离沉积的总能量。

- 照射量的曾用单位是伦琴，发音通常为"renkin"，并用 R 表示。

- 尽管 R 不再用于测量患者的辐射剂量，但它仍然是便携式测量仪的默认测量单位。测量仪虽然没有足够的信息来计算剂量，但它可以测量电荷量（照射量）。

- 当光子与空气相互作用时，会产生离子对，即一个正电荷和一个负电荷。如果我们将测量的电荷量（dQ）除以空气质量（dm），则可以通过以下等式计算"照射量"（X）：

$$X = \frac{dQ}{dm} \tag{6.6}$$

- 照射量的国际单位是 C/kg，无专名。

$$1R = 2.58 \times 10^{-4} C/kg \tag{6.7}$$

气体探测器简介与剂量测量方法

假设两个极板之间存在电势差，一个带正电，一个带负电，如果将两个极板用导线连接起来，将会得到一个电流，类似于电容器。若光子入射到极板之间，将空气中的氮分子电离，产生电子和氮离子。在电场的作用下，电子向正极板漂移，氮离子向负极板漂移，引起相应极板的感应电荷量发生变化，可以通过静电计来测量净电荷差（dQ 表示电荷差）。现在将净电荷差乘以 10 亿，即当极板间有数十亿个这样的电离发生时，可以将测量到的电荷差（dQ）除以极板之间的空气质量（dm）来计算入射的光子量。这符合式（6.6）的定义。部分电离产生的电荷将会移动到收集体积外，但另一些在收集体积外电离产生的电荷也会向收集体积内移动。只要电荷移入与移出的速率相等，就会达到带电粒子平衡。只有达到带电粒子平衡，才能准确地测量空气比释动能（图 6.5）。

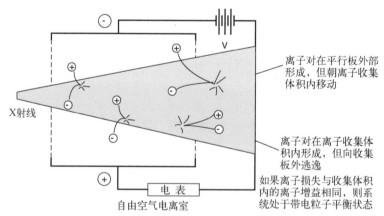

图 6.5　自由空气电离室和带电粒子平衡：电离辐射引起空气电离。如果在一定体积的空气之间施加一个电压，则离子将向各自的电极移动，电荷可以用 C/kg 表示。为了准确起见，从外部进入收集体积的离子必须等于从收集体积中逃逸出的离子，称为带电粒子平衡

- 根据照射量计算吸收剂量（如 f 因子）
  - 在某些情况下，可以直接根据电离室在空气中的照射量确定吸收剂量。这个公式尽管看上去很复杂，但其实相对比较简单。

$$吸收剂量 = 照射量 \times （各种转换因子） \tag{6.8}$$
$$D_{med} = X \times f_{med} \times A \tag{6.9}$$

- D_{med} 为介质中的剂量
- X 为照射量，可以通过电离室测量得到。
- A 为转换因子（Ψ_{med}/Ψ_{air}）或者介质中的能量注量与空气中的能量注量之比。
- f_{med} 为从照射量单位"伦琴"转换为剂量单位"拉德"的转换因子。对于身体中的大多数物质来说，略小于1（除了能量低于200keV的光子在骨骼中作用时，由于光电效应，它可以高达4.25）。
- 布拉格-戈瑞空腔理论：对于现代大多数治疗用的3MeV以上的光子，由于空气中的次级电子的射程较长，所以不能直接测量照射量。
  - 布拉格-戈瑞空腔理论指出，如果在介质嵌入了一个空腔，并且腔体足够小，以至于它的存在不会改变介质中带电粒子的注量或分布，就可以使用以下等式，根据照射量计算得到吸收剂量。

$$D_{med} = J_g \times \left(\frac{\overline{W}}{e}\right) \times \left(\frac{\overline{S}}{\rho}\right)_g^{med} \tag{6.10}$$

- D_{med} 是介质中的吸收剂量。
- $J_g \times \left(\dfrac{\overline{W}}{e}\right)$ 为每单位质量的空腔气体中所沉积的能量，可以通过放置在介质中的电离室测量得到。
- $\left(\dfrac{\overline{S}}{\rho}\right)_g^{med}$ 为电子在介质与空气中的平均质量阻止本领比。
- 电离室

    自由空气电离室是辐射测量的金标准。值得注意的是，自由空气电离室的尺寸需与电子在空气中的射程成正比，这对于MV级的光子束来说是非常大的。此外，由于电离室中的介质是空气，因此该装置对温度、压力、湿度和电场的变化都十分敏感。

    由于这些原因，真正的自由空气电离室通常仅存放在用于校准测试设备的国家标准实验室。

- 指形电离室
  - 可以使用一个中心电极和一个外壳的结构来使电离室更加紧凑。为了达到电子平衡，进入气腔中的电子数必须与离开的相等，这通常需要一个非常大的空腔。
  - 然而，如果气腔周围使用比空气密度大得多但具有与空气分子相当原子数的材料做室壁，就可以克服电离室尺寸过大的不足。如果在气腔周围有一个"致密的空气等效"外壳，可以将电离室制作得足够小，以便在临床上使用。
  - 如果电离室足够小，可以嵌入到介质中，使电子的分布不会有太大差异，则它符合布拉格-戈瑞空腔理论，可用于计算介质中的剂量。指形电离室的照射量可根据下式计算得到：

$$X = \frac{Q}{\rho \times v} \times \frac{1}{A} \tag{6.11}$$

- X 为照射量。
- Q 为通过电表测量得到的电荷量。
- $\rho \times v$ 为空气的质量（空气的密度乘以体积）。

- • A 为电离室不存在时考虑通量差异后的转换因子（值略小于 1.00）。
  - – 由于指形电离室中充入的气体是空气，而空气的密度对环境压力和温度敏感，因此在测量时必须考虑这些因素的影响，并予以校正（图 6.6）。

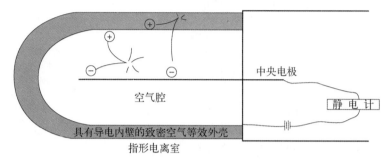

图 6.6　指形电离室：可以使用中央电极和导电外壳代替平行极板来测量电荷。空气等效外壳可使电离室的尺寸显著减小，同时仍保持电子平衡，从而准确测量

  - – 冷凝器室

    它像一个电容器，在存在辐射的情况下用已知的每伦琴照射量对应的电压降转换系数来测量电压降。它对高达 2 MeV 的光子敏感，而对更高能量的光子不敏感，这是因为电子从金属杆或绝缘体材料跳跃（称为杆效应或杆泄漏）。这些探测器不再用于放射治疗。
  - – Farmer 电离室

    通常，Farmer 电离室是放射肿瘤科的主力军，对治疗用的所有光子能量而言，它是一个相对稳定且可靠的电离室。

    电离室的室壁由纯石墨制成，中心电极由铝和纯石墨制成。

    它有一个保护电极，以防止从收集器电极漏出电流并更稳定地确定收集量。
- • AAPM TG-21——电离室校准和剂量测量
  - – 第一个协议——非常复杂，并且有许多校正因子。
  - – TG-21 现在已不再使用，因为 TG-51 更简单、准确。

$$D_{\mathrm{med}} = M \times N_{\mathrm{gas}} \times P_{\mathrm{ion}} \times P_{\mathrm{repl}} \times P_{\mathrm{wall}} \times \left(\frac{\overline{L}}{\rho}\right)_{\mathrm{air}}^{\mathrm{med}} \tag{6.12}$$

- • D_{med} 为介质所吸收的剂量。
- • M 表示电表上测量的电荷量。
- • N_{gas} 表示每个电离室独一无二的空腔气体校准因子，表示校准条件下每单位剂量仪读数或每单位电荷所对应的吸收剂量。
- • P_{ion} 表示离子复合效应校准因子。
- • P_{repl} 表示由于电离室存在而导致通量扰动的校正因子。
- • P_{wall} 表示电离室壁材料对射线吸收和散射的校正因子。
- • $\left(\dfrac{\overline{L}}{\rho}\right)_{\mathrm{air}}^{\mathrm{med}}$ 表示电子在介质和空气中的平均限制性阻止本领比，与能量有关。
  - – 关于 TG-21 协议要记住的重点是，它是基于空气比释动能（照射量）来测量校准介质中的吸收剂量，协议包含许多需要参考阻止本领比和质量吸收系数表的变量。

● AAPM TG-51 是基于水模体吸收剂量校准因子的协议，它稍微准确一些，同时也更简单。

  – 计算公式如下：

$$D_w^Q = M \times k_Q \times N_{D,w}^{^{60}Co} \tag{6.13}$$

  – D_w^Q 为射线质 Q 在参考点处的水吸收剂量。

  – M 为电表测量的电荷。

  – k_Q 是修正电离室在用户射线质和参考射线质下响应差异的校准因子，应在电离室的包装上或 TG-51 协议中列出。根据定义，^{60}Co 在所有电离室中的 k_Q 值为 1.000。

  – $N_{D,w}^{^{60}Co}$ 为 ^{60}Co 中水吸收剂量校准因子。

● 热释光剂量计（TLD）

  – 基本原理：储存在晶体中的累积辐射剂量可以通过加热的方式来读取。

  – 现在它已被光释光剂量计（OSLD）取代。

  – 实际的过程是，电离辐射会导致晶体电子轨道中的电子跃迁到更高的能级，而不是退回到基态，进入导带的电子被晶格中的陷阱（通常是镁）捕获。

  – 然后，它们可以被加热和冷却使电子回落到基态。当这种情况发生时，储存的射线能量以光的形式释放出来，这可以通过测量得到。TLD 存在的缺点是这些晶体可能会饱和，而且在很长一段时间内，电子会自行逃脱陷阱，从而造成读数不准确。常见的晶体包括 LiF，CaF_2 和 $Li_2B_4O_7$。这些通常用于美国的个人剂量计胸牌和戒指（世界上其他大多数国家使用胶片胸牌）。它们也可以在狭小的空间中使用。

● 光释光剂量计（OSLD）

  – 它采用与 TLD 相同的概念，但它不需要加热材料，而是用激光刺激以释放俘获的电子。一个例子是掺杂有碳的氧化铝材料，当用 540nm 的激光照射时，它会释放 420nm 的可见光。

● 量热法

  – 基本原理：利用电离辐射加热水。可以通过测量水或石墨中的温度变化来获得照射的剂量。

    在水中 $1Gy = 2.4 \times 10^{-4}$℃

    请注意，这是一个非常小的温度变化！

  – 电离辐射会引起激发或电离，最终导致电子移动到更高的壳层，从而导致分子振动得更快，这是产生热量的本质原因。实际上，全部的辐射（或已知的大部分辐射）最终表现为热，因此，理论上这可以以非常高的精度进行测量。这需要高精度的特殊设备，并且不太可行。

● 胶片

  – 基本原理：辐射使一个类似于照相机的胶片曝光。

  – 射线胶片

    溴化银覆盖在塑料胶片上，当胶片受到来自于可见光或电离辐射照射时，就会发生化学反应，这样胶片显影时，金属银就会留在胶片上，剩下的部分被洗掉，留下图像。辐射量与剩余的银量和胶片的黑度相对应。电子束和 MV 级光子束可以相对准确地测量其等剂量线，但更重要的是可以确定射束的形状。胶片的弊端就是光污染，银上的光电效应与 kV 级 X 射线的混杂效应，以及胶片处理的不准确性。
- 辐射变色胶片

  使用更接近组织等效的不同材料，并生成彩色图片而不是银色图片。这种类型胶片的优点包括不依赖光束能量和对可见光的不敏感性（尽管它仍然对紫外线敏感）。

- 化学剂量法
  - 基本原理：辐射会引起化学反应。如果可以测量出发生反应的化学物质，则可以测量出入射的辐射量。
  - 存在许多系统，但唯一值得一提的是"弗瑞克"剂量计，其中溶液中的亚铁离子（Fe^{2+}）被辐射氧化为铁离子（Fe^{3+}）。这种剂量计采用 1mmol/L 硫酸亚铁，1mmol/L 氯化钠和 0.4mol/L 硫酸的配方。
  - 用分光光度计在 224mm 和 304nm 的紫外线吸收峰处，可以轻松地测量铁离子的浓度。不幸的是，并非所有光子能量都会产生相同数量的反应，因此存在"G 值"表，它描述每吸收 100eV 能量所产生的分子数。通常，每吸收 100eV 的能量所产生的分子数量为 15.5，对于辐射肿瘤学中使用的能量，该 G 值不会发生太大变化。

- 固体二极管
  - 基本原理：将硅片当作电离室。
  - 硅晶体在两个侧面与不同的杂质混合。一侧是富含电子的 N 型区域。另一侧是充满空穴的 P 型区域。这就像电离室中的平行板电极。
  - 这两个区域之间的区域是"耗尽区"，这就像电离室中的空气腔。当受到电离辐射照射时，耗尽区将电离出电子和空穴。
  - 电子移至 P 型区域，空穴移至 N 型区域。这会产生一个可以精确测量的电流。
  - 实际的固体二极管的几何形状类似于指形电离室，并安装在同轴电缆上。硅的密度约为空气的 1800 倍，同时在硅晶体中产生电子 - 空穴对所需的能量约为空气电离室中产生电子 - 离子对所需能量的 1/10，所以相同体积的固体二极管产生的电流约是空气电离室的 18 000 倍，因此具有极高的灵敏度。
  - 然而，固体二极管对电离室的摆放位置，入射光子束的能量有依赖性（尽管电子束中没有）以及轻微的温度依赖性。随着时间的推移，探头会受到损伤。固体二极管的主要用途是患者剂量监测。

- 金属氧化物半导体场效应晶体管（MOSFET）
  - 用于辐射剂量测定的固体探测器（原理与二极管相似）。
  - 由于尺寸很小（面积为 0.2mm×0.2mm，SiO_2 的厚度为 0.5～1.0μm），因此提供较高的空间分辨率，适用于小野剂量测定。
  - MOSFET 表现出 ±2% 的可重复线性剂量响应。
  - 对于 6MV 的光子，在 100～600MU/min 的剂量率范围和每脉冲 0.2～0.5mGy 的剂量范围内，MOSFET 的响应与剂量率和每脉冲的剂量无关。
  - 有限的使用寿命：由于灵敏体积后面的 Si 基底，存在一定的温度依赖性以及能量和方向依赖性。

– 所有 MOSFET 探测器的主要缺点是它们的使用寿命短，这取决于陷阱饱和之前的最大累积剂量。

　　信号的饱和值随 MOSFET 的灵敏度（表示为 mV/cGy）变化。

- 闪烁探测器
  - 基本原理：少量的入射辐射会产生可以精确测量的可见光光子。
  - 当带电粒子撞击闪烁体时，原子被激发，释放出的光子通过光电倍增管进行测量。这是一个很精确的装置，可以测量非常微小的辐射量以及辐射强度和能量信息。有时也在辐射测量仪中用来进行辐射安全监测。

7 光子束的特性

引言

光子束的特点是其强度和能量。衰减系数衡量射束在深度上被衰减（失去强度）的速度。半价层是指将射束强度降低到其原始值的 1/2 时所需的材料厚度。在多能光子束中，低能量比高能量衰减得更快，因此，射束的平均能量随衰减的增加而增大，这种效果称为过滤或硬化。射线质是对光子束穿透能力的度量，可以通过特定金属中半价层的厚度或水中的百分深度剂量比来衡量。

定义

- 能量（E）：每个光子的能量大小。
- 强度（I）和通量（Φ）：单位面积的光子总数，# /cm^2。
- 衰减：射束通过物质时强度（光子数量）的减少。
  - 衰减是特定于光子的概念。带电粒子不会发生衰减，而是减速和停止。

强度与穿透性

- 这两个概念很容易混淆，其实它们的区别很大！
  - 强度（通量，粒子数）可以告诉您射束提供的剂量大小，但无法提供其能达到的深度。
  - 穿透（能量，射线质）可以告诉您射束能达到的深度，但无法提供剂量大小。
- 在过滤和射束硬化时，对于强度和穿透的影响实际上是相反的。
  - 过滤会降低强度，但通过选择性地滤除多能光子束中的低能光子会增加穿透能力。

衰减系数

- 线性衰减系数（μ）：光子在每一厘米的材料中被衰减的速度（详见第 6 章）。
- 质量衰减系数（μ/ρ）：线性衰减系数除以衰减材料的密度。可以用于计算"屏蔽需要多少质量？"之类的问题。
- 部分衰减系数（μ_1，μ_2，μ_3，…）用于分析衰减的不同组成部分。
  - 例如，"光电效应引起的衰减""康普顿散射引起的衰减"和"电子对效应引起的衰减"。
- 所有部分衰减系数的总和应等于总（线性）衰减系数。

衰减的数学表达（图 7.1）

- 单能光子窄射束以一种简单的指数方式衰减：

$$I(x) = I_0 \times e^{-(\mu x)} \tag{7.1}$$

  - 从初始强度 I_0 开始，I 随深度 (x) 呈指数下降。

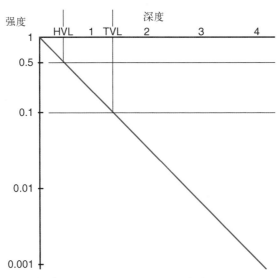

图 7.1　简单衰减。每个半价层强度降低为 1/2，每个 1/10 价层强度降低为 1/10

- 这个方程式应看起来很熟悉，类似于活性 (A) 与衰减常数 (λ) 和时间 (t) 的关系（详见第 2 章）。

$$A(t) = A_0 \times e^{-(\lambda t)} \tag{7.2}$$

- 衰减系数与半价层（HVL）的关系，如衰减常数与半衰期：

$$HVL = 0.693/\mu \tag{7.3}$$

$$I(x) = I_0 \times e^{-(0.693x/HVL)} \tag{7.4}$$

$$I(x) = I_0 \times 2^{-(x/HVL)} \tag{7.5}$$

- 1/10 价层为 3.32 倍半价层，或 $2.3/\mu$。这是初级射束衰减为原始强度 1/10 时的深度。通常用于屏蔽辐射设施的计算。

$$TVL = 2.3/\mu = 3.3 \times HVL \tag{7.6}$$

衰减的几何条件

- 在衰减测量时，什么是"理想几何条件"和"非理想几何条件"？
- 窄射束的几何条件是一种只测量初级射束的理想情况，使得衰减测量的准确性最大化，因此称为"理想几何条件"（图 7.2）。
- 散射和次级辐射的贡献可以通过以下方式来最小化
  - 非常小的射野尺寸（窄射束）。
  - 非常长的源 - 靶距离。
  - 非常长的靶 - 探测器距离。

- 窄射束几何条件可以测得最可重复的衰减系数（μ），因为它不包括射野尺寸和散射影响，这两者实际上都是零。
- 宽射束几何条件允许散射和次级辐射到达检测器。
  - 在测量初级射束衰减时，这是"非理想几何条件"。
  - 宽射束的测量对于计算辐射设施屏蔽要求很有帮助（详见第 14 章）。

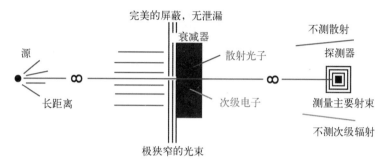

图 7.2 利用窄射束和长距离，尽量减少到达探测器的散射和次级辐射数量

窄束与宽束的衰减

- 宽射束的衰减系数比窄射束更小。
  - 某些衰减被散射"抵消"，因此，系数较小。
- 宽射束比窄射束具有更厚的 HVL。
  - 需要一个较厚的屏障才能屏蔽宽射束。
  - 因为必须同时屏蔽初级射束和散射（而不仅仅是初级射束）。

单能和多能（能谱）射束

- 单能谱光子束有一个固定的能量，在任何深度都不会随着衰减而改变。
- 然而，多能谱光子束在衰减时能量会变化。
  - 低能光子比高能光子衰减得更快。
  - 因此，平均光子能量将随着光束的衰减而增加（图 7.3）。

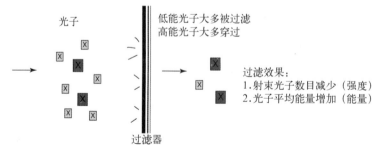

图 7.3 过滤。在多能光子射束中放置一个过滤器，将选择性地衰减低能光子。这增加了光束的平均能量，但降低了光束的强度

- 该现象称为射束硬化，也称为过滤。

- 因射束硬化，第二个 HVL 比第一个 HVL 厚，第三个 HVL 更厚，依此类推。

$$HVL_1 < HVL_2 < HVL_3 \tag{7.7}$$

- 大部分射束硬化发生在第一个 1/10 价层（TVL）（3.3HVL）上。
  - 对于屏蔽计算，假定在第一个 TVL 之后的 TVL 保持不变。

临床 X 射线束的过滤

- X 射线光束的固有过滤效果取决于 X 射线靶的类型：
  - 反射式靶的固有过滤最少，仅 X 射线管中的玻璃和油。

    诊断和千伏级 / 中能 X 射线。
  - 透射靶随着射束穿过整个靶时的固有过滤更高。

    兆伏级 X 射线。
- 附加过滤来自放置在射束中的任何附件
  - 均匀过滤器被放置在千伏光束中以提高射线质（有效能量）。
  - 均整过滤器放在高能射束中，以消除"前向峰值"。因此，在射束中心提供更多的过滤，而在外围提供的过滤较少。因为外围光束的穿透力较低，因此可能导致"隆起"的热点（图 7.4）。
  - 物理楔形过滤器在厚端会使得射束强度更低但是穿透更强。这导致等剂量线的角度随着深度的增加而减小（图 7.5）。
- 对于千伏级 X 射线，滤波器是由一系列从高原子数（高 Z）到低 Z 的金属构成。这样做是为了减少特征 X 射线的产生。
  - 例如：托劳斯过滤器由锡（Z = 50）、铜（Z = 29）、铝（Z = 13）制成。
  - 锡吸收部分初级射束，产生中等能量特征 X 射线。
  - 铜吸收来自锡产生的特征 X 射线，并产生低能特征 X 射线。
  - 铝吸收来自铜产生的特征 X 射线，并产生极少特征 X 射线，因为铝很轻。
  - 这些材料的顺序非常重要。如果倒置，滤波器将无法正常工作。

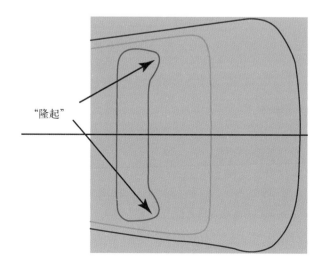

"隆起"

图 7.4 光子射束隆起。在兆伏级射束中，射束边缘的过滤会比中心的过滤少得多，因此在浅层射束边缘会有"隆起"的热点，但是在深部该处是冷点

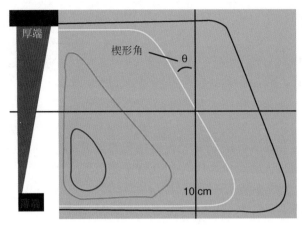

厚端

薄端

楔形角 θ

10cm

图 7.5 楔形角度：由于射束硬化，楔形的"厚端"比"薄端"过滤更多，这会导致等剂量线的角度随着深度的增加而减小

射线质

- 当单能电子撞击靶时，会产生 X 射线，通过轫致辐射产生多能光子（详见第 3 章）。
  - 测量精确的能谱是很困难的，不适合临床应用。
- 射线质是对光子束穿透能力的描述。
  - "高射线质"表示具有高穿透力，"低射线质"表示较低的穿透力。
  - 这与图像或治疗的高质量无关！
- 有很多方法可以描述射束的射线质。
- 峰值（标称）能量是最简单的衡量方法。
  - 50kVp, 250kVp, 6MV, 18MV 等。
  - 两个 50 kVp 射束可能有着差异很大的穿透能力，取决于有多少过滤器。
  - 因此，峰值能量对于射线质是一种非常不精确的衡量方式。
- 半价层（HVL）在诊断级（千伏）到中能级的范围内被用于描述射线质。
  - 特别指出，HVL_1 是在窄射束几何条件下测量的。
  - 峰值能量和 HVL 通常结合在一起来描述中能级射束射线质。
  - 例如，"250kVp, HVL = 2mm Cu"可以描述一种治疗级的中能射束。
- 通常用于测量 HVL 的金属
  - 铝（Al），Z = 13：适合 100 kVp 单位。
  - 铜（Cu），Z = 29：适合 250 kVp 单位。
  - 锡（Sn），Z = 50：适合 500 kVp。
  - 铅（Pb），Z = 82：适合钴 -60 及更高的类型。
- 百分深度剂量比（PDD）用于描述兆伏级射束的射线质（TG-51）。
  - 在 10cm 深度的水中测量的，使用 10cm × 10cm 的射野尺寸和 100cm SSD。
  - 在 TG-51 中，对于高能射束 > 10MV 被命名为 %dd $(10)_x$。
  - 还有其他兆伏级射束射线质的衡量标准，但 %dd $(10)_x$ 是最新的。
  - 例如，"%dd $(10)_x$ = 67%"可以描述一种治疗级的兆伏级射束。

有效能量

- 有效能量是指与被测量射束具有相同射线质的多能谱光子束的能量。
  - kV 射束的有效能量是基于 HVL 进行描述的。
  - MV 射束的有效能量基于 PDD 进行描述的。
- 经验法则：X 线射束的有效能量约为峰值能量的 1/3。
  - 例如：4 MV X 线射束的有效能量近似为 1.33MeV。
  - 这类近似钴 -60（1.25MeV）。

8 光子束在水中的剂量学

引言

剂量计算的目的是确定需要多少个机器跳数来完成所需剂量的照射。本章中的公式和技术提供了用于计算加速器跳数的几种方法，具体取决于治疗变量的设置，例如源到表面（皮肤）距离 / 源到轴距离（SSD/SAD），照射野大小，深度，楔形块和其他因素。SSD 模式是使用基于百分深度剂量（PDD）的公式计算的，而 SAD 模式是使用组织空气比 / 组织模体比 / 组织最大剂量比（TAR/TPR/TMR）的公式计算的。

定义

- D = 剂量
- d = 深度（有时称为 z）
- D_{max} = 剂量最大的点，定义为 = 100%
- d_{max} = D_{max} 的深度（有时称为 z_{max}）
- SSD = 源到表面（皮肤）的距离
- SAD = 源到轴的距离
- PDD = 百分深度剂量
- TAR= 组织空气比
- TPR = 组织模体比
- TMR = 组织最大剂量比
- SAR = 散射空气比
- MU = 机器跳数
- K = 校准因子（cGy/MU）
- OF，S_{cp} = 输出因子
- ISF = 平方反比因子
- S_c = 准直器散射
- S_p = 模体散射
- WF = 楔形因子
- TF = 托架因子

如何进行剂量计算

- 什么是机器跳数（MU）？

- 直线加速器的 MU 类似于钴 -60 和正电压装置的"出束时间"。
- MU 由直线加速器（linac）机头内的电离室进行测量。
- 对直线加速器进行校准，使其在特定参考条件下满足 1MU=1cGy。
  - 在水模体中测量。
  - SSD 模式（SSD = 100）与 SAD 模式（SSD < 100）。
  - 通常的照射野尺寸 10cm×10cm。
  - 改变参考深度（$d_{\max}$，5cm，10cm）
- 随着我们改变处方的深度、照射野大小、形状等，我们将需要更多或更少的光束来提供相同的剂量。
  - 剂量计算的目的是找出需要多少 MU！

SSD 和 SAD 摆位

- SSD 为源到表面 / 皮肤之间的恒定距离。
  - 可以根据需要更改 SSD（100cm，110cm 等）。
  - 增加处方点的深度将增加其与源的距离。
  - PDD 用于 SSD 剂量计算。
- SAD 为源到等中心之间的恒定距离。
  - 允许围绕固定的等中心旋转，因此在现代放射治疗中也更为常见。
  - 对于给定的机器，SAD 是一个固定值（钴 -60 为 80cm，直线加速器为 100cm）。
  - TAR/TMR/TPR（统称为 TXR）用于 SAD 剂量计算。

手工计算（SSD 摆位）

$$剂量 = MU \times K \times ISF \times PDD \times S_c \times S_p \times WF \times TF \tag{8.1}$$

$$MU = \frac{所需剂量}{K \times ISF \times PDD \times S_c \times S_p \times WF \times TF} \tag{8.2}$$

- 这些因子是什么?
  - K 为输出因子（cGy/MU）：
    如果直线加速器在 SSD=100 的条件下校准为 $d_{\max}$，则 K=1.0。
    否则，它可能会有所不同，并且可能随照射野尺寸而变化。
  - ISF = 平方反比因子：

$$ISF = \left(\frac{SSD_{ref} + d_{\max}}{SSD + d_{\max}} \right)^2 \tag{8.3}$$

  - SSD_{ref} 为参考条件下的 SSD。
  - 接下来将讨论 PDD，S_c，S_p，WF 和 TF。

百分深度剂量（PDD）

- PDD 定义为 $D_{\max}$ 的百分比，在 SSD 固定（通常为 100 cm）的水模体的不同深度处测量。
- 由于 SSD 固定，放射源到探测器的距离会随着深度增加而增加。

- 由于累积、衰减和距离平方反比因子的影响，PDD 随深度变化。
- PDD 曲线的形状取决于光子束能量
  - 高能光子束具有较大的建成区域，因此在较浅的位置处（$< d_{max}$）其 PDD 值较小。
  - 高能光子束穿透性更强，因此在较深的位置处（$> d_{max}$）其 PDD 值较大。
  - 表面剂量即 $d=0$ 时的 PDD，随光束能量的增加而显著减小。这是对皮肤有保护作用和皮下形成建成效应的原因。
- PDD（10cm × 10cm 照射野，$d = 10$）随着束流能量的增加而增加，在 TG-51 协议中用于测量射线质。
  - 有关射线质的详细讨论，请参阅第 7 章。

延长 SSD

- 延长 SSD 会让剂量变得更高还是更低？
  - 这取决于所问的问题是什么（图 8.1）。
- 辐射就像加热一样；如果将鸡翅直接放在烤架上，它们的烹饪速度会比放在顶架上快得多。
  - 延长 SSD 降低了平方反比因子（ISF），因此当输送相同的剂量时需要更多的出束时间（MU）。
- 直接加热鸡翅容易烧焦鸡皮，而在烤架顶部的鸡翅会烹饪得更均匀。
  - 剂量均匀性随 SSD 延长而改善。
  - 10cm 的深度相对于 20cm 的 SSD 是非常深，但相对于 200cm 的 SSD 来说又不是很深。
  - 因此，PDD 随着 SSD 增加而增加。
  - 这种增加的幅度可以用 Mayneord F 因子计算（以最初描述这个因子的英国物理学家的名字命名）。

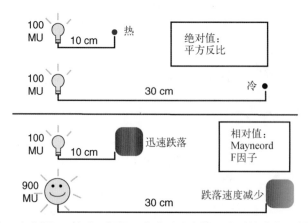

图 8.1 延长 SSD 效应。当 SSD 延长时，根据平方法反比定律（绝对值减少）剂量减少。但是，随着深度的增加，剂量跌落速度会减慢

Mayneord F 因子

Mayneord F 因子辅助记忆："旧而深"（旧 SSD+d）＊"新而浅"（新 SSD + d_{max}），反过来后再平方。

$$\frac{PDD_2}{PDD_1} = \left[\frac{(SSD_1 + d) \times (SSD_2 + d_{max})}{(SSD_2 + d) \times (SSD_1 + d_{max})} \right]^2 \tag{8.4}$$

- F 因子通常是一个小调整。在正常情况下，仅为百分之几。
  - 如果进行 F 因子计算的结果为 1.10 或 1.20，则可能算错了。需再仔细检查数据。

S_c 和 S_p：散射因子和照射野大小

- 增加照射野尺寸会增加输出（cGy/MU）——这是为什么呢？
  - 初级剂量不会改变。
  - 散射剂量随照射野尺寸增加而增加。
    对于无限窄的光束，散射剂量为零，因为散射的任何东西都会离开光束。较宽的光束则允许更多的散射成分保留在照射野内。
- 散射因子分为两个部分：
  - 准直器散射（S_c）来自直线加速器的治疗头（主要是初级准直器，而不是准直器铅门）（图 8.2）。

$$S_c(r) = \frac{照射野（尺寸 r）在空气中的剂量}{参考照射野（10cm \times 10cm）在空气中的剂量} \tag{8.5}$$

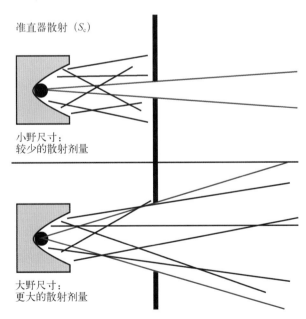

图 8.2 准直器散射。散射点随着射野尺寸增大而增大

- 模体散射（S_p）来自于模体（图 8.3）。
  在模体中测量剂量包含准直器散射和模体散射。因此准直器散射需要被区分出来：

$$S_{\mathrm{c,p}}(r) = \frac{照射野（尺寸\ r）在空气中的剂量}{参考照射野（10\mathrm{cm}\times10\mathrm{cm}）在空气中的剂量} \qquad (8.6)$$

$$S_{\mathrm{p}}(r) = \frac{S_{\mathrm{c,p}}(r)}{S_{\mathrm{c}}(r)} \qquad (8.7)$$

当使用挡块或多叶准直器（MLC）时，S_{p} 的照射野尺寸将会比 S_{c} 的照射野尺寸更小。这是因为挡块的区域小于准直器铅门。

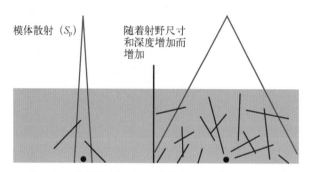

图 8.3　模体散射。散射随着射野尺寸增加而增加

- 等效方野（EqSq）
  - S_{c} 和 S_{p} 是在方形野中测量得到的。
    当使用非方形野时，必须计算相应的等效方野。
  - 矩形的等效正方形是什么？

$$\mathrm{EqSq} = \frac{4A}{P} \qquad (8.8)$$

- 其中 A 是照射野的面积，P 是周长。
  - 圆的等效正方形是什么？

$$\mathrm{EqSq} = \sqrt{\pi}\,r \qquad (8.9)$$

  - 一个复杂形状的等效正方形是什么？
    这可以通过本章后面描述的 Clarkson 方法进行计算。

射束修正因子：WF 和 TF

- 楔形因子（WF）是对照射野内有楔形块的一种修正（有关楔形块的更多描述，请参见第 9 章）。
  - 物理楔形块会衰减光束，因此对于物理楔形块，WF $<$ 1.0。
  - 非物理楔形块由软件定义，因此它们是否有 WF 取决于机器的编程方式。

$$\mathrm{WF} = \frac{有楔形块时的剂量}{没有楔形块时的剂量} \qquad (8.10)$$

- 托盘因子（TF）是对托盘衰减的修正。
  - TF $<$ 1.0

$$\mathrm{TF} = \frac{有托盘的剂量}{无托盘的剂量} \qquad (8.11)$$

• 其他光束调节器（例如波束引流器）可能具有自己的衰减因子。

PDD 与 TMR（SSD 与 SAD）

• 它们之间有什么区别（图 8.4）？

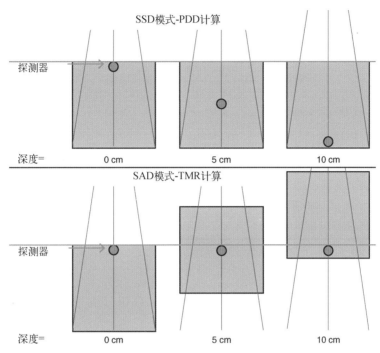

图 8.4　PDD 与 TMR。通过将探测器移动到固定模体中的不同深度来测量 PDD。由于衰减和距离（平方反比）影响，剂量下降。通过将探测器固定，移动模体到不同的深度来测量 TMR，剂量只因衰减而下降

手工计算（SAD 摆位）

$$剂量 = MU \times K \times ISF \times TMR \times S_c \times S_p \times WF \times TF \tag{8.12}$$

$$MU = \frac{所需剂量}{K \times ISF \times TMR \times S_c \times S_p \times WF \times TF} \tag{8.13}$$

• K 为输出因子（cGy/MU）
  – 如果直线加速器在 SAD=100 时校准 d_{max}，则 K 等于 1.0。
  – 否则可能会有所不同。
• ISF 为平方反比因子

$$ISF = \left(\frac{SAD_{ref}}{SAD} \right)^2 \tag{8.14}$$

  – 对于 SAD 模式，这通常等于 1.0，因为 SAD 是一个固定数字。
• S_c，S_p，WF 和 TF 与 SSD 模式相同。

组织 X 比（TAR，TMR，TPR）

• 这些数字用于计算 SAD 模式

- 通用术语"TXR"经常被使用，因为这三个都非常相似。
- TAR 为组织空气比

$$TAR(d) = \frac{\text{模体中深度为 } d \text{ 处的剂量}}{\text{空气中相同位置处的剂量}} \tag{8.15}$$

  - TAR 主要用于 ^{60}Co，在较高能量下进行"自由空气"测量是很困难的。
  - TAR 不同于 TPR/TMR，因为它包含模体散射（S_p）。
- TMR 为组织 - 最大剂量比

$$TMR(d) = \frac{\text{模体中深度为 } d \text{ 处的剂量}}{\text{模体中深度为 } d_{max} \text{ 处的剂量}} \tag{8.16}$$

  - TMR 总是 ≤ 1，因为剂量永远不会超过 D_{max}。
- TPR = 组织模体比

$$TPR(d) = \frac{\text{模体中深度为 } d \text{ 处的剂量}}{\text{模体中深度为 } d_{ref} \text{ 处的剂量}} \tag{8.17}$$

  - 如果 $d_{ref} = d_{max}$，则 TPR = TMR。
- BSF = 背向散射因子 = TAR(d_{max})
  - 组织中的 D_{max} 比空气中高几个百分点，因为背向散射增加了最大剂量。
- TXR 可以很容易地互换：

$$\frac{TAR(d)}{BSF} = TMR(d) = TPR(d) \times TMR(d_{ref}) \tag{8.18}$$

散射空气比（SAR）

- 这是一种将 TAR 划分为主要成分和散射成分的方法。SAR 用于 Clarkson 的计算，稍后将进行描述。
- 首先在不同的射野尺寸（r）中测量 TAR（d, r）。
- 从 TAR 曲线推导 TAR$_0$（d）
  - 由于一个非常窄的射野应该排除散射剂量（见窄束衰减），因此假设 TAR$_0$ 等于主射束剂量。
- 计算散射贡献（SAR）
  - 从总剂量中减去主射束剂量以获得散射剂量：

$$SAR(d, r) = TAR(d, r) - TAR_0(d) \tag{8.19}$$

旋转（弧）治疗（图 8.5）

- 将弧度分为许多均等的射野角。
- 计算每个射野角的 TMR。
- 所有 TMR 的平均值 = 弧的总 TMR。
- 光子弧将最大剂量放在等中心，剂量在各个方向下降。
- 弧没有覆盖的角度没有入射剂量，但是存在出射剂量。低剂量的范围随着射野尺寸增大而增大。

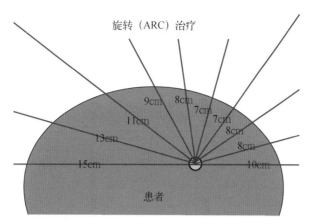

图 8.5　旋转弧治疗。ARC 治疗可以近似为许多不同的射野角度的总和

等剂量曲线

- 等剂量线以 2D 方式表示辐射剂量，如图 8.6 所示。

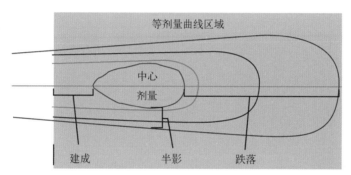

图 8.6　等剂量曲线区域。等剂量线是计算出的辐射剂量的视觉表示。小于中心剂量的区域可以分为建成，半影和跌落区域

高剂量：射野内区域

- 射野边缘由 50% 的等剂量线定义。
  - 这样，如果两个毗邻的射野相互衔接，则为 50% + 50% = 100%。
- 射野中心区定义为射野宽度的 80%。
  - 在 10cm×10cm 的射野中，中央 8cm×8cm 是扁平且对称的，但左右边缘 1cm 可能会少于中心剂量。

射野形成

- 请参阅 第 9 章，有关射野加权和楔形块的详细讨论。
- 射野塑形（挡块，MLC）
  - 请注意，塑形开口（孔径）明显小于实际场大小（图 8.7）。
  - 可以用相似的三角形计算。

$$\frac{x_1}{d_1} = \frac{x_2}{d_2} \tag{8.20}$$

– 请注意，使用 MLC 时，光场比实际的辐射野稍小。

MLC 完全阻断了可见光，但是辐射可以通过叶片尖端漏射。

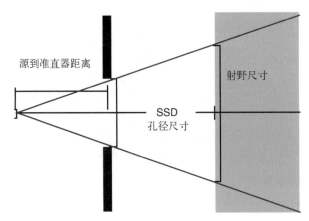

图 8.7　当使用射野塑形装置时，孔洞要小于射野尺寸。可使用相似三角形计算比例

Clarkson 方法

- 复杂性射野的剂量计算方法：
  – 将射野分为许多射线，并根据每个射线的长度计算 SAR。

  为每个射野射线部分添加 SAR。

  减去每个阻塞射线部分的 SAR。
  – 该射野的 SAR = 所有 SAR 的平均值。
  – 请注意，此方法确实是在计算模体散射（S_p）。TAR 包括 S_p，但不包括 S_c（图 8.8）。

$$TAR(d, r) = TAR_0(d) + SAR(d, r) \tag{8.21}$$

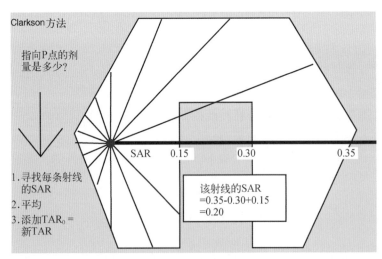

图 8.8　Clarkson 计算方法。一个复杂形状的射野分为许多小射线。计算每个射线的散射（SAR），然后取平均

- 挡块（或 MLC）下的剂量也可以通过 Clarkson 方法计算：
  – 穿透（"泄漏"）：铅门约 0.1%，挡块或 MLC 1% ～ 3%。

  将 TAR_0 乘以传输因子，以获得主束剂量。

－散射：通常是主要因素。

　　SAR 的计算与上面的相同，以获得散射剂量。

如何测量从一个区域到点的散射（图 8.9）

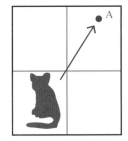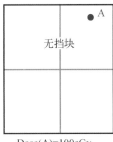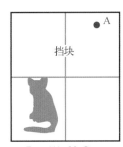

弧形对于A点的散射贡献是多少

Dose(A)=100cGy

散射(Cat, A)=10cGy

Dose(A)=90cGy

图 8.9　测量射野外散射剂量。如果您将挡块放在大射野里，并且测得的剂量出现 X cGy 的改变，这意味着挡块的区域贡献 X cGy 的散射剂量

离轴比（OAR）

● 如果将剂量处方设为中央轴外的一个点，则必须考虑 OAR：

$$OAR(x, d) = \frac{\text{深度为 } d \text{ 处离轴点 } x \text{ 的剂量}}{\text{深度为 } d \text{ 处中心轴的剂量}} \tag{8.22}$$

● OAR 定义中央轴为 1.0。
● 由于均整器影响导致的 OAR 随着深度变化
　　－ 光束在 10cm 深度处是平坦的（OAR = 1.0）。
　　－ 边缘比中心高（OAR > 1.0）。
　　－ 中心比边缘高（OAR < 1.0）（图 8.10）。

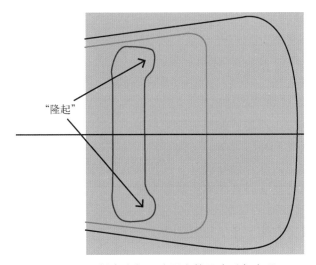

"隆起"

图 8.10　射束隆起，该图在第 7 章重复出现

- 在楔形射野
  - OAR ≪ 1.0 在厚端。
  - OAR ≫ 1.0 在薄端（图 8.11）。

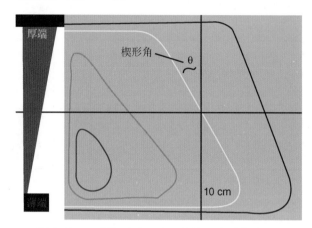

图 8.11　一个楔形野（该图在第 7 章重复出现）

表面剂量：建成区域

- 光子是间接电离，剂量由次级电子沉积。
  - 在表面产生的大多数电子将其剂量沉积在与电子能量相对应的深度。
  - 光子能量越高，次级电子的范围越大。
  - 因此，表面剂量随着能量增加而降低，当为 6MV 或更高能量时，表面剂量相对较低（为 25% ～ 40%）。
- 表面（$d = 0$）和 d_{max} 之间的区域为建成区域，因为剂量仍在增加。
  - Co-60 建成深度为 0.5cm。
  - 4MV 建成深度为 1.0cm。
  - 6MV 建成深度为 1.5cm。
  - 10MV 建成深度为 2.0 ～ 2.5cm。
  - 18MV 建成深度为 3.0 ～ 3.5cm。
  - 25MV 建成深度为 4.0 ～ 5.0cm。
- 增加浅表剂量的方法
  - 射野能量减少。
  - 射野尺寸的增加，增加了射野的电子污染。
  - 射束扰流板（放置在射野中的任何材料）生成次级电子。
  - 倾斜野（又称切向性）会降低 d_{max} 并增加表面剂量。
  - 填充物将患者的皮肤移至非零的剂量深度。
- 光子与电子
  - 表面剂量的几个方面上光子和电子相反。
    较高能量：光子的浅表剂量较低，电子的浅表剂量较高。
    较小射野尺寸：光子的浅表剂量较少，电子的浅表剂量较高。
  - 见第 10 章有关详细信息。

横向剂量：半影区域

- 半影区是在射束边缘，横向剂量衰减快速的区域。
- 有各种量度指标，例如 50% ～ 90% 的等剂量线，或 20% ～ 80% 的等剂量线。
- 半影的两个主要贡献来源。
- 几何半影是由于源有限的大小尺寸。
  - 这对于钴 -60（较大的源尺寸）很重要。
  - 对于兆伏直线加速器来说，它要小得多（图 8.12）。
- 穿透半影是由挡块或 MLC 边缘的穿透而引起的。
  - 这对 MLC 最重要。
  - 一些 MLC 被设计为有意扩大半影，以减少"阶梯"现象（图 8.13a、b）。

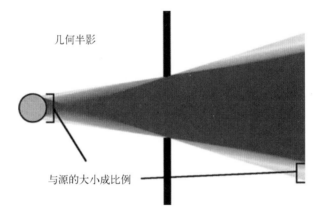

图 8.12　几何半影。这种射野边缘的模糊与源的物理大小成正比。直线加速器的靶比钴 -60 源要小得多，所以这对直线加速器来说是一个很小的影响

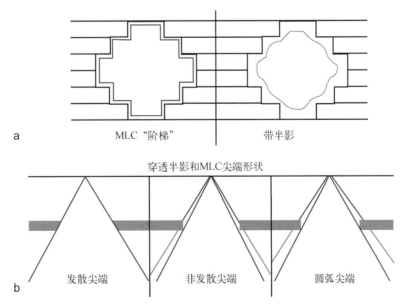

图 8.13　穿透半影。如果准直尖端不与光束发散，则不同的穿透会略微模糊射野边缘。如果使用 MLC，则可能需要这种效果，因为它可以减轻"阶梯"现象

- 物理半影是由于物理过程将剂量沉积在场边缘之外。
  - 带电的粒子不平衡：次级电子横向沉积剂量。这是兆伏光子半影的最重要原因。

    随着光束能量的增加，靶区密度的降低，半暗带更宽。

    因此，在肺中不建议 ≥ 10MV。
  - 光子散射是第二重要因素。
  - 光子漏射，电子污染和中子污染是次要因素。

经验法则

- 剂量计算的目的是确定要传递给定剂量（cGy）需要多少个 MU。
- PDD 用于 SSD 模式，TXR 用于 SAD 模式。
- 根据定义，在参考条件下 1MU = 1cGy。
  - 如果您的 MU 比 cGy 低得多或更高，则需要弄清楚原因。
- "我的 MUS 比我的剂量高得多。为什么？"
  - 处方 SSD > 参考 SSD。
  - 处方深度 > 参考深度。
  - 射野尺寸 < 10cm。
  - 楔形板，IMRT 或其他射束修整。
  - 计算错误。
- "我的 MU 比我的剂量低得多。为什么？"
  - 处方 SSD < 参考 SSD。
  - 处方深度 < 参考深度。
  - 射野尺寸 > 10cm。
  - 计算错误。
- 延长的 SSD 效果
  - ISF 要低得多——需要更多的 MU。
  - PDD 稍高——剂量随深度的变化而下降的程度略低。
  - Mayneord F 因子计算 PDD 增加的大小。这应该不超过几个百分点。
- 挡块
  - 6MV 的漏射剂量

    铅门的漏射剂量约为 0.1%。

    挡块，MLC 的漏射剂量为 1% ～ 3%。
  - 散射剂量可能比那高得多！

    这可以通过 Clarkson 方法计算或经验测量。

9　光子束在患者体内的剂量学

引言

　　简单光子剂量的计算是基于水的。在治疗患者时，必须引入剂量修正，以考虑在形状和密度上的解剖学变化。这些剂量修正技术从非常简单的规则到复杂的计算机算法。楔形板和补偿器可用于修正患者表面形状。组织补偿物可用于增加表面剂量。射野衔接技术可用于相邻区域的治疗。国际辐射单位和测量委员会（ICRU）对靶区体积和剂量处方的规定进行了详细的描述。

剂量计算：水与患者

- 请参考第 8 章（水中的光子剂量学）中的基本剂量计算公式。
  - 本章假设您已经知道如何计算水剂量。
- 给到患者的剂量和给到水的剂量有所不同，因为：
  - 患者表面不是完全平坦的。
  - 患者组织不是完全等效水的：它包含空气、骨、金属等。
  - 临床治疗通常包含一个以上的射野。当射野衔接时，光束几何形状必须以最大程度来减少热点和冷点。

患者轮廓校正

- 与水模体不同，患者表面是非平整的。因此，必须对其轮廓进行修正。
- 平坦表面和患者表面之间的差异称为"组织不足"或"组织过剩"。
  - x = 组织不足（相对于组织过剩）。
  - d = 组织深度。
  - r = 射野尺寸（图 9.1）。
- 存在几种不同的方法来计算不规则表面的剂量。

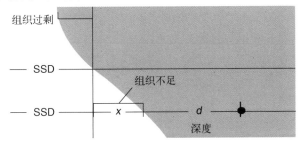

图 9.1　组织过剩和组织不足。这些数值是以到理想平面的距离（cm）来衡量的

不均匀性校正

- 高密度组织（骨）增加衰减，而低密度组织（肺）减少衰减。
- 因此，在末端不均匀性模体的剂量将与均匀模体中的剂量不同（图 9.2）。

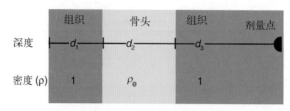

图 9.2　不均匀性校正。不均匀性可以通过其位置（深度）、密度和厚度来描述

经典方法

- 使用在水中测量的射束数据和简单的修正因子，以解决组织表面轮廓不规则性和组织不均匀性的问题。
- 这些方法很少在现代放射疗法中使用。
- 不规则轮廓的修正
  - 有效源皮肤距（SSD）方法：使用 SSD/ 百分比深度剂量（PDD）计算并修正组织深度。
  - 组织空气比（TAR）方法：根据组织过剩或组织不足的厚度使用 TAR 修正因子。
  - 等剂量线位移方法：根据组织过量或不足使用"位移因子"移动等剂量线。
- 不均匀性修正
  - TAR 方法：使用"射线深度"来计算新的 TAR。
  - Batho Power Law 方法：根据深度的指数函数来计算 TAR。
  - 等剂量线方法：使用基于非均匀性厚度和性质的"位移因子"。

基于模型的计算

- 现代治疗计划系统使用计算机模型来计算剂量（详见第 16 章）。
  - 这些都是基于蒙特卡罗（MC）模拟的笔形束内核。
- 根据模型复杂性顺序，常见的计算机模型如下：
  - 笔形束（PB）内核：仅考虑射束的中心轴。
  - 卷积算法：还解释了横向不均匀性。
  - 卷积 / 叠加算法：还解释了横向不均匀性。
    分析性各向异性算法（AAA）。
  - 蒙特卡罗算法：最准确，计算量最大的算法。
- 计算机模型的细节将在第 16 章进一步讨论，但更详细的细节已超出本书范围。

不均匀性扰动

- 在"密度较低"和"密度较高"的介质交界面上，需要计算介质中剂量的电子平衡损失。
  - 高密度组织会产生更多的次级电子，而低密度组织产生的次级电子较少（图 9.3）。

- 介质高密度一侧剂量相对不足，因为没有来自低密度一侧的足够电子。
  - 肺部 / 空气旁边的组织可能剂量不足。
- 介质低密度一侧剂量相对过量，因为来自高密度侧的电子太多。
  - 骨 / 金属旁边的组织可能剂量过量。
  - 光子散射也可能对热点提供剂量贡献，尤其是在金属 / 组织交界时。
- 很难计算或测量不均匀性交界面的剂量，但是上述几种算法可以处理不均匀性。

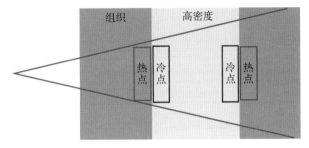

图 9.3　交界面效应。当光子束遇到不均匀介质时，由于次级电子产生的差异，会出现冷点和热点

平行对穿野

- 相同权重的对穿野是创建"均匀"剂量的最简单方法。
- 组织侧面效应：剂量在表面累积的剂量总是比深处的高。
  - 较大的组织厚度会增加最大剂量，因为 D_{max} 增加的速度大于 D_{exit} 减少的速度。
- 深度 = 组织厚度 /2
  - 这是一个常见的易错考点。
  - 您一定要知道是使用深度还是组织厚度，否则将出现 2 倍的差别（图 9.4）。

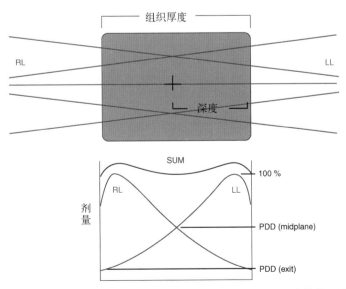

图 9.4　组织侧面效应。在使用平行对穿野时，周围剂量总是高于中心剂量。这种效果随着组织厚度而增加，并随着射束能量增加而减少

- 如何计算？

$$D_{max}(beam_1) = \frac{100\%}{PDD(d_{midplane})}$$

$$D_{exit}(beam_2) = \frac{PDD(d_{exit})}{PDD(d_{midplane})} \tag{9.1}$$

$$D_{total} = \frac{D_{max}(beam_1) + D_{exit}(beam_2)}{2}$$

- 如何保持 D_{max} 更低：（如何权衡？）
  - 增加射束能量

    会损失表面剂量。
  - 延长 SSD

    使用 Mayneord F 因子修正。

    需要更多的时间。
  - 添加更多射野

    相比于 AP/PA 模式，使用 3 个或 4 个射野，可减少表面剂量，但会使治疗更复杂。

楔形板

- 楔形板会产生一个倾斜的等剂量分布，厚端剂量较少，薄端剂量更多。
  - 物理楔形是一块楔形的金属。
  - 非物理楔形或软楔形板是通过软件程序，移动准直器产生楔形剂量分布。

    每个直线加速器制造商都有各自独特的软楔形板，专利名称也各不相同。Varian 的增强动态楔形板（EDW），Siemens 的虚拟楔形（VW），Elekta 的通用楔形板（UW）。
- 物理楔形板会产生散射，而非物理楔形板不会。
  - 散射增加了射野外的剂量，因此对低剂量非常敏感的器官都会增加风险（例如，在全乳房放疗时的对侧乳房）。
  - 这也可能会稍微增加表面剂量。
- 物理楔形板也会导致射束硬化，因此等剂量线在非常深的深度处角度会减小（图 9.5）。
- 楔形角度定义如图 9.5 所示。
- 楔子因子（WF）定义为在同样射野中有楔形板和无楔形板的剂量值之比。
  - WF 取决于射束的能量、楔形角度、射野大小和深度。
  - 对于 WF 的使用一定要十分小心！任何错误都会导致严重的剂量误差和治疗差错。
- 楔形板可用于平行对穿野，以修正非平整的患者轮廓：
  - 乳房切线。
  - 颈部侧面。
  - 胸部 AP/PA。

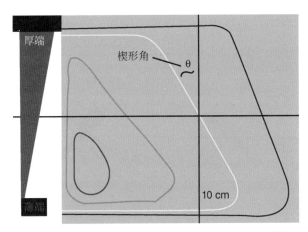

图 9.5 楔形角度。楔形板角度定义为等剂量线与 10cm 深处的垂线夹角

- 如何评价楔形角度?
  - 楔形角度不足:厚端方向有一个较大热点。
  - 楔形角度过大:薄端方向有两个较大热点。
  - 最佳楔形角度:厚端和薄端有三个较小热点(图 9.6)。
  - 特意使用不足的楔形角度可以增加表面剂量。
    这通常是在喉部射野中进行的,以避免前端剂量不足。
  - 楔形板可以改善平行对穿野(例如整个乳房)中的剂量均匀性,但严格来说,效果不如补偿器或野中野技术。

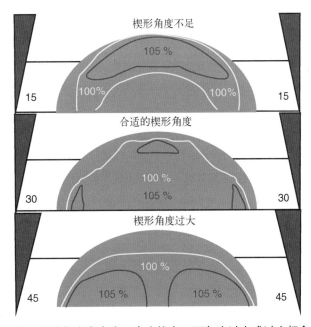

图 9.6 热点和角度。最佳角度会产生三个小热点,而角度过大或过小都会产生更大的热点

- 楔形板组是非常常见的放疗射束设置。
  - 记住楔形板的方向:厚端在一个方向(图 9.7)。

- 最佳楔形板角度的简单公式：

$$楔形板角度 = \frac{(180 - 两楔形板中心轴夹角)}{2} \qquad (9.2)$$

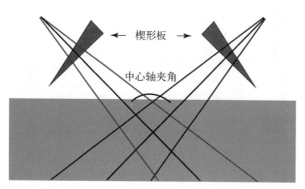

图 9.7　楔形板组。该技术用于创建一个非对穿的均匀野

- 三野盒形（楔形侧野和底部射野）楔形板补偿"不平衡"射束（图 9.8）。
  - 厚端朝向"不平衡"射束。
  - 最佳楔形角度取决于许多因素，包括射束权重。没有简单的公式，请使用计算机来设计并确定角度。

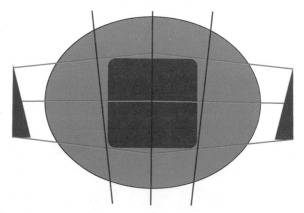

图 9.8　三野盒形。这种技术用于治疗盒形区域，同时避免使用前野，这在治疗盆腔肿瘤时可以减少肠道组织受量

混合射束治疗（光子 / 电子混合）

- 请参阅第 10 章（电子剂量学）以获取详细信息。

补偿器

- 补偿器通过补偿组织不足来改善剂量均匀性。
  - 可以由组织等效材料（如树脂）或高密度搭配（如铜、铅）制成（图 9.9）。
- 补偿器厚度等于组织缺陷乘以衰减因子。
  - 对于组织等效补偿器：1cm 组织缺陷 = 1cm 补偿器厚度。

- 对于高密度补偿器：1cm 的组织缺陷 = 较小的补偿器厚度。
- 与挡块一样，补偿器必须按源 - 补偿器距离与 SSD 的比例进行调整。
- "电子补偿器"使用 MLC 和多个子野来创建通量图，从而获得近似物理补偿器的剂量分布。

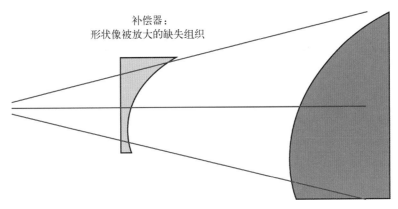

图 9.9　补偿器。补偿器的目的是弥补组织不足

射野生成

- 根据定义，射野边缘的剂量为 50%。因此，如果两个射野边缘完美衔接，则在衔接处应有 100% 均匀的剂量。
  - 但是，发散的射野边缘会导致冷点和热点。
- 衔接射野的最简单方法是使用半野。
  - 这是单等中心技术，因为中心位于射野衔接处。
  - 限制：只能使用射野大小的 1/2 尺寸（图 9.10）。

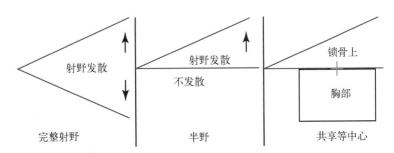

图 9.10　半野。由于在等中心处上没有发散，因此消除发散的最简单方法是阻塞一半的射束

- 衔接两个平行前向射野由于射线发散需要一个皮肤间隙。如图 9.11 所示，使用类似相似三角的计算方法。

$$g = d \times \frac{y_1}{SSD_1} + d \times \frac{y_2}{SSD_2} \tag{9.3}$$

  - 请注意，如果使用等中心（SAD）技术，则可以使用 SAD 替换 SSD。
- 射束也可以旋转衔接（图 9.12）。

$$\theta = \arctan\left(\frac{y}{\text{SAD}}\right) \tag{9.4}$$

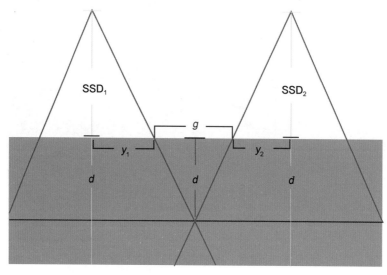

图 9.11　平行射野衔接。当待照射区域比最大射野还要大的时候，需要衔接两个平行射野。这将需要皮肤间隙（g）。该间隙的大小可以通过公式（9.3）计算

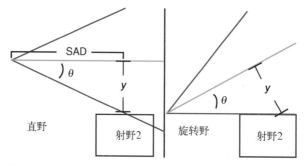

图 9.12　旋转衔接。为了消除角度 θ 的射野发散，可以通过旋转射野角度来实现

颅脊柱野生成（图 9.13）

- 由于颅骨射野和脊柱射野是非共面，因此需要旋转准直器和床角。
  - 这两种旋转均应用于颅骨射野。脊柱射野仍然是直野的。
  - 准直器旋转和脊柱射野的前向发散衔接。
  - 床角旋转衔接侧向颅脑射野发散。

$$\theta_1 = \arctan\left(\frac{\text{spine } y_1}{\text{SAD}}\right) \tag{9.5}$$

$$\theta_2 = \arctan\left(\frac{\text{brain } y_2}{\text{SAD}}\right) \tag{9.6}$$

- 可以使用额外的间隙距离来确保没有重叠（根据个人经验和机器参数，具体的间隔毫米数取决于科室）。

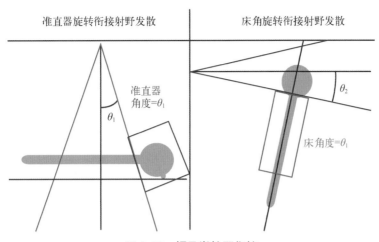

准直器旋转衔接射野发散　　床角旋转衔接射野发散

准直器
角度=θ_1

θ_1

θ_2

床角度=θ_1

图 9.13　颅骨脊柱野衔接

● 羽化是一个剂量涂抹过程,在治疗分次内让射野衔接处在各部位移动,使得热点和冷点剂量被"涂抹"掉(图 9.14)。

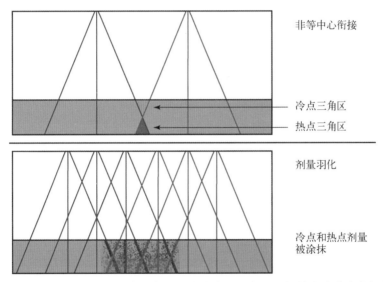

非等中心衔接

冷点三角区
热点三角区

剂量羽化

冷点和热点剂量
被涂抹

图 9.14　羽化。非等中心衔接会产生一个三角区域的冷点和热点。衔接处在治疗分次数内进行移动,可以导致冷热点剂量在一个较大的区域被涂抹,减少局部剂量不足或过量的情况

最大浅表剂量

● 兆伏级光子束对皮肤的保护很有效,除非您试图治疗皮肤区域。
● 皮肤剂量与机头设计、SSD、能量、射野尺寸、射束中的介质和射束角度等都有关系。
● 您如何增加浅表剂量?
　－ 低能量(钴 -60,4MV)可以增加浅表剂量,但许多临床机构没有如此低的能量束。
　－ 等中心(SAD)治疗与 SSD 技术相比,通常给予更高的表面剂量。
　－ 有意识地利用光子束的电子污染
　　　非常大的射野尺寸:从准直器中的散射电子。

　　射束阻流板：将材料板放入射野中以生成次级电子。
- 使用填充物将剂量建成区推到患者浅表外（图9.15）。
- 填充材料（按组织等效递增的顺序）
  - 米袋
  - 湿纱布
  - 湿毛巾
  - 脂肪
  - 定制蜡料
  - 浸入水中

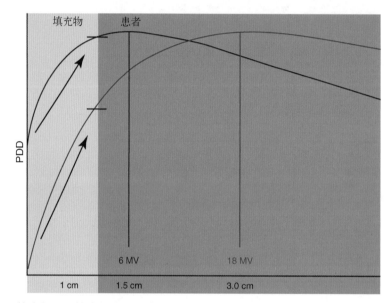

图9.15　填充物。将填充材料放在皮肤表面，可以使剂量建成区在体表外，增加皮肤剂量

- 倾斜角
  - 倾斜的射束将增加表面剂量。
    次级电子沿阻力最小的路径向体外空气移动。
  - 乳房和胸壁切线射野（图9.16）。

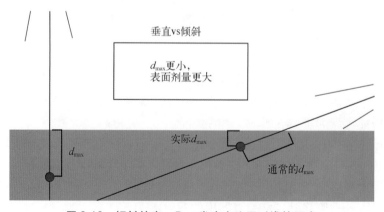

图9.16　倾斜效应。D_{max}发生在比平时浅的深度

$$倾斜因子（OF）= \frac{表面剂量（倾斜）}{表面剂量（垂直）} \tag{9.7}$$

– 倾斜因子是全脑放疗后头顶脱发严重的原因之一。

剂量规范（ICRU 50 和 62）

- ICRU 50 定义的 GTV，CTV，PTV，TV 和 IV：
  - 肿瘤区（GTV）：通过影像或临床检查可见的肿瘤区域。
  - 临床靶区（CTV）：GTV+ 潜在的肿瘤浸润组织或亚临床灶。
  - 计划靶区（PTV）：将 CTV 根据相关误差值外扩得出。
  - 治疗区（TV）：根据肿瘤类型的合适处方等剂量线包括的区域。
  - 照射区（IV）：相对于正常组织剂量限值，有临床意义剂量的区域。
  - 适形放疗的剂量应使用 ICRU 参考点、PTV 最小 / 最大剂量进行描述。
  - ICRU 参考点要求：
    - 具有临床意义，并能代表整个 PTV 的剂量。
    - 容易以明确的方式进行定义。
    - 位于可以准确计算剂量的区域。
    - 位于远离半影或陡峭的剂量梯度的位置。
  - 处方剂量可以用参考点剂量的百分比来表示。
    - "处方为 95% 的等剂量线。"
  - PTV 体积剂量应在处方剂量的 95% ~ 107%（如果可能）。
- ICRU 62 引入了几个新概念：
  - 内部边缘（IM）：在形状和位置上的生理变化。
  - 内部目标体积（ITV）= CTV + IM。
  - 设置边距（SM）：剂量计算，治疗设备和患者摆位的不确定性。
  - 计划风险区（PRV）：风险的器官（OAR）加上 IM 和 SM。
    - 边距应基于临床适宜性，不能为每个患者使用相同的边距。
  - 适形指数 CI = 治疗区（TV）/ 计划靶区（PTV）。
    - CI 是一个简单的比值，并不能保证治疗区覆盖 PTV。
- ICRU 参考点概念对于 IMRT 不适用，因为 IMRT 通量和体积剂量是非均匀的。
  - 报告体积剂量（目标体积和危及器官的 DVH），而不是报告 ICRU 参考点剂量。

半野的剂量规范

- 半光束块通常用于消除射线分散并简化射野衔接（图 9.17）。
- 处方点（ICRU 参考点）不能在中心轴上，因为射野边缘在此处。
  - 剂量将为 50%，梯度陡峭。
- 因此，必须将剂量处方设置在离轴点。
  - 使用离轴比计算离轴剂量的剂量。
  - 详见第 8 章。

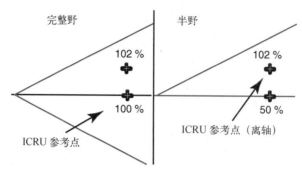

图 9.17　离轴参考点。当使用半野治疗时，等中心不能再作为剂量参考点，必须选择一个离轴点作为参考点

处方和照射剂量（ICRU 50/62）

- 这是针对非 IMRT 计划开处方和报告剂量的标准方法。
- 处方剂量应明确定义分次剂量和总分次数（例如，200cGy × 30fxn = 6000cGy）。
- 处方剂量应该给予在等剂量曲线上。
  - 例如，"我们给 90% 的等剂量线开了 200cGy/fxn 的处方。"
  - D_{ref} 的剂量计算如下：

$$D_{\text{ref}} = \frac{处方}{处方\ \text{IDL}} \tag{9.8}$$

  - 例如：90% 的等剂线（IDL）的处方剂量为 200cGy/fxn，表示 $D_{\text{ref}} = 222$cGy/fxn。
- 每个射束应贡献一部分参考剂量，这确定了射束的权重。

$$D_{\text{ref}} = D_1 + D_2 + \cdots + D_i$$
$$D_i = D_{\text{ref}} \times \frac{射野权重\ (i)}{总射野权重} \tag{9.9}$$

  - 例如：$D_{\text{ref}} = 222$cGy，因此：
    用同样加权的 AP/PA：
    $D_{\text{AP}} = 111$cGy，$D_{\text{PA}} = 111$cGy
    用同样加权的四野盒形：
    $D_{\text{AP}} = 55.5$cGy，$D_{\text{PA}} = 55.5$cGy
    $D_{\text{rt lat}} = 55.5$cGy，$D_{\text{lt lat}} = 55.5$cGy
- 最后，计算每个射束所需剂量的 MU：
  - 例如：DAP = 111cGy，DPA = 111cGy：
    如果 AP 射束提供 1.0cGy/MU，则需要 111MU。如果 PA 射束提供 1.11cGy/MU，则需要 100MU。

剂量照射的准确性和精确性

- 直线加速器通常校准为约 2mm，2% 的精度，立体定向校准为 1mm。
- 详见第 13 章。

经验法则

- 不规则的患者轮廓
  - 组织不足使 IDL 远离体表。
  - 组织过剩使 IDL 靠近体表。
- 高密度结构（骨，金属）
  - 邻近区域的热点源于次级电子和散射。
  - 远端冷点源于衰减。
- 低密度结构（肺，空气）
  - 邻近区域的冷点源于次级电子和散射（建成效应）的丧失。
  - 远端热点源于衰减减少。
- 组织侧面效应
  - 任何平行对穿野计划都有侧面热点。
  - 随着组织厚度的增加而增加，随着射束的能量增加而减少。
  - 如果热点太高，请添加更多的射束。
- 楔形板
  - 薄端热点：楔形角度过大。
  - 厚端热点：楔形角度过小。
  - 楔形板组

$$楔形板角度 = \frac{(180° - 两楔形板中心轴夹角)}{2}$$

- 衔接
  - 皮肤间距：相似的三角形，SSD 或 SAD（根据实际采用的技术选择）
  - 旋转野衔接：

$$\theta = \arctan\left(\frac{y}{SAD}\right)$$

  - 颅骨脊柱

    准直器旋转和脊柱射野的前向发散衔接。

    床角旋转衔接侧向颅骨射野发散。
- 倾斜射野：d_{max} 降低，表面剂量增加。

10 电子束的剂量学

引言

电子是一种带电粒子，具有一定射程且射程与能量成正比。电子线的治疗深度比光子线浅。与光子线不同，电子线的表面剂量随着能量的增加而增加，简单的电子线剂量计算是基于源皮距（SSD）的水中电子线剂量来计算的。介质的不均匀性对电子线的剂量分布影响很大。在不均匀的组织中，电子线会沿着阻止本领小的路径损失能量，由于不同密度的组织散射不同，邻近高密度结构的低密度结构的剂量会增加。填充膜、射束扰流板和斜入射都会增加电子线的表面剂量并减少电子线的射程。

定义

- D = 剂量
- d = 深度（有时称为 z）
- D_{max} = 最大剂量，定义为 = 100%
- d_{max} = 最大剂量深度（有时称为 z_{max}）
- SSD = 源皮距
- PDD = 百分深度剂量
- MU = 跳数
- K = 输出系数
- ISF = 平方反比因子
- OF = 倾斜系数
- R_{90} = 90% 剂量深度
- R_{50} = 50% 剂量深度
- R_p = 实际射程
- R_{max} = 最大射程

剂量：手工计算

$$\text{Dose} = \text{MU} \times K \times \text{ISF} \times \text{PDD} \times \text{OF}$$

$$\text{MU} = \frac{\text{Desired\_Dose}}{K \times \text{ISF} \times \text{PDD} \times \text{OF}} \tag{10.1}$$

- K = 输出系数 = 1.0cGy/MU（标准电子限光筒和大射野）。
  - 这使得电子线非常容易计算。

- *K* 可能随电子限光筒（限光筒因子）和小射野（射野大小）而变化。
- 如有疑问，应针对给定的限光筒 - 射野大小组合测量 *K*（经验 *K* 值）。
- *ISF* 不同于光子线，电子线的 ISF 取决于有效 SSD，这将在本章后面讨论。
- *PDD* 是处方等剂量线，比如"处方为 200 cGy 对应 90% 等剂量线"。
- *OF* = 倾斜系数，斜入射时剂量增加。

电子：射程

- 电子是带电粒子。因此，当它们与介质（组织、水等）相互作用时，它们会减速并损失能量，最终停下来。
  - 请参阅第 5 章，了解带电粒子相互作用的更多细节。
- 电子的路径可以用两种不同的方法测量（图 10.1）。
  - 射程（CSDA）：电子行进的直线距离，等于临床深度。
  - 路径长度：路径的实际长度，比射程长很多。
    这就好比拉一根弹簧，直到它伸直，它的长度会增加很多。
- 电子束中的每个电子都有一条独特的路径，所以电子之间的射程是不同的。
  - 图 10.2 所示根据用途划定不同范围。

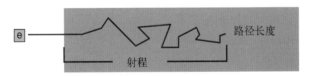

图 10.1　射程和路径长度：因为射程是以直线测量的，所以它总是比路径长度小得多

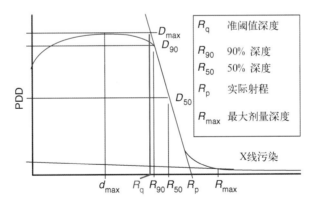

图 10.2　电子射程度量。R_{90} 和 R_{50} 为定义 90% 和 50% 等剂量线的深度。在 R_{90} 和 R_{50} 之间画一条直线，用于计算外推值。外推回 100% 得到 R_q，而外推回 0% 得到 R_p。R_{max} 是电子的最大射程，R_{max} 之后的剂量完全是由于韧致辐射产生的 X 射线

电子：PDD 曲线的形状

- 电子与物质作用方式是直接电离，所以不像光子会产生带电粒子的累积。
- 那么，为什么表面剂量不是 100% 呢？（注意：更像是 75% ~ 95%）
  - 随着电子在介质中移动，多重散射导致电子注量增加，从而增加了深度剂量，因此最大剂量高于表面剂量（图 10.3）。

- 在 d_{max} 之后，随着电子不断释放能量达到其射程的末端（R_{50}，R_p，R_{max}），剂量减少。
  - 低能电子具有非常快的远端剂量衰减，而高能电子具有更加平缓的远端衰减（图 10.4）。
- 超过 R_{max} 后，由于轫致辐射的产生，剂量下降到一个较低但非零的数值。
  - 轫致辐射 X 射线（<电子剂量的 5%）和能量相关（图 10.4）。
  - 轫致辐射剂量随电子能量和电子束中路径上的材料序数的增加而增加。散射箔是轫致辐射的主要贡献者。
  - 轫致辐射剂量在中轴处最大，在射野边缘处较小。

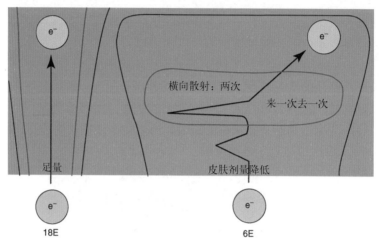

图 10.3 多重散射和深度剂量。散射会在距离表面很小的深度（1～2cm）处产生剂量累积效应。与光子不同，较高能量的电子散射较少，因此表面剂量随能量增加

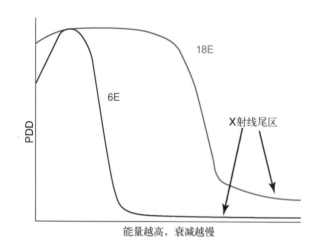

图 10.4 电子的剂量衰减。较高的电子能量具有较长的射程，但是剂量跌落慢并且有较大的 X 射线轫致辐射尾区

电子：能谱和范围

- 电子束的标称能量等于加速器中的电子能量，这是一个单能量值。
  - 所以 15 兆电子伏的电子在通过波导窗口之前能量正好是 15 兆电子伏。
- 电子在散射箔、监测电离室以及在空气中传播时会损失能量。
  - 这导致"能量分散"，产生多能谱（图 10.5）。

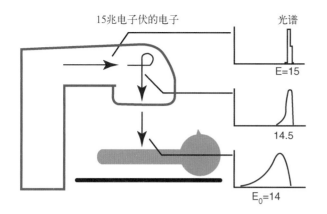

图 10.5 电子束光谱。电子以单能量离开波导管，但是它们的能量在直线加速器头内部就开始"分散"。患者表面的电子能量 E_0 略低于标称能量。能谱显示在不同的位置范围

- E = 标称能量（如：15 兆电子伏）。
- E_0= 患者表面的平均能量 = $2.33\,\text{MeV} \times R_{50}$（根据定义）。
  - E_0 是电子束射线质的主要量度。
  - 这个数字总是略小于加速器能量。15 兆电子伏的电子可能 E_0=14 兆电子伏。
- 在患者（或人体模型）体内，平均电子能量随着深度 z 增加线性降低，如哈德方程所述：

$$E_Z = E_0 \left(1 - \frac{z}{R_p}\right) \tag{10.2}$$

- 近似电子射程与标称能量（E）
  - R_p（实际射程）$\approx$ E/2cm
    这是一个非常可靠的经验数字。
  - R_{80}（80% 剂量线深度）$\approx$ E/2.8cm
    不同的来源，引用数字不同。
  - R_{90}（90% 剂量线深度）$\approx$ E/3.2cm
    不同的来源，引用数字不同。

电子：等剂量形状和能量选择

- 电子束等剂量曲线（IDLs）由于电子的散射而具有独特的形状（图 10.6）。
- 临床能量选择应基于 X% 等剂量线覆盖目标体积。
  - 例："9 兆电子伏特的电子线处方剂量定义为 90% 的等剂量线"。
- 如果 CTV 覆盖率不够，有两种主要方法可以改善它：
  - 处方剂量定义为更低的等剂量线
    缺点：更高的剂量热点（D_{max}）。
  - 选择更高的电子能量
    缺点：射程更远，深层正常组织的剂量更大。

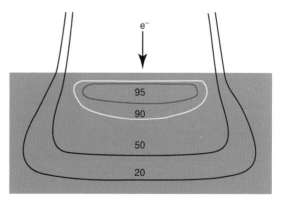

图 10.6 电子等剂量线。高等剂量线（95，90%）在深度处"内收"，而低等剂量线（50，20%）在深度处"外展"

电子线射野形状：锥形筒和切口

- 由于电子穿过空气时会散开。因此，单靠准直器无法形成电子束射野。
- 电子限光筒（"筒"）从直线加速器头部延伸到非常靠近患者的位置，从而减小空气间隙。
  - 筒和患者之间的空气间隙导致视野边缘模糊（半影变宽）。
- 电子线输出系数（K）取决于限光筒大小，对于标准 10cm×10cm 限光筒为 1.0。
  - 通常，射野大小由电子限光筒大小而定，而不是由准直器大小决定（铅门在同一位置）。
  - 如果准直器铅门改变位置，K 值将由于准直器散射而显著变化。
- 电子线挡铅（"开口"）应该足够厚，以完全阻止电子。
  - 挡铅离皮肤越近（空气间隙越小），射野边缘越清晰。
  - 虽然没有前向散射（电子完全停止），但有非常高的侧向散射和反向散射。
    - 如果电子线挡铅接触到患者，应该涂上一层蜡，以避免反向散射电子使患者剂量增加。

电子束射野大小的影响

- 射野大小对输出和 PDD 的影响。
  - 如果射野半径超过实际电子射程（$r > R_p$），无论它有多大，剂量几乎保持不变。
  - 来自射野边缘的电子不能到达中心，反之亦然，因此场大小不影响中心轴剂量。
- 这使得电子剂量计算非常容易。
  - 1MU = 1cGy（d_{max} 时），SSD=100cm。
- 随着射野大小缩小到 < R_p。
  - 一些电子逃离射野，尤其是在深处。
  - K 减少：需要更多的射束来提供相同的剂量。
  - d_{max} 降低：最大剂量深度变浅。
  - PDDs 随深度增加而减少。
  - 表面剂量增加。
  - R_p 不变，因为电子能量不变。
- 在形状复杂的区域，比 R_p 窄的任何部分都可能缺量。
  - 因此，与光子射野相比，电子射野大小需要从 CTV 到射野边缘外扩更大。
    - 如果光子射野的外扩 8mm，电子线约需要外扩 2cm。
- SSD 和有效 SSD（又称虚拟 SSD）（图 10.7）。
  - 电子发散可以外推至有效位置（"虚拟"）源。
- 对于扩展 SSD，平方反比因子必须用有效 SSD 而不是真实 SSD 来计算。

$$\text{ISF} = \left(\frac{\text{SSD}_{eff}}{\text{SSD}_{eff} + \Delta\,\text{SSD}} \right)^2 \tag{10.3}$$

- Δ SSD 是 SSD 的变化。
- 示例：假设一个 6MV 的电子束，实际 SSD 为 100cm，有效 SSD 为 80cm。

– SSD = 110cm（△SSD = 10cm）时的 ISF 是多少?

ISF = $(80/90)^2$ = 0.790

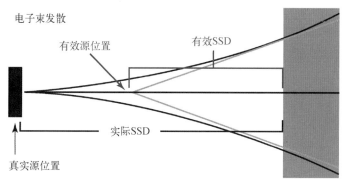

图 10.7 电子线有效源皮距。因为电子带负电，所以它们在空气中传播时会互相排斥。因此，电子束的发散比仅基于几何图形时更大。它们出现分歧，就好像它们有一个更短的 SSD，这就是所谓的"有效SSD"

– SSD = 125cm（△SSD = 25cm）时的 ISF 是多少?

ISF = $(80/105)^2$ = 0.580

斜入射效应

- 斜入射极大地改变了电子剂量分布，如图 10.8 所示。
- d_{max} 降低，表面剂量增加
  – 这与光子的影响相同，但更强。
- D_{max} 剂量增加
  – 这和光子不一样。
  – 倾斜系数（OF）是剂量随倾斜角度增加的量度。

$$OF(\theta) = \frac{\text{角度为 } \theta \text{ 的剂量}}{\text{正入射的剂量}} \tag{10.4}$$

- 正常 PDD 曲线变形
  – 斜入射降低深度剂量，但电子射程不变（图 10.9）。
  – 通常电子线不采用斜入射照射，并且在大多数标准治疗中避免切向的电子射野。然而，对于全皮肤电子治疗这是理想的方式。

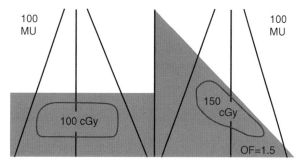

图 10.8 电子斜入射效应。与光子不同，电子对倾斜表面的辐射剂量要比平面高得多

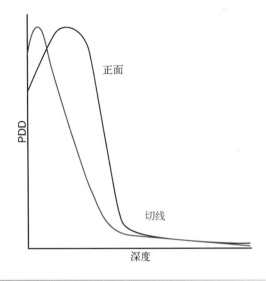

图 10.9　电子切线 PDD 曲线。大倾角会导致陡峭的远端衰减损失。相反，剂量衰减从浅的深度开始，一直延续到 R_p

电子线射野的生成

- 电子束 - 电子束衔接
  - 两个电子线射野会相互重叠，造成严重的热点。
    尽可能避免。
- 电子 - 光子衔接（图 10.10）
  - 可以使用皮肤间隙来限制衔接热点。
    没有简单的公式来计算如何使用治疗计划系统。同时皮肤缝隙也会导致表面的冷点。
  - 旋转机架也可以限制衔接热点。
    可以旋转电子束远离光子束，反之亦然。这也会导致表面冷点。

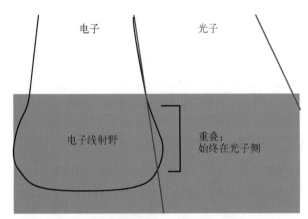

图 10.10　电子 - 光子衔接。当两个射野直接衔接时，电子会进入光子一侧，并在光子一侧产生一个热点区

电子和异质性

- 电子的射程由物质的电子密度（大致与质量密度成正比，Hounsfield 单位）决定。
  - 电子在高密度组织中射程较短，在低密度组织中射程较长。

- 等效厚度系数（CET）：大致等于电子密度。
- 等效厚度＝厚度 ×CET。
  - CET（肺）＝ 0.25。
    1cm 的肺对电子束的影响相当于 0.25cm 的水。
  - CET（骨）＝ 1.6。
    1cm 的骨头对电子束的影响相当于 1.6cm 的水。
- 边缘效应：取决于散射差异（图 10.11）。
  - "电子选择阻力最小的路径"：这条经验法则表明热点总是出现在低密度介质中。
    当组织靠近金属时，组织中会出现高剂量。
    当组织接触空气时，空气中会出现高剂量，组织可能缺量。
  - 要注意空腔周围的电子不均匀效应。这可能在头颈部计划中很明显。

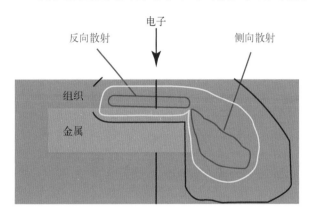

图 10.11　电子边缘效应。电子束在金属等高密度结构将产生严重散射。反向散射导致近端热点，侧向散射导致"兔耳"形热点

补偿胶

- 与光子束一样，使用填充膜会增加表面剂量。但是，使用填充膜也会减少电子的射程。
  - 例如：12 兆电子伏的电子在 4cm 处有 80% 的 IDL。对于 0.5cm 的填充膜，80% 的 IDL 在 3.5cm 处。
- 不规则形状的填充材料可用于消除倾斜和不规则的患者轮廓。
- 如图 10.12 所示，不规则形状的填充也可用作"范围补偿器"。

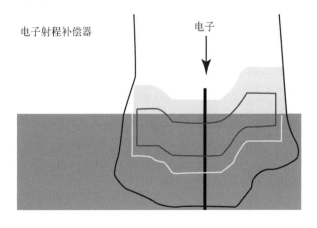

图 10.12　电子射程补偿器。将填充材料放置在电子场中不仅改变电子线深度剂量，而且改变组织中的范围。这可用于形成辐射场的远端边缘

射束扰流板

- 降低了电子的能量（射程）。
  - 就像加填充膜一样拉近了等剂量线。
- 增加了表面剂量，但没有加填充物明显（因为它实际上并不接触患者）。

电子束旋转照射

- 有时用于胸壁照射。
- 计算起来非常复杂。
- 最重要的特征是特征角（β），决定了 PDD 和光子污染的大小（图 10.13）。
- β 越大→光子污染越少→越好。
- β 越小→光子污染越多→越差。
- 可以在皮肤上放置限束器（射野大小）。
  - 电子束旋转照射时以确保剂量均匀。

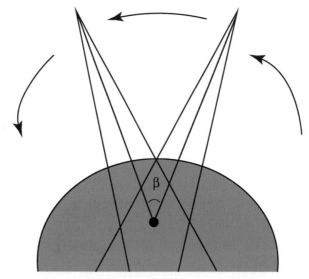

图 10.13　电子弧形照射。特征角 β 由两个直接邻接但不重叠的射野所需的旋转量来定义。β 值越大越好

全皮肤电子束照射（TSEI）

- TSEI 有许多不同的技术。
- 延长 SSD 使上下射野衔接。
  - 由于中轴远离中线，将射束向上方或下方可最大限度减少剂量。
- 多种体位（至少 6 种）确保均匀的皮肤覆盖。
  - 1 个周期 = 6 ～ 12 个野 ≈ 300cGy。
  - 2 ～ 3 次 / 周期。
  - 1 ～ 2 个周期 / 周。
- 射束扰流板：降低能量，减少对深层组织的穿透。还会产生散射以增加皮肤剂量。

- 使用患者剂量测定法（二极管等）用于皮肤褶皱（腹股沟、臀部等）和头皮。
  - 可能需要增加缺量区域的剂量。
- 可能会根据需要使用铅屏蔽（眼、指甲等）。

经验法则

- 电子线很容易计算
  - 对于标准的铅门大小、大射野和垂直入射，1 MU = 1cGy 在 100% 等剂量线（d_{max}）。
  - 对于小射野，应测量输出系数（K）。
- 对于具有标称能量的电子 = E MeV
  - R_p（实际射程）$\approx$ E/2cm
  - R_{80}（80% 剂量线深度）$\approx$ E/2.8cm
  - R_{90}（90% 剂量线深度）$\approx$ E/3.2cm
- 表面剂量随能量增加
  - 6MeV 时为 70% ~ 80%
  - 18MeV 时为 95%
- 有效（虚拟）源皮距比实际源皮距短
  - 平方反比因子应使用有效的 SSD
- "光子和电子衔接时，电子会进入光子一侧"。
  - 热点总是在光子一侧。
- "电子选择阻力最小的路径"
  - 在密度界面（例如靠近组织的金属），热点将出现在较低密度的结构中。
- 倾角 = 表面附近的热点（倾角因子），更高的表面剂量和不太尖锐的远端衰减。
  - 避免电子线斜入射。

11 近距离放射治疗的物理学和剂量学

引言

不同于远距离放射治疗，近距离放疗涉及用放射性同位素进行治疗。镭近距离放射治疗是最原始的放射治疗。如今，许多不同的同位素和设备被用于近距离放射治疗。密封源的性能因封装而异。源强度由放射性活性和空气比释动能强度决定。剂量计算基于一个公式，该公式包括几何因子、各向异性因子和辐射剂量函数。

定义

- AAPM TG-43：美国医学物理学协会（AAPM）关于近距离放射治疗剂量测定的报告。
- 活度（A）：放射性物质的数量。
  - 单位：1 居里 (Ci) = 3.7×10^{10} 贝克勒尔（Bq）。
- 半径（r）：又名距离，深度。
- 剂量率（$\dot{D}$）：不要与总剂量（D）混淆。
- 初始剂量率（$\dot{D}^0$）。
- 照射率常数（Γ），又名伽马常数：在 1cm 距离处，每毫居里同位素的照射率。
- 照射率（$\dot{X}$）= ΓA。
- 毫克镭当量（mgRaEq）：
  - $1\text{mgRaEq} = 8.25\text{RE} \cdot \text{cm}^2 \cdot \text{h}^{-1} \cdot \text{mg}^{-1}$ 照射率
- 空气比释动能强度（S_K）：在空气中测量的比释动能（物质释放的动能）。
  - $1U = 1\text{cGy} \cdot \text{cm}^2 \cdot \text{h}^{-1} = 1\mu\text{Gy} \cdot \text{m}^2 \cdot \text{h}^{-1}$
  - 与活性成正比，但以现代方式表示。
- 剂量率常数（Λ）：单位空气比释动能强度在水中 1cm 处的剂量率（$\text{cGy} \cdot \text{cm}^2 \cdot \text{h}^{-1}/U$）。
- 低剂量率（LDR）：$0.4 \sim 2\text{Gy/h}$
- 中等剂量率（MDR）：$2 \sim 12\text{Gy/h}$
- 高剂量率（HDR）：$> 12\text{Gy/h}$
- 脉冲剂量率（PDR）：HDR 延长时间使分次接近 LDR 剂量率。
- 单位活性以及剂量测定的详细信息可参考 AAPM TG-43。

镭的历史

- ^{226}Ra 近距离放射治疗在 ^{60}Co、^{137}Cs、^{192}Ir 或兆伏 X 射线之前已经使用了几十年（直到 1990 年）。

- 镭源由放置于双密封铂管内的氯化镭粉末组成。
- ^{226}Ra 通过发射 α 射线，与 ^{222}Rn 及其衰变产物达到长期平衡（第 2 章）。
  - 这导致了释放 α、β 和 γ 的多种放射性子核素的积累。
  - 封装设计用于吸收除伽马射线以外的所有射线。^{226}Ra 的平均光子能量为 0.83MeV（范围为 0.18 ～ 2.29MeV）。
- 由于氡气泄漏的风险和其他安全问题，^{226}Ra 已不再使用。
- 许多 LDR 近距离放射治疗系统基于"毫克镭当量"（mgRaEq）。
  - 对于放射性源 A 和伽马常数 γ：

$$镭当量 \text{(mCi)} = \frac{\Gamma A \times mg \times Ra \times Eq}{8.25 R/cm^2/hr} \tag{11.1}$$

常用的放射性同位素

- 常见的密封源核素包括 ^{226}Ra、^{192}Ir、^{137}Cs、^{125}I、^{103}Pd 和 ^{60}Co。
- 常见的未密封源包括 ^{131}I、^{90}Y 和 ^{32}P。
- 同位素是根据其特性如：辐射类型、半衰期、能量等进行选择的。
  - ^{125}I 和 ^{103}Pd 发射由电子俘获产生的低能特征 X 射线（22 ～ 28keV）（第 2 章），其剂量跌落快。
  - 其他密封源核素发射出高能伽马射线。
  - 大多数非密封源核素发射半衰期短的 β 辐射，因此减少了系统和环境污染的风险。
- 关于成像和治疗中使用的同位素列表，请参考附录 B。

放射性同位素的生产

- 自然产生的：铀衰变的副产品，这些核素可以从地球上开采。
  - ^{226}Ra、^{223}Ra 和 ^{222}Rn 等。
- 裂变副产品：从核反应堆中获得。
  - ^{137}Cs、^{131}I 和 ^{90}Sr 等。
- 中子轰击：制造负贝塔发射器。回旋加速器可以产生高强度的质子和中子束。核反应堆可以产生非常高强度的中子束。
  - ^{198}Au、^{192}Ir、^{153}Sm、^{125}I、^{103}Pd、^{89}Sr、^{60}Co 和 ^{32}P 等。
- 质子轰击：制造正贝塔发射器，通常用于 PET 成像。质子用回旋加速器加速。
  - ^{123}I、^{68}Ga、^{18}F、^{15}O、^{11}C 和 ^{3}H 等。
- 子核洗脱：寿命较长的母核素（"牛"）衰变为寿命较短的子核素（"奶"），可以重复洗脱供临床使用。这是一个短暂平衡的例子。
  - ^{90}Y 和 ^{99m}Tc 等。

密封源的属性

- 源强度通常用活性（Ci 或 Bq）或毫克镭当量（mgRaEq）来衡量。
  - 两个具有相同活性（Ci）的辐射源由于封装和过滤不同，可能发出不同的辐射量、能量和类型的辐射。因此，它们的剂量率可能会有所不同。

- 如上所述，源强度定义为距离源 1m 处的空气比释动能率 [1U = 1μGy/（h·m²）]。

非密封源的属性

- 未密封源不必担心封装，它们被简单地认为是同位素、活性和化学物质的组合（源的组成）。
- 未密封的源具有单独的物理和生物半衰期。
  - 有效半衰期公式：

$$t_{\text{eff}} = \frac{(t_{\text{biol}} \times t_{\text{phys}})}{(t_{\text{biol}} + t_{\text{phys}})} \tag{11.2}$$

- 见第 2 章，有更多的半衰期公式。

插植器具设备和技术（ICRU-38 和 58）

- 腔内植入是将源放在施源器内，使放射源不直接接触组织。
  - 串联式和卵形式（即弗莱彻系统）
  - 环形和串联式
  - 阴道圆筒
  - 部分乳房球囊近距离放射治疗
  - 支气管内
- 组织间植入。
  - 基于模板的导管
  - 徒手导管
  - 永久植入
- 其他类型。
  - 表面敷贴器（眼斑、口腔内、皮肤）
  - 血管内
  - 术中
- 未密封的源可以全身注射（口服、静脉注射）或注射到特定的位置（囊内、关节内）。

近距离放射治疗的剂量率

- LDR 植入的剂量可在几天（暂时）到几个月（永久）内释放。
  - 临时 LDR 植入：典型剂量率约为 60 cGy/h 或 1 cGy/min。
    永久植入剂量率低得多，但总剂量非常高，如前列腺植入（120 ～ 145 Gy）。
  - 亚致死损伤修复造成的正常组织留存效应（SLDR），详见第 29 章。
- HDR 植入通常在几分钟内以典型的剂量率 > 50 cGy/min（> 3000 cGy/h）释放剂量。
  - 与外照射一样，分次时间比 DNA 修复的时间短。
  - 计算机控制的 HDR 后装机允许优化停留位置和时间。
    插植可以保留组织的生物学功能。
- PDR 是一种使用 HDR 后装器约每小时输送一次，以接近 LDR 剂量率的方法。

永久性插植：衰变方程

- 剂量是在核素的整个周期内照射的，因此放射活性会随时间衰减：

$$活性：A(t) = A_0 e^{-\lambda t} \tag{11.3}$$

$$半衰期：t_{1/2} = \frac{0.693}{\lambda} \tag{11.4}$$

$$平均寿命：= \frac{1}{\lambda} = 1.44 \times t_{1/2} \tag{11.5}$$

- 由于剂量率与放射性成正比：

$$剂量率：\dot{D}(t) = \dot{D}_0 e^{-\lambda t} \tag{11.6}$$

- 总剂量等于剂量率 × 平均寿命：

$$总剂量：D = \dot{D}_0 \tau = 1.44 \times \dot{D}_0 \times t_{1/2} \tag{11.7}$$

β 发射器：简单剂量计算

- 如果 β 射线均匀地分布在肿瘤组织中，并且从不离开该组织，那么可以很容易地计算出剂量：
  - 平均 β 能量 $\overline{E}$ = 最大 β 能量 /3
  - $1 eV = 1.6 \times 10^{-19} J$
  - M = 质量
  - 1 Gy = 1 J/kg

$$剂量率：\dot{D}(Gy/s) = \frac{A(Bq) \times \overline{E}(J)}{M(kg)} \tag{11.8}$$

$$总剂量：D = \dot{D}_0 \tau = 1.44 \times \dot{D}_0 \times t_{1/2}(s)$$

空气中的光子照射：照射量和剂量率

$$剂量率（空气）：\dot{X} = \frac{\Gamma \times A}{r^2} \tag{11.9}$$

- 伽马（γ）为照射率常数，它可以直接计算空气中的剂量率。

$$剂量率（空气）：\dot{D} = f \times \dot{X} \tag{11.10}$$

- $f = f$ 系数（cGy 换算系数）（见第 6 章）。

水中的光子照射：基于 Γ 的剂量计算

- 假设剂量分布为各向同性（在所有方向上相等）。

$$\dot{D}(r) = \frac{f \times \Gamma \times Aa \times (r)}{r^2} \tag{11.11}$$

- 伽马（Γ）测量空气中的照射率
- $a(r)$ = 衰减函数

　　这就解释了由介质引起的光子衰减。

这与照射剂量函数 $g(r)$ 非常相似。请参见下面的部分。

水中的光子照射：TG-43 剂量计算：辐射剂量函数（g）

● 解释了源的形状和衰减。

$$\dot{D}(r, \theta) = S_k \times \Lambda \times \frac{G(r, \theta)}{G(1, \pi/2)} \times F(r, \theta) \times g(r) \tag{11.12}$$

- S_k = 空气比释动能率
- $\Lambda = \Lambda$（剂量率）常数
  将空气中的比释动能转换为水中的剂量。
- $G(r, \theta)$ = 几何因子
  修正的平方反比方程，解释了源的线性形状。
- $F(r, \theta)$ = 各向异性因子
  考虑到源内的衰减。
- $g(r, \theta)$ = 照射剂量函数
  考虑到介质（水）内的衰减和散射。

TG-43 剂量计算：几何因子（G）

● $G(r, \theta)$ 被称为几何因子，定义了剂量衰减与距离的平方反比关系（图 11.1）。
● 对于点源，$G(r) = 1/r^2$（平方反比）。
● 对于线源，$G(r, \theta) = (\theta_2 - \theta_1)/Ly$。
- 是到直线上每一点的平方反比距离的积分。
- 对于远大于源长度的距离，$G(r, \theta)$ 约等于 $1/r^2$。

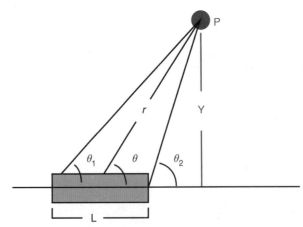

图 11.1 几何因子（G）是一个函数，用来计算线源的平方反比衰减。对于点源，G 等于平方反比因子

TG-43 剂量计算：各向异性系数（F）

● 所有的源都有一定程度的各向异性。这意味着剂量随着与源的角度而变化（图 11.2）。
● 这是由于源的封装导致的衰减不同（图 11.3）。

- $F(r, \theta)$ 在垂直角度（$\theta=\pi/2$）下定义为 1.0，其值会随着离轴距离而发生变化。
  这类似于外照射的 OAR（第 8 章）。

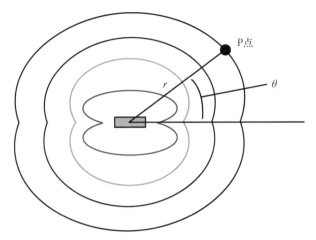

图 11.2　各向异性系数（F）。该校正系数补偿了与源的角度变化而导致的剂量衰减

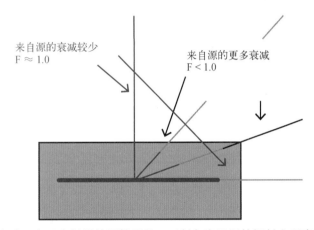

图 11.3　差分衰减。由于密封源的圆柱形状，以斜角离开源的辐射必须穿过更多的封装，从而导致射线衰减和剂量的降低

TG-43 剂量计算：辐射剂量函数（g）

- $g(r)$ 是辐射剂量函数，描述了在水中而非空气中测量时，辐射剂量衰减的变化。
  - 这类似外照射的 TAR（参见第 8 章）。
  - 散射增加深度剂量。
  - 衰减降低深度剂量（图 11.4）。
  - 对于高能伽马源：散射和衰减在短距离内（$r < 5\text{cm}$）大致抵消：
    $g(r) \approx 1$。水中的剂量衰减与空气中的剂量衰减非常相似。
  - 对于低能 X 射线源（^{125}I，^{103}Pd），衰减占主导地位。
    $g(r) \ll 1$。剂量在水中要比在空气中下降快得多。

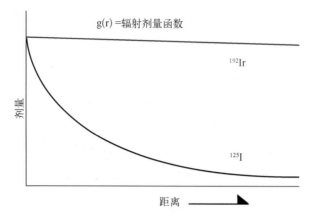

图 11.4 辐射剂量函数（*g*）和密封源类型。该函数弥补了计算到水中和计算到空气中的差异

布源模式：基本原则（图 11.5）

- 均匀植入源，中心剂量将比两边的剂量高。
- 因此，如果需要均匀的剂量，需要两端植入——在两端有更多的源强度。
- LDR 和 HDR 都是如此。

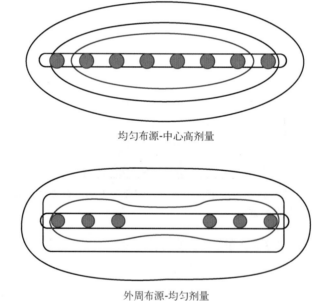

均匀布源-中心高剂量

外周布源-均匀剂量

图 11.5 近距离放射治疗布源原则。均匀的布源中心剂量高。可以通过外周布源来调节

经典剂量系统（组织间）

- 在计算机设计放疗计划之前，是使用预先计算好的表格来计算植入所需的镭量。（图 11.6）。
  - Paterson-Parker
    - 单平面、双平面和体积植入有不同剂量表。
    - 外周植入 - 非均匀植入。

　　－ 植入体积内的剂量均匀。

　　－ 交叉端 - 针头 / 导管相互垂直。

● Quimby 系统

　　－ 单平面、双平面和体积植入有不同剂量表。

　　－ 均匀布源。

　　－ 植入体内的中心高剂量。

　　－ 交叉端 - 针头 / 导管相互垂直。

● Paris 系统

　　－ 用多个平行针或导管体积植入。

　　－ 均匀布源，所有针都一样。

　　－ 所有针的间距一致。

　　－ 植入体内的中心高剂量。

　　－ 平行端 - 没有针交叉。

● 其他

　　－ 前列腺：计算机规划优于固定系统。

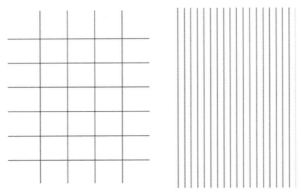

Paterson-Parker-Quimby系统　　　　Paris系统

图 11.6　过去的近距离放射治疗插植系统。Paterson-Parker-Quimby 系统采用交叉插植，而 Paris 系统则不是

经典剂量系统（腔内）

● Fletcher-Suit（以 Gilbert Fletcher 和 Herman Suit 命名）用于治疗宫颈癌。

　　－ 剂量规定为 A 点：

　　　　从侧位片上看，比卵圆形顶部高 2cm。

　　　　在 AP 片上看到的垂直于纵列的方向上，侧面 2cm。

　　　　这代表子宫血管穿过输尿管的宫颈旁三角。

　　－ 修正点 A 高出穹隆 2cm：

　　　　不像经典的 A 点，这个点可以单独在 AP 片上看到（不需要侧位）。

　　　　H 点是美国近距离放射治疗学会使用的处方点。

　　　　• 找出轴线和两个卵形体中线位置之间连线的交点。

• 沿着轴线向头侧移动 2 cm 再加上卵形体的半径。

• 然后，横向移动 2cm。

• 这是与经典点 A 相同的点，但更有重复性。

不过比经典 A 点低了一点。

– A 点的典型 LDR 剂量率为 50 ～ 60 cGy/h（图 11.7）。

– 额外剂量测量值：

B 点在 A 点外侧 3cm（距中线 5cm），代表闭孔结点。

P 点是骨盆侧壁，在 A 点水平或在髋臼顶部。

膀胱点由直接位于 Foley 导管后面膀胱的后部范围来定义。

阴道点由阴道填塞物的后部确定，在两个卵圆中点的水平上。

直肠点定义为阴道后方 5mm。

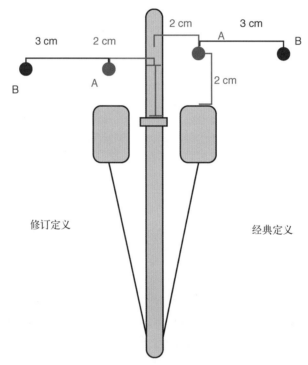

图 11.7 A 点的定义。A 点是用于宫颈近距离放射治疗典型的处方点。最初的定义是轴线两侧 2cm 和卵形体上方 2cm 处。修改后的定义是轴线两侧 2cm，穹窿顶部以上 2cm

经验法则

• 如何定义源强度？

– 活性（A）[Ci，Bq]

伽马常数（Γ）[R/cm²/h] 测量每 mCi 在空气中的照射量。

空气中的照射率 = AΓ。

– 空气比释动能强度，AKS（Sk）[cGy/cm²/h，U]

Λ 常数（Λ）测量每单位 AKS 在水中的剂量率。

水中的剂量率 = $S_k \Lambda$。

- 毫克镭当量
  - 1 毫克镭源的空气照射率与 1 毫克镭源相同：

$$mgRaEq = \frac{\Gamma A}{8.25R/\mathrm{cm}^2/\mathrm{hr}}$$

- 有效半衰期（非密封源）：

$$t_{\mathrm{eff}} = \frac{(t_{\mathrm{biol}} \times t_{\mathrm{phys}})}{(t_{\mathrm{biol}} + t_{\mathrm{phys}})}$$

  - 总是比生物或物理半衰期短。
- 永久植入方程式：

$$平均寿命：\tau = \frac{1}{\lambda} = 1.44 \times t_{1/2}$$
$$剂量率：\dot{D}(t) = \dot{D}_0 e^{-\lambda t}$$
$$总剂量：D = \dot{D}_0 \tau = 1.44 \times \dot{D}_0 \times t_{1/2}$$

- TG-43 计算：

$$\dot{D}(\mathrm{r},\theta) = S_{\mathrm{k}} \times \Lambda \times \frac{G(\mathrm{r},\theta)}{G(1,\pi/2)} \times F(r,\theta) \times g(r)$$

  - S_{k} = 空气比释动能强度。
  - Λ = 剂量率因子（λ 常数）。
  - G = 几何因子（类似于平方反比因子）。
  - F = 各向异性因子（类似于离轴比）。
  - g = 辐射剂量函数（类似于组织空气比）。
- 剂量衰减
  - 相比于组织衰减，平方反比影响更明显（G 比 g 下降得更快）。
  - 高能源（不是 ^{125}I 或 ^{103}Pd）：衰减和散射近似抵消（$g \approx 1$）。
- 均匀布源 = 中心高剂量。
- 外周布源 = 均匀剂量。
- 传统近距离放射治疗系统
  - 帕特森 - 帕克公司：交叉针，外周布源，均匀剂量。
  - 坤贝系统：交叉针，均匀布源，中心剂量高。
  - 巴黎系统：平行针（不交叉），中心剂量高。
  - 弗莱彻套装：腔内种植体，经典点 A 高于修正点 A。
    对于相同的"A 点剂量"，经典定义需要更多的量（更高的活性）。

12 EBRT 高级治疗计划

引言

治疗计划技术包括患者固定、成像、射野设计、验证和评估。现代放射治疗利用了许多不同的成像方式，包括普通 X 线成像技术、计算机断层扫描（CT）、磁共振（MRI）、正电子发射断层扫描（PET）及超声（US）。一旦确定了需照射的目标体积和需保护的正常组织体积，就可以使用 2D、3D 或调强放射治疗（intensity-modulated radiotherapy，IMRT）技术来进行射野设计，并使用剂量体积直方图（dose-volume histogram，DVH）对计划进行评估。治疗当天，可对患者进行位置验证，以确保其位置正确。

什么是高级治疗计划

- 本章重点介绍先进的治疗计划技术。
  - 成像技术
  - 固定技术
  - 治疗计划和评估技术
- 有关基础治疗计划的详细信息见第 9 章。
  - 不规则表面补偿
  - 楔形板
  - 组织补偿物
  - 射野匹配（间隙计算）
  - 国际辐射单位和测量委员会（ICRU）参考剂量定义

X 射线 2D 成像技术

- 根据以下参数选择胶片：
  - 能量（kV 胶片和 MV 胶片有很大差别）。
  - 灵敏度（是 2 cGy，还是 200 cGy？）。
- 电子成像通过以下方式进行：
  - 荧光透视法：将 X 线转换成可见光。
  - 电离室阵列：分辨率有限。
  - 非晶硅板：最新技术。
- 可通过荧光透视或通过将数字平板设置为"荧光"模式来进行实时成像。
- 诊断用能量射线的特点

- 千伏峰值（kVp）：最大 X 线能量。增加 kVp 会增加曝光和穿透，但会降低对比度。
- 毫安 - 秒（mAs）：管电流和曝光时间的乘积。增加 mAs 只会增加曝光。
- 放大倍数：由于射束是呈发散状的，致使胶片上的图像比实际尺寸大。
- FFD：焦点 - 胶片距离。
- FAD：焦点 - 轴距离。

$$放大倍数 = \frac{FFD}{FAD} \tag{12.1}$$

计算机断层摄影术

- 测量单位为 Hounsfield，被称为 CT 值，单位为 HU。CT 值可以转换为电子密度用于治疗计划。
  - 空气 CT 值 = 1000 HU，水 CT 值 = 0 HU，骨 CT 值≈ 1800 HU。
  - 剂量计算需要使用电子密度。
- 孔径和视野有限（图 12.1）。
- 层厚有限（通常层厚范围为 1 ~ 5mm）。

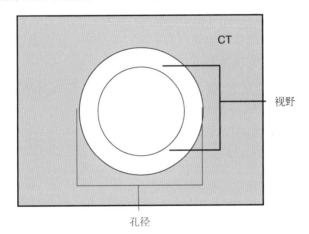

图 12.1　CT 孔径和视野示意图。视野小于孔径，若一个患者其体型和孔径大小相当，就**无法获得其准确图像**

- CT 只能直接得到轴面的图像：矢状面和冠状面的图像通过数字重建得到，不太精确。
  - 横断面图像具有高分辨率。
  - 头脚方向分辨率低。
- 易受金属伪影影响。
- 易受运动伪影影响，使用 4D CT 会消除器官运动对图像产生的伪影。

锥形束 CT

- 使用 2D 成像仪，通过旋转方式获得图像。
- 与常规 CT 不同的是，锥形束 CT 在各个方向都有相同的分辨率。与常规 CT 图像相比，使用锥形束 CT 获得的图像横断面分辨率较低，但头脚方向分辨率更高。
- 在使用中，如果成像视野小于成像面板，选择 Whole-Fan 模式。

- 锥形束 CT 可对整个视野进行实时成像。
- 在 Whole-Fan 模式下，锥形束 CT 需至少旋转 180°。
- 若成像视野大于成像面板，则使用 Half-Fan 模式，这种模式可使视野加倍：
  - 对一半的视野进行实时成像，要求锥形束 CT 至少旋转 360°（图 12.2）。

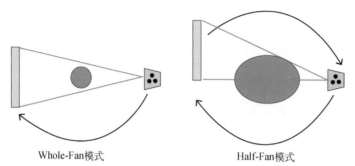

Whole-Fan模式　　　　　　Half-Fan模式

图 12.2　锥形束 CT Fan 模式。Whole-Fan 模式用于对小视野成像，而 Half-Fan 模式用于对大视野成像

数字断层成像

- 原理与锥形束 CT 相同，但可用小于 180° 的旋转，合成一幅 3D 图像。
  - 旋转角度越大，所得图像越精确（在 180° 以上时，变为锥形束 CT）。
  - 旋转角度越小，产生的伪影越多。
- 螺旋断层成像用于在更短的成像时间内，以更低的成像剂量获得类似 CT 的图像。通常被用于诊断放射学，很少用于放射肿瘤学。

磁共振成像（MRI）

- 使用磁场和射频场测量质子自旋。详细内容见本书第 17 章。
  - 磁共振图像不能给出直接的电子密度信息。
- 可同时对横断面、矢状面和冠状面进行真实成像。
  - 真正的 3D 序列，其在所有平面上都具有相同的分辨率。适合用于图像融合。
- T1：水暗，脂肪亮。脑组织成像灰度是"正向的"（白质呈白色，灰质呈灰色）。
- T2：水亮，脂肪暗。脑组织成像灰度是"颠倒的"（白质呈灰色，灰质呈白色）。
- T2 FLAIR：水暗，脂肪暗。脑组织成像灰度是"颠倒的"。
- 其他序列：许多不同的 MRI 序列模式由其设计者和制造商决定。
- MRI 视野非常有限，身体的每个部位都需有不同的 MRI 线圈。
- 金属伪影更严重（即使是可用于 MRI 扫描的金属）。
- 运动伪影更严重。
  - 由于扫描时间较长，患者会在较长的扫描时间内发生位置移动。

图像分辨率

- 普通胶片和电子胶片具有亚毫米级的分辨率，在所有方向上分辨率是相同的。
- 荧光透视法的分辨率一般比静态胶片低。
- CT 在横断面上有很高的分辨率，但其头脚方向的分辨率要低得多。

　　－ 横断面方向分辨率：毫米或亚毫米。

　　－ 头脚方向分辨率：切片厚度，通常为几毫米。

- MRI 具有良好的分辨率，并且能够在所有平面上产生具有相同分辨率的 3D 序列。

　　－ 但 MRI 受到运动伪影的限制。

窗宽和窗位

- CT 和 MRI 数据具有非常广的强度范围。

　　－ 若将所有强度范围都显示在屏幕上，图像看起来呈"褪色"状。

- 窗宽和窗位的设置，允许用户根据需要选择图像在屏幕上显示的亮度范围。

- 窗位：强度范围的中心值。

　　－ 如 L = 50 的 CT 图像将 CT 值为 50HU 的像素显示为平均"灰色"。

- 窗宽：强度范围的宽度值。

　　－ 示例：窗宽 W = 100 的 CT 图像，会将 HU 值介于（0 ～ 100HU）之间的像素以
　　　　灰阶的形式显示。

　　　　HU < 0 的像素则显示为黑色。

　　　　HU > 100 的像素则显示为白色（图 12.3）。

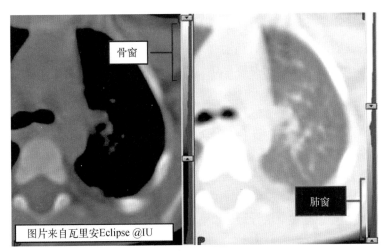

图 12.3　CT 图像窗宽。相同的 CT 数据集可以以截然不同的方式显示。 该例子显示了同一幅图像分别用骨窗和肺窗显示的结果。通过滚动右边的面板，可以改变图像的窗宽和窗位

其他成像方式

- 超声（US）

　　－ 测量高频声波的回声。

　　－ 生成 2D 图像，通常是实时的。

　　－ 多普勒可用于血流成像。

　　－ 换能器必须被置于被成像结构的几厘米范围内。

　　－ 声波传输被不同密度的组织界面（组织 / 空气或组织 / 骨骼）阻挡，限制了可以成
　　　　像的解剖位置。

- 通常用于近距离放射治疗（术中成像）、前列腺定位和乳腺残腔的确定。
- 同位素成像
  - 一般来说，同位素成像能对人体某器官对某种物质的摄取进行成像，与 CT 或胶片相比，其分辨率较低。
  - ^{18}FDG-PET 使用 ^{18}F，其为一种正电子发射器。
    对葡萄糖的摄取进行成像。
    正电子湮没产生 511 keV 光子对，被专门的探测器探测。
  - 其他 PET 使用不同的同位素和示踪分子。
    Na ^{18}F PET 成像的是胚状和溶骨性病变。
    ^{11}C 醋酸盐 PET 用于人体对酮体摄取的成像。其他 PET 同位素目前正在实验中。
  - ^{99m}Tc MDP 骨扫描：显示胚状骨病变。
  - ^{99m}Tc sestamibi：心肌灌注成像。
  - ^{99m}Tc MAG3：肾灌注成像。
  - ^{99m}Tc 硫胶体：用于前哨淋巴结活检的放射性蓝色染色。
  - ^{123}I 碘扫描：用于甲状腺癌的成像（非治疗）。
  - ^{131}I 碘扫描：用于治疗甲状腺癌，也可成像。

患者摆位注意事项

- 须足够舒适，能使模拟定位时和治疗时的姿势保持一致。
- 须重复度高。可高度活动的身体部位，如头部和四肢可能需要固定装置进行固定。
- 患者体位固定注意事项：
  - 仰卧位、俯卧位及其他特殊体式。
  - 义齿、闭孔器及其他假体在体位固定时是戴上还是取下？
  - 需要何种程度的固定？需要使用什么设备？
  - 需要哪类组织补偿物？组织补偿物需要进行定制吗？
  - 皮肤褶皱是否会产生不良的"self-bolus"效应？
  - 患者与固定设备的大小是否适合 CT 视野的大小？
  - 肩膀或手臂是否会妨碍射束？
  - 肩膀或手臂是否会干扰治疗机器运转（如电子锥-是否会碰撞到肩膀）？

高级固定装置

- 立体定向放射治疗需要非常高的精度，以向目标提供准确的剂量，并避免使正常组织剂量过大。
  - 实施立体定向放射治疗时，患者的体位固定装置尤为重要。
- 颅骨固定：
  - 侵入式头架，刺穿皮肤，附着在颅骨上。
  - 非侵入式头架，不会刺穿皮肤。使用咬合装置，附加其他部件（如耳塞等）。
  - 无框架设备使用 Aquaplast 咬合块。
- 颅外体位固定：

- 立体定向身体框架，以某种形式的刚性配准覆盖躯体。
  具有可成像的内部基准点。
  编号的框架在确定的位置连接到治疗床上。
- 其他身体固定模具，如阿尔法摇篮和 HipFix。
- 直肠气囊以治疗前列腺。
- 呼吸管理：
  腹部压迫（实心板与腰带）。
  自主屏气。
  辅助屏气（气阀装置）。
  呼吸门控。

常规模拟

- 使用模拟机的目的
  - 设置可重复的患者体位，并确定所需的其他装置。
  - 设置准确的中心点和射束角度。
  - 拍摄可用作治疗设置参考的模拟片。
  - 获得治疗计划数据，如外部轮廓和靶区体积。
- 模拟机应具有与治疗机器相同的等中心设置。
  - 如光野，光学距离指示器。
- 患者模拟时拍摄的等中心点必须与治疗时的等中心点相同。
- 成像
  - 普通 X 线成像技术（"平片"）：在正位、侧位及其他需要的射束角度拍摄图像。
  - 荧光透视可用于患者和等中心的定位，以及测量呼吸运动。
- 患者数据
  - 传统的模拟机不能获取详细的患者轮廓。
  - 可使用线、卡尺等工具测量肿瘤组织到皮肤表面的距离。
  - 需照射肿瘤组织体积和需保护的正常组织体积可在平片上进行勾画。

CT 模拟

- 需要进行 CT 扫描，扫描范围包括射束可能进入或离开的所有身体部位。
- CT 数据可以直接用于基于计算机的剂量计算（3D 计划）。
- 等中心皮肤标记点在 CT 扫描时设置，但可能会在治疗时改变（"等中心偏移"）。
- 数字重建射线照片（digitally reconstructed radiograph，DRR）
  - 在任意角度和等中心点拍摄的近似普通 X 线成像的计算机重建图像。
    比普通胶片的分辨率差很多。
    使用非常薄的 CT 层厚，可提高 DRR 图像的分辨率。
  - 允许在模拟后选择等中心点和射束角度。
- 容积重建（三维重建）
  - 结构轮廓可以进行三维重建。

- 可以重建出密度界面，如肺或大脑中的血管。

  通常被用于诊断放射学。

- 图像配准

  - 用 CT 模拟机扫描得到的图像可以与外部成像设备所得图像进行（例如 CT 和 MRI）配准（"融合"）。
  - 可使用治疗计划系统，用刚性和可变形配准的各种算法进行图像配准。

- CT 的局限性

  - 患者必须适合 CT 孔径的大小。
  - 视野总是小于孔径。

    如果患者离孔太近，就会出现伪影。

  - 层厚有限

    头脚方向的分辨率受到层厚的限制，不像胶片在所有方向都有亚毫米级别的分辨率。

  - 需要 4D 技术对呼吸运动进行成像。

验证模拟

- 在治疗开始之前，可以拍摄等中心位置和每个射束角度，以验证设置的准确性。
- 这可以通过以下方式完成：
  - 传统模拟机（2D）
  - 直线加速器上的 kV 和射野影像系统（2D）
  - 在 CT 模拟机（3D）上验证 CT
  - 直线加速器上的锥形束 CT（3D）
  - 其他设备（取决于制造商）

射野影像

- 射野影像系统使实际治疗区域在治疗机上可视化。
  - 单次曝光：只对射野本身成像。
  - 双重曝光：一次曝光于治疗区，一次曝光于开放区，允许正常解剖结构的全视野。
- 数字射野图像：有两种类型的数字射野图像：
  - 定位图像：需要少量 cGy 进行曝光，可用于治疗前给患者成像。
  - 验证图像：需要约 2 Gy 曝光，可在整个治疗过程中对患者进行成像。
  - 电子射野影像系统：比胶片成像速度快，但图像大小受电子成像面板大小的限制（通常小于普通胶片）。

3D 治疗计划

- 3D 治疗计划需要
  - 使用 CT 数据对照射的靶区体积进行勾画。
  - 使用 CT 数据对正常组织进行勾画。
  - 使用 CT 数据进行射野设计。

射束方向观（BEVs）和数字射野成像（DRR）。

- 3D 射束角度选择
  - 共面射野不包括治疗床的移动。它们总是在轴向平面内。
  - 非共面射野利用治疗床的移动，射野在轴向平面上方或下方进出。

    允许更自由地选择射野角度，以避开危及器官。缺点包括：增加了设置时间、难度、碰撞风险，并且需要延长 CT 扫描长度以覆盖所有射束入口。

- 3D 结构集和剂量体积直方图
  - DVH 是一种显示剂量 - 体积统计数据的方法。
  - DVH 有两种基本类型（图 12.4）。
  - DVH 可用于直观地判断一个结构接受了多少剂量，以及它的剂量均匀性如何。
  - 但 DVH 无法显示高剂量区和低剂量区在结构中的位置。

    须在实际图像上查看剂量分布！

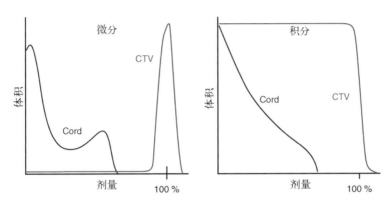

图 12.4　微分 DVH 和积分 DVH。微分 DVH 显示接受某一剂量的结构的体积。积分 DVH 显示接受剂量或更大剂量的结构的体积

- 生物剂量统计
  - 肿瘤控制率（tumor control probability，TCP）是一个通过将所选择的放射生物学公式应用于 DVH 统计而计算出的合成数字。
  - 正常组织并发症概率（normal tissue complication probability，NTCP）是正常组织照射损伤的预测值。
  - TCP 和 NTCP 概念可用于剂量递增或替代分割计算。

    这些数字是理论上的。

非 IMRT 剂量优化技术

- 增加 CTV 剂量的方法
  - CTV 和挡块边缘之间的边距较大。

    以增大正常组织接受的照射剂量为代价。
  - 添加组织补偿物。
- 提高正常组织保护的方法
  - 减小 CTV 和挡块边缘之间的距离。

以降低 CTV 剂量为代价。

– 选择不同射束角度来避开特定的器官。

– 增加射束角度的数量可以提高适形度（减少高剂量覆盖的体积），不过这会使低剂量区覆盖的结构体积增大。

- 提高剂量均匀性的简单方法

– 减少剂量热点方向的光束权重。

– 增加剂量冷点方向的光束权重。

– 在热点方向添加楔形板或调整楔形板的角度。

- 提高剂量均匀性的复杂方法

– 剂量补偿

使用物理或电子补偿器，选择性地衰减可能超量的区域内剂量。

– 野中野（又名"正向调强"）。

对部分剂量使用大野治疗。

遮挡剂量热点，并以小野进行治疗。

如仍有热点，继续遮挡这些热点，以一个更小的射野进行治疗。

调强放射治疗（intensity-modulated radiotherapy，IMRT）

- 逆向 IMRT 使用逆向计划软件计算非均匀的通量图。

– 这与开野的"平坦度"形成对比（图 12.5）。

- IMRT 优化软件

– 医生提供剂量限制。计算机算法计算一组满足剂量限值条件的最佳通量图。

– 算法种类多，包括"模拟退火"和"Pareto 前端优化"。

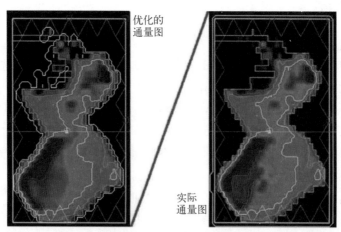

图 12.5 IMRT 通量图。大多数治疗计划算法首先计算"最优通量图"（算法所期望的通量图），然后将这些转换成"实际通量图"（加速器实施的通量）。一些算法能够实现直接子野优化，优化直线加速器和 MLC 的运动，无须经过中间步骤

- IMRT 实施

– 固定机架技术

步进式：子野被分解成若干段，在各段之间，出束停止。

滑窗：出束时，MLC 叶片持续移动。

– 基于拉弧的技术（RapidArc、VMAT 等）

出束时，机架和 MLC 均连续移动。

需专门的硬件和软件来实现。

– 螺旋断层放疗

一种专门的机器，以类似 CT 的方式围绕患者旋转，同时持续输出剂量。

剂量均匀性很高，但无法利用非共面角度。

– 机械臂

选择机械臂可以到达的任何不同的角度出束治疗。

– 调强质子治疗

质子笔形束的点扫描。剂量云图是由许多布拉格峰叠加而成的。

请参阅第 18 章（质子）了解更多信息。

13　直线加速器质量保证

引言

质量保证旨在确保正确实施放射治疗。美国医学物理学家协会（AAPM）TG-40 和 TG-142 修订为放射肿瘤学制定了一个实践标准。机器性能按日、月和年进行测量，并与容差范围（在长期内不可接受）和瞬时范围（在任何时候都不可接受）进行比较。使用不同的设备来进行这些质量保证（quality assurance，QA）检查。每日检查可以使用不那么精确但操作方便的仪器，而每月和年度检查则使用更精确的仪器。

什么是质量保证

- AAPM 对质量保证的定义："确保机器性能不会明显偏离测试和调试时获得的基准值。"
  - 在验收和调试期间进行直线加速器测量。
  - AAPM 要求每天、每月和每年进行质量保证测试，以确保直线加速器能够按放疗计划进行治疗。
  - TG-40 为没有多叶准直器（multileaf collimator，MLCs）、机载成像或呼吸门控的加速器设定了标准。
  - TG-142 最新指南增加了 MLC、调强放射治疗（IMRT）、立体定向体放射治疗（SBRT）、机载成像和呼吸门控的标准。
- 质量保证间隔和仪器
  - 日常质量保证可以使用相对不精确的"抽查"工具，如日常质量保证设备。
  - 每月质量保证应使用比每日质量保证更精确的仪器，由物理师根据国家/国际指南决定。
  - 每年度质量保证应使用最精确的专用仪器，包括经国家标准与技术研究所（NIST）进行的 TG-51 校准的电离室。
- 容差范围和瞬时范围
  - 容差水平被认为是临床治疗的"可接受的"。
    - 每日检查的容差通常为 3%，月/年检查为 2%，立体定向检查为 1%。如果设备持续超过容许水平，则应停止治疗，直到设备符合要求。
  - 然而，由于设备本身的复杂和不稳定性，每日输出可能不同。
    - 每日输出检查后，建议停止治疗的偏差水平为 5%。
    - 如果偏差在 3% ~ 5%，治疗可以"短期"继续，直到偏差得到解决。

112

谁负责质量保证

- 首席放射肿瘤学家（医师主任）最终负责与患者护理相关的一切，包括设备的正常运行。
- 合格的医学物理师应该领导 QA 团队。
  - 负责了解如何操作和解释 QA 设备，并负责培训其他人员使用 QA 设备。
  - 质量保证委员会应至少包括一名医师、物理学家和治疗师。

直线加速器规范和建议（TG-142）

- 日常 QA
  - ±3% X 射线和电子输出稳定性。
  - ±2mm 激光线精度（SRS 为 1 mm）。
  - ±2mm 准直器尺寸指示器（SRS 为 1 mm）。
  - ±2mm 光距尺指示器（ODI）精度。
  - 功能：门联锁、门关闭安全、视听监视器、辐射区域监视器、光束指示器、立体定向锁（如若适用）。
- 每月 QA
  - ±2% X 射线和电子输出稳定性。
  - ±2% 备用监控电离室稳定性。
  - ±2% 剂量率输出稳定性。
  - ±1% X 射线和电子束剂量稳定性（中心轴百分比深度剂量，PDD/组织最大值比率，TMR）。
  - ±2% 电子能量稳定性。
  - ±2mm/1% 光射野重合（每侧 1 mm/1%）。
  - ±1mm 光距尺。
  - ±1° 机架 / 准直仪角度指示器。
  - ±2mm 附件托盘。
  - ±2mm 铅门位置指示器（不对称时为 1 mm）。
  - ±1mm 十字准线居中。
  - ±2mm/1° 治疗床位置指示器（SRS 为 1 mm/0.5）。
  - ±2mm 楔形放置精度。
  - ±1mm 补偿器放置精度（用于 IMRT 补偿器）。
  - ±2mm 激光灯精度（IMRT/SRS 为 1mm）。
  - 功能：楔形板和挡铅连锁、激光防护联锁、呼吸通气（如果适用）。
- 年度质量保证
  - 与基线相比，X 射线和电子平坦度和对称性变化 ±1%。
  - ±1.0 MU/2% SRS arc MU 设置与交付。
  - ±1.0/2% SRS 弧旋转设置与交付。
  - ± 水模体（TG-51）中 ±1% X 射线和电子输出校准。
  - ±1% X 射线野大小输出因子（≥ 4cm×4cm）。

- ±2% X 射线小射野输出因子（< 4cm × 4cm）。
- ±2% 电子限光筒输出因子。
- ±1% X 射线质（PDD10 或 TMR10）。
- ±1mm 电子束能量（R50）。
- ±2% 物理楔形因子稳定性。
- ±2% X 射线和电子输出稳定性（≥ 5MU）。
- ±5% X 射线输出稳定性（2 ~ 4MU）。
- ±2% X 射线剂量输出稳定性 VS 剂量率。
- ±1% X 射线和电子输出稳定性 VS 机架角度。
- ±1% X 射线和电子离轴因子 VS 机架角度。
- ±1mm 准直器旋转等中心。
- ±1mm 机架旋转等中心。
- ±1mm 治疗床旋转等中心。
- ± 功能性电子限光筒联锁装置。
- ±2mm 辐射 - 机械等中心重合（SRS 为 1mm）。
- ±2mm 床下沉。
- ±1° 床的水平。
- ±2mm 治疗床最大移动范围。
- 功能性立体定向附件和联锁装置。

附加直线加速器质量保证

- TG-142 对设备和治疗模式有额外的每日、每周、每月和每年质量保证指南，例如：
  - 多叶准直器。
  - 非物理楔形板。
  - 静态和动态 IMRT。
  - 机载成像设备（MV、kV 和 CBCT）。
  - 全身照射（TBI）。
  - 全皮肤电子治疗（TSET）。
  - 呼吸门控等。
- 请注意，所有每周质量保证适用于直线加速器附件（MLCs、机载成像等）。
  - 直线加速器功能没有每周质量保证。

测量技术

- 日常的 QA 任务由治疗师执行，使用快速剂量测定设备，可以一次检查许多项目。
  - 例如，方形或立方形剂量监测器（平板探测器或电离室阵列）可以同时检查直线加速器输出、平坦度和对称性、激光对准、射野大小和 ODI。
  - 任何超出容差范围的结果都必须通知合格的医学物理师。
- 每月的质量保证应由医学物理师执行或直接监督。
  - 设备应不同于日常质量保证设备或应对日常质量保证设备进行交叉校准。
- 年度质量保证必须由医学物理师执行，并且必须使用水模体和经校准可追溯的电离室。

14 辐射防护和安全

引言

辐射防护是一个必要的过程，以减少对放射工作人员和公众的辐射剂量。现有多家机构监管辐射防护的各个方面，其中包括国际辐射防护委员会（ICRP）、国家辐射防护和测量委员会（NCRP）、美国核管理委员会（NRC）、州政府、食品药品监督管理局（FDA）等。辐射效应可分为随机性效应和非随机性效应，对个体和器官的剂量限值是以辐射效应的既往流行病学史和动物实验为前提的。在设计直线加速器的屏蔽时，需要考虑很多因素，如辐射类型、工作负荷、用途以及屏蔽区外的占用情况。除了辐射屏蔽之外，还有很多程序和管理要求来确保辐射活动的安全执行。

监管机构（美国）

- ICRP 和 NCRP 分别在国际上和国内制定包括年度剂量限值在内的防护标准。
- NRC 是为所有核反应堆生产的物质或副产品颁发许可证的机构。
- 美国各州的机构/法律监管天然产生的放射性物质、回旋加速器产生的物质（通常是发射正电子的物质），以及所有类型的 X 线发生器。
- 交通部监管放射性物质的运输。
- FDA 监管放射性药物。

辐射效应的类型和限值

- 随机性效应和非随机性效应（请参见第 34 章）：
  - 非随机性或确定性效应是指所受剂量在达到某一阈值后发生的效应。
  - 随机性效应是概率性的，没有确定的安全阈值。
- 度量
  - 在辐射防护中，我们使用希沃特（Sv）或毫希沃特（mSv）来代替戈瑞或其他剂量或照射量的度量单位（见第 6 章）。
- 区域的剂量限值
  - 无限制区域：采用 0.02mSv/h（或 2mrem/h）或 0.1 mSv/周（10mrem/周）进行屏蔽计算。
- 公众每年的剂量限值
  - 总计：5mSv（包括未申报的胚胎或胎儿）。
  - 眼晶体：15mSv。

- 其他器官：50mSv。
- 放射工作人员的剂量限值
  - 一般公众限值乘以 10。
  - 总计：50mSv 全身。
  - 眼晶体：50mGy（参见第 35 章）。
  - 其他器官：500mSv。
  - 非孕辐射工作人员的限值。
- 处于持续暴露环境中的儿童或公众人员不应超过 1mSv 的辐射剂量。
- 申报的胎儿为 0.5mSv/ 月（近似于未申报者的 5 倍）。
- 住院近距离放射治疗患者的探望者可能会受到高达 5mSv 的辐射剂量（图 14.1 和图 14.2）。

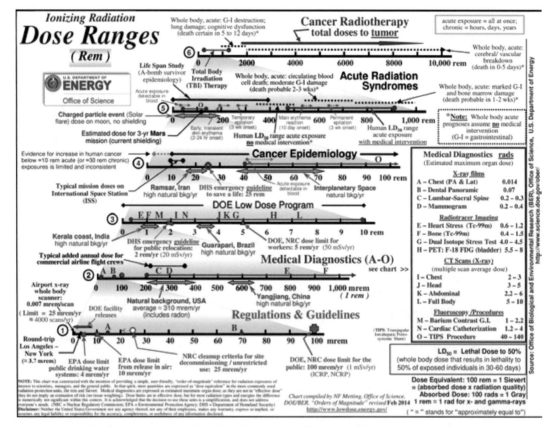

图 14.1　以雷姆为单位测量的电离辐射剂量范围（旧的等效剂量测量）。（来源：美国能源部科学办公室生物与环境研究办公室 http：//www.science.doe.gov/ober/）

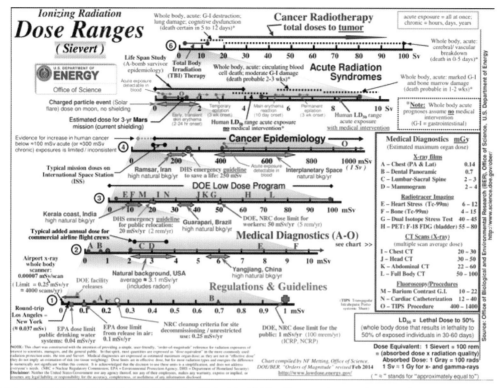

图 14.2 以希沃特（SI 单位）为单位测量的电离辐射剂量范围。（来源：美国能源部科学办公室生物与环境研究办公室 http：//www.science.doe.gov/ober/）

外照射防护的屏蔽设计：如何建造屏蔽体

● 这是建造屏蔽体的基本准则，但是，我们强烈建议请专业的辐射防护专家来完成这项工作。术语：了解这些术语！（摘自 NCRP 第 49、51、149 和 151 号报告）。

    – 主屏蔽墙：主要目标区域后面的墙壁，必须能够防护直接照射。

    – W（工作负荷）：每周总辐射量。对于低于 500 kVp（诊断）的设备，以毫安分钟 / 周（最大毫安值 × 出束时间）表示。

        对于兆伏级机器，表示为距离放射源 1m 处的每周剂量（cGy/ 周，1m 处），这可以通过将每周患者人数乘以每次剂量来估算（因为等中心剂量通常在 SAD 等于 1m 处计算）。假设每周 250 名患者（每天 50 名），每次 200 cGy（标准分割），则工作负荷约为 50 000 cGy/ 周。

    – U（使用因子）：照射特定屏蔽体或墙壁占运行时间的比例。

        如果是很多 10 野调强放射治疗（IMRT），各处都一样。如果做的都是对穿野照射，则左右墙各取 50%。

        如果是全身照射（TBI），或全身皮肤照射（TSI），在一面墙上取 100%。

        在二级屏蔽计算中，所有屏蔽体的使用因子始终为 100% 或 1，因为无论射束指向何处，都会出现次级散射。地面通常取 1（对于所有的单野照射）。

        天花板取 1/4 ～ 1/2，取决于所用技术。

        墙壁通常取 1/4。

- T（居留因子）：该区域停留时间占运行时间的比例。以下为一些区域的居留因子：

  满负荷（T = 1）：工作区、办公室、护士站。

  部分占用（T = 1/4）：走廊、洗手间。

  偶尔占用（T = 1/8 ～ 1/16）：等候室、楼梯、电梯、室外区域、门卫室。

  零占用率（T = 0）：地下室。

- d（距离）：距离辐射源的米数（记住平方反比定律，这非常重要）。

- P（区域的允许剂量）

  控制区（由辐射安全员监管）：0.1cGy/ 周。

  非控制区：0.01cGy/ 周。

$$P = \frac{WUT}{d^2} \times B \tag{14.1}$$

- B：将预期辐射降低到 P 值水平的屏蔽墙的穿射系数。

  取决于能量。

  在你开始浇注混凝土之前，用这个等式可以计算出每面墙或每扇门需要多厚：

$$B = \frac{P \times d^2}{WUT} \tag{14.2}$$

- 直线加速器机房的常用屏蔽材料为混凝土。
- 在 NCRP51 号报告或 NCRP144 号报告中，有各种材料穿射系数（B）的表格，通常在 1/10 值层或 TVL 描述。
- 根据经验，通常 8.6ft 或 260cm 的混凝土足以作为 18MV 光子机器的主屏蔽墙。

次屏蔽墙

- 旨在防护散射线和漏射线，而不是防护原射线。
- 主要适用于没有辐射直接照射的离轴区域的墙壁。
- 次屏蔽墙通常是主屏蔽墙的 1/2（没有主屏蔽墙的地方）。
  - 所以如果不想计算，就用 130cm 或 4.3ft 的混凝土就足够了!
- 使用因子（U）始终为 1，因此公式中不需要考虑。
- 次屏蔽墙计算公式的更多术语
  - α：散射线与原射线的强度比。

    对于不同的角度和不同能量的射线是不同的。

    NCRP 第 51 号和第 151 号报告中有表格可查，90° 散射时 α 通常取 0.1% 或 0.001。
  - F：原射线在散射体位置的照射面积。

    通常要乘以 1/400，因为 α 值通常在射野面积为 400cm² 处给定 。

    （如果面积恰好为 400cm²，F 可以去掉）
  - d'：从散射体到感兴趣的区域的距离（再次使用平方反比定律）。
  - B_s：散射穿射系数。
  - B_L：漏射穿射系数。
- 散射公式：

$$B_s = \frac{P \times d^2}{WUT} \times \frac{400d'^2}{\alpha F} \qquad (14.3)$$

- 现在假设 U = 1，α = 0.001，公式 14.3 可以改写如下：

$$B_s = \frac{P \times d^2 d'^2}{0.001 \times WT} \times \frac{400}{F} \qquad (14.4)$$

（其中 400/F 近似等于 1）

- 漏射线
  - NCRP 第 102 号报告规定了漏射限值，但不管怎样，总会有一些泄漏，泄漏系数取 0.1%（工作负荷乘以 0.001）。

$$B_s = \frac{P \times d^2}{0.001 \times WT} \qquad (14.5)$$

- 机器屏蔽（束流阻挡器和机头屏蔽）：如果屏蔽只是以 6MV 或钴机的规格去设计，有些直线加速器会自带束流阻挡器，当使用高能模式（16MV）时，阻挡从患者身后出来的射线，以辅助进行屏蔽。机头屏蔽的设计可以防止漏射和散射。机头漏射不允许超过有用射束的 0.1%。

- 门：直线加速器室的门需要具有与墙壁相同的屏蔽系数，并且通常较高，防护门由大量高原子序数（Z）金属（通常是铅）和具有中子屏蔽的材料（硼化聚乙烯—见下文）制成。使用迷道可以实现更好的辐射防护。

- 迷道：如果想通过一扇小一点而且能开得更快的门来实现防护，一个好的配置就是迷道。这使得门的屏蔽材料更少，因为大多数的辐射经散射多次后能量估计仅为 500kVp，此时只需要约 6mm 的铅（约 0.25in）就可屏蔽（图 14.3）。

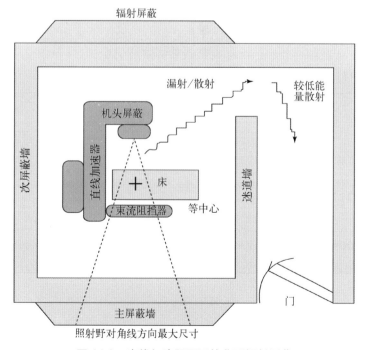

图 14.3　直线加速器周围的典型辐射屏蔽

中子屏蔽

- 光核反应
  - 当直线加速器以大于 10MV 的能量运行时，有时会在直线加速器的靶或墙壁中发生光核反应——这产生了宽能谱的中子，最大能量约为 1 兆电子伏（第 4 章）。
  - 由于中子相对较重且不带电荷，它们与原子核（尤其是氢）的相互作用远远大于与电子的相互作用，因此中子主要靠原子核相互作用来屏蔽。
  - 蜡或硼化聚乙烯（硼和碳原子与大量的氢原子相连）能很好地减缓快中子（使它们慢化），以便能够阻挡它们。

    当中子被俘获时，它产生俘获伽马射线，这些伽马射线会被防护门上的铅或钢屏蔽阻挡。
  - 混凝土的效果也很好，所以用来屏蔽 X 线的防护墙通常也能起到很好的作用。此外，迷道结构也非常有助于屏蔽防护，尤其是迷道大于 5m 的时候。
  - 当中子被减速或停止时，屏蔽中的中子俘获反应会释放出 X 线（非弹性散射，见第 5 章）或 γ 射线。

    这意味着，如果没有迷道来慢化中子，则需要在门上放很多铅来阻挡这些次级光子。

    这些光子可以高达 8 兆电子伏，但通常在 1 兆电子伏左右。

近距离放射治疗的辐射防护

- 在处理放射源的安全问题时，重要的是始终记住三个因素：时间（暴露的时间越少越好）、距离（辐射从点源处按平方反比定律衰减）、屏蔽（和辐射源之间保持足够的屏蔽体）。
- 放射源储存和运输容器：放射源应密封在带有铅链的铅罐中，储存区通风良好。
  - "热室"内应有一个 L 形滑车来装载和卸载放射源。
  - 应使用内衬铅的安全推车将放射性物质运送到预定目的地。
- 病房：近距离放射治疗的屏蔽遵循与外照射屏蔽相同的规则，包括工作负荷、使用因子、居留因子和相同的许可要求。
  - 一般来说，高剂量率（high dose rate，HDR）近距离治疗室必须获得特别许可（不仅仅是屏蔽室）。旧的直线加速器机房通常符合后装要求。
  - 钴 -60 和铯 -137 的 1/10 值层厚度（TVL- 将入射光束减少到其初始强度的 1/10 所需的材料量）对于铅分别为 39.8mm 和 21.6mm，对于混凝土分别为 19.9cm 和 16.6cm。这比 6 MV 线性加速器所需的 56.1mm 铅或 34.5cm 混凝土低得多。
- HDR 近距离放射治疗的特殊考虑：确保在任何维护维修（包括放射源更换）后，对后装机进行符合要求的源屏蔽测试。还要确保人员知道如何在紧急情况下做出反应（如何使放射源收回）。
- 接受临时植入物治疗患者的管控
  - 当对公众不太可能造成接收超过 5 mSv 或 0.5 rem 的剂量 （前文提到的公众限值）时，接受过植入式近距离治疗或非密封放射源治疗的患者可以允许活动自由。
  - 如果预期剂量大于 1 mSv 或 0.1 rem，必须向患者（或陪护、父母等）提供书面说明以保持剂量尽可能低。
- NRC 管理指南 8.39 中的其他要求（表 14.1）。

表 14.1　距离患者 1m 处的活度和剂量率（当患者能够接触公众之前）

放射性同位素	活度（mCi）	1m 处剂量率（mSv/h）
^{125}I	9	0.01
^{103}Pd	40	0.03
^{192}Ir	2	0.008
^{131}I	33	0.07

● 密封源的泄漏测试：密封源必须每 6 个月进行一次泄漏测试，同时记录必须保存 3 年。如果存在大于 185 Bq（0.005 mCi）的可移动污染，必须找到污染源并修复、储存或处理它，并在 5 天内向 NRC 提交报告。

● 常规辐射测量：必须在放射源植入和移除后进行测量。还必须对放射源保险柜（储存保险柜和后装储源罐）进行例行测量，以确保辐射水平不超过密封放射源和设备的允许值。在任何维修、安装或换源后，应重复进行测量。

● 个人剂量监测：在控制区工作的每个人都必须使用个人剂量计（TLD 计量牌、TLD 计量环、胶片、电子剂量计、OSL 等）。任何人都不应超过最大允许剂量的 25%（NRC 规定）或最大允许剂量的 10%（NCRP 规定）。

● 防止非电离辐射：确保在室外涂抹防晒霜，并且不要直视治疗室的激光灯。

行政管理要求

● 要成为核管制委员会的放射性材料许可证持有人，需满足以下三个主要条件：
- 向核管理委员会提交许可证申请、更新或修订的请求。
- 授权用户（通常是长时间从事伽马刀或近距离放射治疗的放射肿瘤学专家，或使用大量非密封源注射的放射介入专家），或授权核药剂师（ANP），或授权医学物理师。
- 辐射防护计划的变更需要重新修订许可证。

● 一般而言，持证人还必须在 24 小时内向 NRC 和患者报告医疗事件，并在 15 天内提交书面报告。
- 医疗事故定义经常随着 NRC 官方机构的变化而变化（您应该及时了解这些事件是什么），但一般来说，医疗事故几乎总是包括以下内容：
    治疗的剂量与目标的预期剂量不同
    错误的治疗部位
    错误的患者
    任何严重的医疗后果或意外死亡

● NRC 还规定了一些职位：
- 辐射安全官员：负责实施辐射防护计划，其权利、职责和责任必须以书面形式提交。

- 辐射安全委员会：如果被许可方使用一种以上的放射性材料，必须有一个安全委员会对其进行监督。它必须包括以下内容：
  - 默认情况下
  - 授权用户（通常是处方医师）
  - 护理服务的代表
  - 非辐射安全官员或授权用户的管理者代表
- 放射性药物治疗：授权用户必须拥有一台剂量校准仪，可以测量每个患者的放射性剂量。否则，请遵循之前描述的近距离放射治疗的安全预防措施和规定。

注释

- 本章试图概述辐射安全的广义概念和重要细节；然而，这并不意味着可以完全作为参考。对于官方的指导方针，您应该参考美国核管理委员会和 NCRP 的指导方针，以及任何可能适用的州法律。
  - http：//www.nrc.gov/
  - http：//www.ncrponline.org/

15 质量管理

引言

美国核管理委员会（The Nuclear Regulatory Commission，NRC）负责监管放射性物质，包括近距离放射治疗中使用的所有同位素。所有医用放射源都被归类为核副产品。核副产品的使用需要授权用户（医师）和授权医学物理师或辐射安全员监督的书面指令以及质量管理程序（quality management program，QMP）。对书面指令的偏离可根据其严重程度被列为医疗事件（管理不善）。

放射性同位素法规和核管理委员会

- 美国核管理委员会（NRC）有权监管美国的核物质。
- 核材料分为三类
  - 核原料：天然铀和钍。
  - 特殊核物质：浓缩铀（^{235}U）和钚（^{239}Pu）。这些材料很"特殊"，因为它们可以用于核武器。
  - 核副产品：除钚以外的所有人工生产的放射性同位素，加上天然生成的^{226}Ra，以及铀和钍开采、加工过程中产生的尾矿或废料。
- 对于放射治疗而言，我们只关心核副产品。
- 不属于 NRC 监管的范畴。
  - X 线、电子、质子或离子治疗。
  - 除铀、钍或镭以外的天然放射性同位素。
- NRC 已经授权给几个协议州，允许这些州在自己的范围内监管核副产品。
  - 对于非协议州，由 NRC 负责监管核副产品。
- 虽然书面指令和医疗事件（管理不善）的概念是由 NRC 提出的，但是每个州都有自己的 X 线和电子线治疗规定。
- 所有核副产品材料的使用都必须在 NRC 许可证上的授权用户或授权核药师的监督下进行。
  - 授权用户通常是核医学或放射肿瘤学的医师。
- 必须任命一名辐射安全员，承担以下职责：
  - 定义辐射安全问题。
  - 发起、建议或提供纠正措施。
  - 停止不安全的操作。

- 核实纠正措施的实施。

- 所有"治疗剂量"放射性同位素的使用必须遵循书面指令并予以记录。

- 初始同位素的放射性活度由 NRC 许可的制造商、代理商或生产商测量，并应在患者使用前由被许可人再次进行测量。

  - 如果放射性活度误差 $\geqslant 1\%$，应对放射性活度进行修正。

- 除伽马刀源外，所有核副产品的放射源库存清点必须每 6 个月进行一次：

  - 必须记录放射源类型、数量、物理位置和活动事件。
  - 对半衰期超过 30 天的所有密封源都应进行泄漏测试，^{192}Ir 除外。
  - 记录必须至少保存 3 年。

质量管理程序 / 计划（QMP）

- QMP 是一套书面程序，以确保按照指令进行辐射管理。

- NRC 和各州对 QMP 的具体规定各不相同，但总体上是类似的。

- QMP 的基本理念

  - 持证医师必须签署一份书面指令，其中包括患者、位置、放射方式和剂量。
  - 必须有质量保证机制，以确保剂量计算正确，遵循书面指令，并记录与书面指令的任何偏差。

    对于直线加速器的放射治疗，通常还包括每周检查。
  - 必须记录非从业操作员（放射治疗师）的身份。
  - 必须有对书面指令进行书面修订的机制。
  - 必须有记录和报告意外事件（管理不善或医疗事件）的机制。

- 每个放射治疗机构必须有自己的 QMP，并由国家（对于直线加速器）和 NRC RSO（对于近距离放射治疗）批准。

书面指令（NRC）

- 对于超过 30μCi 的 ^{131}I 剂量，以及核副产品的任何"治疗性"辐射剂量，都需要有书面指令。

- 在紧急医疗情况下，口头指令是可以接受的，但书面指令必须在 48 小时内签署。

- 书面指令必须包含患者姓名及以下内容：

  - 未密封的源：放射性药物、剂量和给药途径。
  - 伽马刀：剂量、治疗部位和每个治疗部位的目标坐标。
  - 远距离治疗：总剂量、每次剂量、次数和治疗部位。
  - 高剂量率（HDR）近距离放射治疗：同位素、治疗部位、总剂量、每次剂量和次数。
  - 非 HDR 近距离放射治疗

    植入前：治疗部位、同位素和剂量。

    植入后但在手术完成前：同位素、治疗部位、放射源数量、总放射源强度和暴露时间（或总剂量）。

- 书面指令的书面修订必须在修改后的治疗前注明日期并签名。

- 书面指令的副本必须至少保存 3 年。

医疗事件

医疗事件，又称"管理不善"。

- NRC 将名称从"管理不善"改为"医疗事件"。
  - 许多州的法规仍然使用"管理不善"这个词，因此直线加速器事故仍然可以被称为"管理不善"。
- 医疗事件包括以下所有情况：
  - 剂量错误（总剂量的 ±20% 或单次剂量的 ±50%）。
  - 药物错误（不同的同位素或化学成分）。
  - 患者错误。
  - 位置错误，不包括正确植入的永久粒子的位移。
  - 治疗模式错误 [如使用低剂量率（LDR）代替 HDR]。
  - 密封源泄漏。
  - 任何导致或将导致由医生确认的意外永久性功能损伤的事件。
- 错误的剂量，全身超过 0.05Sv，或者皮肤、单个器官或组织超过 0.5Sv。
- 所有医疗事件必须在 24 小时内报告：
  - 转诊医师。
  - 医疗事件的患者，或合适的责任亲属或监护人（除非告知个人会造成伤害或无法联系到个人）。
  - NRC 行动中心。
- 直线加速器事故的州法规通常与放射性同位素事故的 NRC 法规非常相似。

16 专题：计算机

引言

随着计算机的出现，特别是随着三维适形放射治疗的出现，使用影像归档和通信系统以及医学数字成像和通信文件变得越来越重要。同样重要的是了解各种三维治疗计划系统，包括基于测量的系统、蒙特卡罗、笔形束、卷积/叠加和筒串算法。了解模拟退火的概念对调强放疗计划也很重要。

计算机：复杂且重要！

- 医学数字成像和通信（digital imaging and communications in medicine，DICOM）是医学影像的标准格式。3.0 版本在 1993 年就已经完成开发，但是由于某些原因，仍然有一些部门没有使用这个版本。如果您需要从外部机构获取影像，明智的做法是采用 DICOM 或 DICOM-RT 格式。
  - DICOM 文件通常包含有关文件的重要信息，如患者姓名、ID、出生日期、层厚、kVp 和像素值等信息。
  - DICOM-RT 文件可以包含轮廓结构、剂量和放射治疗计划。
  - 像素值与数据发送的方式有关——大字节优先（大字节序）或小字节优先（小字节序）。
  - DICOM 有很多不同的特征形式。互联网上有许多免费软件可以读取非标准的图像文件。通常情况下，加载到光盘上的影像病历报告会携带已读取的格式数据，可能与 DICOM-RT 格式略有不同。
- 患者影像归档和通信系统（patient archiving and communication system，PACS）
  PACS 能在单一平台上提供来自任何成像设备的海量数据存储。每家医院通常都有自己的 PACS，并且几乎所有的 PACS 都接受 DICOM 文件（并不是所有的 PACS 都会默认生成 DICOM 文件，但是它们通常可以将自己的文件格式转换成 DICOM）。PACS 使一切研究的海量存储和拓展读取成为可能。

图像配准

- 在肿瘤的放射治疗中，我们经常使用 CT、MRI 或 PET 扫描，这些扫描是在完全不同的时间进行的，而且由于许多原因，经常使用不同的算法进行三维重建：
  - 了解并确定肿瘤的变化是由自身增大或减小还是由体重增加或减少而导致。
  - 根据 CT、MRI 和 PET 等成像模式的特性来勾画靶区。

• 图像配准是将各种图像统一到同一个坐标系中的过程，用于观察同一患者在不同时间点、不同模式和不同条件下拍摄的多个影像序列。
  - 正电子成像技术

    由于解剖学信息的丢失，PET 成像中的图像配准是一个困难的过程。得益于 PET-CT 设备的创新，所有数据是在单一坐标系中获取的，解剖结构能以相同的坐标显示在生理图像上，做到了无缝配准。

    由于图像是在不同的时间相位拍摄的，PET-CT 仍然存在一个小问题（仍然不能在完全相同的时间内获取两种图像）；然而，这些问题并不是主要问题，可以通过继续积极地研究门控 PET 成像来改善 PET 图像的时间变化问题。

  - CT-CT/CT-MRI：有很多算法可供选择。
    • 固定点配准。
    • 体表轮廓配准。
    • 像素配准。
    • 交互式配准。

• 一般来说，算法可分为线性（刚性）和弹性（非刚性）转换。
  - 线性转换（刚性）使用旋转、缩放和平移来配准图像。
  - 弹性配准使用了基于组织特征使像素弹性变形的附加特征，是变形配准的一种。

    示例：融合处于弯曲和伸展位置的颈部图像或者融合处于不同成长阶段的儿童图像。

    市面上有几种类型的软件可提供令人满意的变形配准，如 Velocity 和 MIM。

• 图像融合
  - 当图像放在同一坐标系中时，任何两幅图像都可以在该坐标系中配准，因此被称为图像融合。
  - 融合图像可以从单模态或多模态图像（如 CT、MRI 和 PET）中创建。
  - 图像融合机制可以查看两幅叠加的图像。可以通过选择图像的权重（透明度）来查看其中一幅或另一幅图像序列。
  - 为治疗计划勾画从 MRI 到 CT 或 PET 到 CT 图像序列的轮廓提供了方便。

    示例：在放射外科的应用中，CT、MRI 和血管造影图像也被融合用来观察病变的细节。

    示例：对于前列腺癌，超声图像与 CT 融合，用于近距离放射治疗。

治疗计划软件

• 基于测量（基于经验性的历史数据）
  - 可用二维或三维数据。
  - 基于水箱中的测量数据

    需要考虑表面不规则性、射束调节器和组织不均匀性的修正因子。

  - 对于常规照射野，所需修正较少，相对可靠，对于更复杂的治疗（如 IMRT）则不太可靠。

– 示例：

　　手动计算（基于 SAD/SSD）

　　TAR/TMR

　　巴索法

　　幂指数法

　　克拉克森法

　　基于 MRI 的立体定向脑部治疗（基于测量，因为没有电子密度数据）。

- 基于模型（所有基于 CT 的现代治疗系统）
  – 依赖三维 CT 数据不能使用二维数据。
  – 通常基于从蒙特卡罗模拟中得出的简化方程（见下文）。
  – 通常对于同质和非同质（骨、肺、金属合金交界）以及具有不均匀通量的不规则射野是准确的。
  – 蒙特卡罗是所有辐射类型的最佳计算模型。

　　使用粒子和介质的物理常数以及进入人体的每个粒子的概率方程和其他复杂的物理方程，计算潜在的"历史"或理论粒子路径长度（数十亿次计算）（图 16.1）。

　　所有相互作用的事件以及次级粒子在介质中的传播都会被考虑在内。

　　这是衡量所有其他计算模型的标准。

　　需要非常强大的计算能力，不适合利用现有技术作为常规计算使用（在将来也许可以）。

　　现有多种应对不同场景和不同粒子的蒙特卡罗模拟程序。如：

　　• EGS（电子伽马光子簇射模拟）

　　• Penelope

　　• FLUKA

　　• GEANT

　　• MCNP

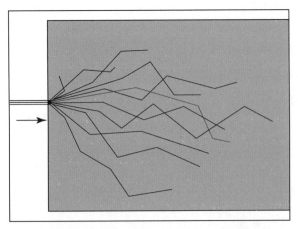

图 16.1　蒙特卡罗算法：使用物理常数和相互作用概率记录每个潜在粒子的运动历史。随着历史记录数量的增加，模型的准确性也会增加。为一个 3cm×3cm 的射野绘制 2Gy 的辐射图需要记录将近 10^{11} 个粒子的运动历史，这对目前的计算机来说是不现实的；然而，10^7 个粒子的运动历史记录就已经非常接近精确的分布，而且是治疗计划软件可以实现的

- 笔形束

光子与介质相互作用，产生电子。

当电子在库仑力的作用下反弹时，它们往往会有多个角度变化的曲折路径。笔形束算法假设这些散射角很小，因此笔形大小的射束应该在所有深度以高斯形态分布（钟形曲线）。

实际存在广角散射（并且可以通过蒙特卡罗程序来模拟），但在均质材料中发生概率很低，因此算法方程中不予考虑。

根据这些笔形束方程计算出来的射束等剂量图看起来像是电子的"泪珠"，当扩展到大的射野范围时，与实际的均质剂量分布观察结果非常相似。这个算法在大规则射野的中心区域最为准确，在轮廓不规则区域以及半影区仍然相当准确。

该算法容易因不均匀性（从组织进入骨骼或空气）而导致不准确。在不均匀材料小于笔形束分布范围或存在多个不均匀材料的情况下尤其如此（图 16.2）。

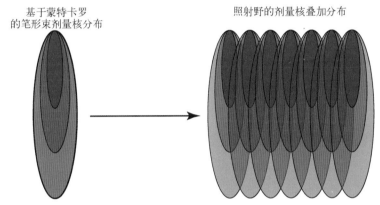

基于蒙特卡罗的笔形束剂量核分布　　　照射野的剂量核叠加分布

图 16.2　剂量计算的笔形束算法：使用蒙特卡罗方法近似计算笔形束分布，然后叠加这些笔形束来近似计算照射野。颜色代表等剂量的高低

- 卷积 / 叠加

利用源自蒙特卡罗的参数和分析推导出的计算。

卷积是一种使用两个函数产生第三个函数的数学运算，通常被视为两个初始函数之一的变体。

由集成的两个独立功能组成：

• TERMA：光子在介质中释放的总能量（与碰撞比释动能有关）。

• 核：光子的原射线剂量和散射线剂量，分别用笔形束（见上文）或点（更准确）表示。初级光子的权重较大，而散射光子的权重较小。接着，使用一个单独的剂量核去解释电子远离初级光子的运动，这一过程基于蒙特卡罗的模拟。

早期的卷积模型（无叠加）仅使用基于蒙特卡罗初始剂量的笔形束来近似，没有考虑任何散射剂量。

• 在平坦均匀的射野中计算准确。

• 非均匀介质中计算准确性下降（类似于笔形束）。

考虑了光子和电子的散射因子。

剂量核方程中对于钨靶、均整器、准直器等都有不同的函数。

射束的衰减与 CT 模拟扫描中每个体素的 CT 值有关。

- 筒串卷积叠加

辐射剂量由次级粒子沉积，次级粒子将从射束中转移的能量携带到距离产生处的一定距离外。

辐射是从照射位置向所有方向（360°）进行的。估计这一过程的快速计算方法是将能量传播的方向分成离散的锥体，每个锥体折叠成一条线，在要计算剂量的整个空间上布置这样的线。

沿着这样的线收集和重新分配剂量沉积，并在产生线的圆锥体方向上扩散展开。其形状由射束能量和发生相互作用的介质决定。

简而言之，筒串卷积是一种快速且极其精确的剂量计算方法，它通过将散射方向的整个球体划分为一组离散的锥体，这些锥体被折叠并由其中心轴方向表示，从而估计射束中次级粒子产生的能量传输和剂量沉积。

简串卷积可以与上述的卷积 / 叠加概念一起使用。

大多数治疗计划软件供应商都使用这种方法，并冠以专有名称（例如：Eclipse-瓦里安的 AAA 算法）。

- 治疗算法的进一步发展依赖于玻尔兹曼输运方程的求解，并能非常接近蒙特卡罗模拟（例如：瓦里安的 Acuros）。

模拟退火（IMRT 的逆向计划）

● 对于调强放射治疗（IMRT），一种方法是手动正向计划治疗，以最大限度地保护正常组织，提供最适形的剂量。另一种方法是插入一组变量，让计算机给出答案。

● 模拟退火是一种利用代价函数和概率搜索程序来寻找函数的全局最小值的数学系统。

- **参与计算的因素**

靶区体积和危及器官（OAR）体积

处方剂量

剂量容差（最大、最小、剂量体积直方图参数等）

重要程度（是保护正常组织更重要还是用最大剂量覆盖靶区更重要）

剂量梯度大小：在靶区和危及器官之间，你愿意接受多大的剂量梯度。

●梯度太小会导致计划很差。

●梯度太大通常会使 IMRT QA（质量保证）不通过，同时为了避免靶剂量不足和 OAR 剂量超量，也会提高计划的难度要求。

可选：射野角度和射野大小。

- **工作原理（一般而言）**

计算机将根据初始参数（任意初始状态）生成一个粗略的计划。

然后，计算机会对一个或多个射束的权重或通量图进行调整，并与之前的计算值进行比较，判断这是一个更好的计划还是一个更差的计划。

这个调整步骤会重复数千次，每次都会调整到一个计算值更小的状态。

- 起初，会做大的调整。
- 逐渐地，当计算接近局部最小值时，变成进行较小的调整（通过它们的层次顺序实现成本函数的最佳组合）。
- 有时，优化可能会陷入非最佳状态，这样任何方向的小调整都不会产生更好的计划，但它不是绝对的最小值状态（不是最佳计划）。
- 保存局部最小值，然后算法重新开始或再次进行大的调整，看是否能找到更好的局部最小值（图 16.3）。

治疗计划（好的或坏的）解决方案的数量几乎是无限的。模拟退火程序运算的时间越长，你得到的计划就越好。

- 理论上，如果你让程序无限运行，你可以得到一个完美的计划。

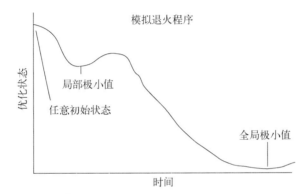

图 16.3 模拟退火程序：该程序从一个初始治疗计划（任意初始状态）开始，然后多次调整该计划，反复寻找更好的计划。终于，小的调整不能改善计划（局部最小值），程序得到一个解决方案。因此，它又进行一个大的改动，并继续调整，直到它达到全局最小值（整体最佳计划）

17 MRI– 直线加速器

引言

　　MRI- 直线加速器（MRI-Linac，MRL）是一种结合 MRI 和 6 MV 直线加速器（在单个圆形机架上）的新设备，可以实现图像引导和自适应治疗的螺旋断层放射治疗设备（TOMO）。MRL 使用磁共振成像进行计划设计和图像引导，这种装置最适合治疗软组织肿瘤，如肝脏、胰腺、肾脏等。MRI 信号被转换为合成 CT 的伪 CT，用于计划和剂量计算。该设备在直线加速器上使用快速 MLC，并提供在线图像验证和调强放射治疗（IMRT）、容积旋转调强调强放射（VMAT）等技术。

磁共振

- 拉莫尔常数（γ）或旋磁比（MHz/T）
  - 进动频率与外部磁场成正比。
  - 这是每个原子核所独有的。
- 磁共振成像（MRI）
  - 磁场的梯度与共振的差异直接相关。
  - 可以利用磁场的梯度来创建二维图像。
- 质子具有自旋动量，其行为就像磁偶极子或微型指南针。
  - 人体主要由含有大量氢原子核（质子）的水组成。
  - 体内不同的组织有不同的水或氢含量。
  - 当身体暴露在强磁场中时，氢原子核会趋于对齐。
    当从正交方向引入无线电波脉冲时，原子核的能量状态会发生变化。
    在射频脉冲之后，当原子核试图回到先前的状态（弛豫）时，会发出共振波。
    当原子核发生弛豫时，可以检测到它们振动的微小差异。通过使用计算机处理，梯度磁场可以组合成反映组织中氢含量差异的 3D 图像。
  - 弛豫时间
    T1（弛豫时间 1）与射频关闭后，原子核弛豫或达到与外部磁场一致的原始状态所需的时间有关。
    T2（弛豫时间 2）是横向上的弛豫时间（进动核之间的相位相干性的损失）。
    T1 和 T2 具有不同的组织特征，采集的图像被描述为 T1 加权或 T2 加权。
- 磁共振成像（nMRI 或 MRI）是软组织结构的首选成像方式，能够显示肿瘤中细微的组织分化（图 17.1）。

- MRI 适用于软组织器官的放射治疗，如肝脏、肾脏、胰腺、大脑等。
- 理想情况下，MRI 应该被应用于治疗计划；然而，治疗计划需要电子密度信息，这是 MRI 所不能达到的。
- 在之前的临床应用中，MRI 数据与 CT 数据融合在一起用于计划设计。

  图像融合时容易出现位置精度偏差。

  由于参考位置、床结构和无体位固定等原因，容易出现偏差。

磁共振模拟

- 由于低磁场（图像质量差）和缺乏 MRI 转换以进行剂量计算的过程，因此以往磁共振模拟应用有限。
- 假体装置产生 CT 伪影的情况通常可以通过 MRI 克服（图 17.1）。
- 通常需要 CT-MRI 融合或设备集成（MRI + CBCT）。

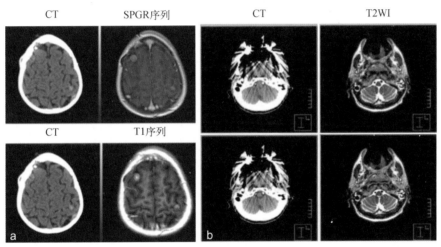

图 17.1　(a) 一个小的脑部病变在 CT 图像中不可见，但在 MRI 中可以清楚地分辨出来；(b) 另一位补牙的患者，其 CT 图像很难提供体积轮廓（经 Das 等许可改编，Br J Radiol 2018；91：20180505）

MRI 与自适应放疗的结合

- 因为射频、磁场和具有自身射频频率的加速器不容易被集成，因此这项技术极具挑战性。
- 历史原型
  - MRI 和加速器设置在一个长房间的轨道上。
  - 3 个带 MLC 的 ^{60}Co 源和 MRI。
- 由于辐射安全、危害、剂量率和源衰变等问题，^{60}Co 源并不理想。
- 现在市场上有几种集成了 MRI 和直线加速器的模型（图 17.2）。

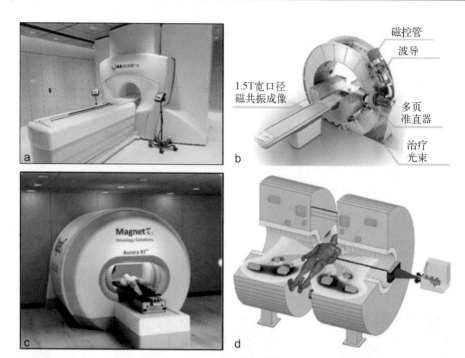

图 17.2 　　(a) ViewRay MRIdian 系统；(b) Elekta unit 1.5T MRI-Linac；(c) Alberta Aurora RT 系统；(d) 研发中的澳大利亚（悉尼）MRI 系统（经 Das 等许可改编，Br J Radiol 2018；91：20180505）

基于 MRI 治疗中的问题

- 患者选择
  - 金属置入物。
  - 心脏起搏器 / 除颤器。
  - 患者体形和与孔径大小相关的固定装置。
  - 幽闭恐惧症患者。
- 磁场
  - 对某些患者来说，磁场有一定的风险。
  - 应注意保持磁场的均匀性，否则会出现图像失真。
- 安全问题
  - 磁场本身带有一些危险（表 17.1）。
  - 除了表 17.1 之外，还应评估辐射和磁场的综合效应，并采取适当的预防措施，尤其是皮肤湿疹，可能与辐射积累或磁效应相关的许多问题有关。
- 几何失真
  - MRI 作为一种成像方式的独特之处。
  - 如图 17.3 所示，需要注意远离中心的体素不均匀缩放，这对于图像感知和体积分析有很大的影响。
  - 可能是由于磁场的缺陷、组织成分的差异和化学位移（图 17.3）。
  - 几何失真取决于脉冲序列，主要是梯度回波（GRE）和自旋回波。
    GRE 比自旋回波和化学位移产生更明显的失真。

表 17.1　美国食品药品监督管理局（FDA）编制的美国 MRI 不良事件发生率

MRI 不良事件类别	数量（%）
热性（水疱、烧伤、发热等）	906（59）
机械性（滑倒、跌倒、挤压伤、骨折和划伤）	170（11）
抛射物（被拉入磁场的物体）	133（9）
其他（充分的叙述）	109（7）
图像质量（丢失、方向错误、不充分或错误标记的图像）	89（6）
听觉（听力损失、耳鸣）	86（6）
未知（与 MRI 检查的关系不清楚）	55（4）
死亡（12 例）[a]	0（0）
总数	1548（100）

[a]FDA 删除了这 12 起死亡病例，并将其归入一个单独的类别进行调查

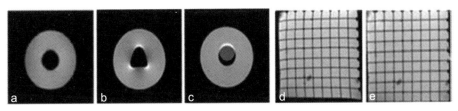

图 17.3　MRI 中的失真。（a）原始图像；（b）几何失真；（c）化学位移失真：使用模体消除几何失真；（d）原始图像；（e）校正图像（改编自 Crijns 等，PMB，56，289，2012）

- 几何失真是一个复杂的过程，取决于磁场缺陷、脉冲序列、成像参数和患者解剖结构。
- 通常失真距离等中心 < 2mm，在中心失真最小或为零（图 17.3）。
- 制造商用各种方法来量化失真，但主要是对网格模体进行成像，并对每个体素应用失真校正因子。
- 在质量保证过程中，应定期测量几何失真。
- 对于更高的场强，尽管图像质量更好，但 MRI 失真更典型且更显著。

电子返回效应（ERE）

- 由于洛伦兹效应，磁场会引起剂量学问题。
- 磁场 B 中的任何带电粒子都会受到一个力（$F = BeV$），并使粒子以向心力（$F = mv^2/r$）做圆周运动，其中：
  - m 是质量
  - v 是带电粒子的速度
  - r 是圆的半径
- 人们可以很容易地想象这样的场景：由于光子和介质相互作用射出的电子（光电、康普顿散射、电子对产生）经历磁场影响，导致了一种如果没有磁场就不会出现的剂量模式。

- 磁场越强，影响越大。
- 对于组织交界面（空气、肺和乳房）的影响可能很明显。
- 如果该效应能正确地描述出来，就应该在治疗计划系统中被考虑。
- 治疗计划设计者应注意，不要忽略空气组织交界面的任何热点（图 17.4）。
- Aurora 系统试图通过在垂直方向上使用较低强度的磁场（0.5T），并让射束通过一个专用的孔径来解决这个问题。

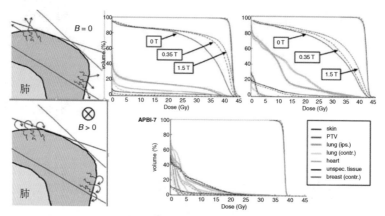

图 17.4 磁场对乳腺放疗的影响。请注意，电子在磁场中会回到皮肤表面，从而增加剂量。还要注意 DVH 随着磁场变化会受到影响（经 Van Heijst 等许可改编，Phys Med Biol 585, 917-5930, 2013）

剂量学问题：校准

- 通常电离室的测定校准使用国家 / 国际协议，并假设由光子相互作用（光电效应、康普顿散射、电子对产生）产生的次级电子在没有磁场的情况下自由移动。
- 洛伦兹场导致次级电子改变路径。
  - 这违反了布拉格 - 戈瑞空腔理论。
  - 因此剂量更加不确定。
  - 这方面可以用蒙特卡罗模拟。
- 包括胶片（EBT）在内大多数探测器都会产生剂量扰动，需要予以适当考虑。
- 图 17.5 显示了磁场的影响
  - 在空气 - 水组织交界面，电子传递可能严重到足以产生剂量扰动和不连续性，这可能对患者产生影响。

培训事项

- 许多物理师没有接受过 MRI 或 MRI-Linac（MRL）的培训。
- 对于 MRL QA 来说，物理师应对 MRI 和直线加速器有很好的理解。
- 治疗师同样应该在操作和安全方面接受适当的培训。
- 治疗师、物理师和技术专家之间强有力的跨学科合作是必不可少的。
- 物理师可以在肿瘤放疗科 MRL 的实施中发挥重要作用。
- FDA 强调，患者治疗中的每个人都应该意识到与 MRI 运行相关的特殊安全挑战，从而将可预防的不良事件率降至最低。

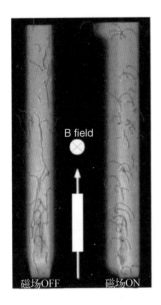

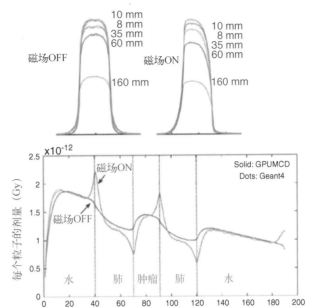

图 17.5　磁场对电子轨迹的影响。在左图中，电子轨道在磁场中向外弯曲，这导致了均匀和非均匀介质中剂量曲线和深度剂量的问题。注意，电子在磁场中弯曲，从在介质交界面上发生剂量曲线和深度剂量不连续的畸变。在水／空气或空气／水中，磁场中的电子传递很严重，产生显著的剂量干扰和不连续，这可能对患者造成影响 [经 Ahmad 等许可改编。Med Phys 43（2），894-907，2016]

合成 CT（synthetic CT，sCT）

- 剂量计算是基于电子密度进行的，通常从 CT 数据中获得。
- CT 值代表组织的衰减系数关系（图 17.6）。
- 电子密度与扫描仪器有关，在 CT →电子密度→剂量中建立了联系。
- MRI 信号是磁场、梯度场、采集技术和组织弛豫时间之间的复杂函数，因此很难与电子密度直接关联（图 17.6）。
- 为了将 MRI 信号用于治疗计划，应该将每个体素中 MRI 信号转换成用于剂量计算的 CT 值（合成 CT 或 sCT）。

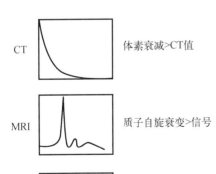

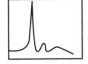

CT　　　　体素衰减>CT值

MRI　　　质子自旋衰变>信号

信号随采集序列T1、T2、echo、DCE、DWI而变化……

图 17.6　CT 和 MRI 中体素的信号。请注意，在 MRI 中，这是非常主观的，不能赋予组织特定值

Dixon 方法

- 基于图谱的方法，将电子密度映射到 MRI 中。
- 使用 4 种组织（空气、脂肪、肺、软组织）的数据。
- 与线性相关，在组织中产生 sCT。
- 如果忽略骨骼，效果会很好。
- 对于前列腺癌治疗很有帮助（图 17.7）。
- 在体积类似软组织的情况下，剂量的准确度可以非常高（剂量差为 1.5%）。
- 当存在交界面（空气/组织、骨/组织）时，注意有较大的差异。

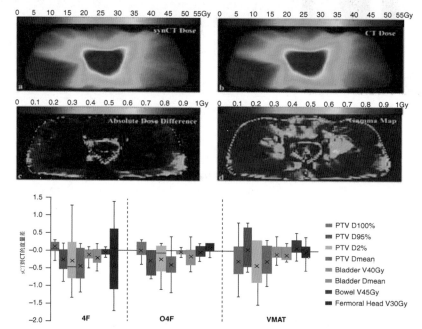

图 17.7 （上图）使用 sCT 和 CT 的前列腺患者的剂量分布。还显示了相应的剂量差和 γ 图。下图显示了 sCT 和 CT 治疗计划之间的数值。请注意，4F、O4F 和 VMAT 计划中的剂量差异最小，在 1.5% 以内 [改编自 Wang 等，PLoS ONE 13（1）：e0190883，2018]

插值（ICRU 表）

- 一个变通方法是，ICRU 把给定能量和物理电子密度的组织衰减系数制成表格。
- 对于给定的组织，MRI 信号可以与衰减系数相关联。
- 因为它是一个查表过程，所以不太受欢迎。

机器学习、人工智能、CNN

- 与适用于软组织的 Dixon 方法相比，人工智能（AI）或卷积神经网络（CNN）可为所有组织更准确地创建 sCT。
- 使用具有已知 MRI 信号和相应 CT 数据的大量患者数据来训练模型，以创建 MRI 到 CT 的映射。

- 训练数据集必须非常大。
- 图 17.8 展示了使用 CNN 创建大脑 sCT 的案例。

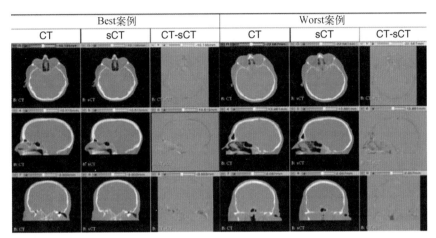

图 17.8 头颈部患者基于 CNN 的 sCT 最佳（左）和最差（右）。请注意，CNN 可以非常准确地呈现骨骼和软组织，这是其他方法无法做到的。这两种情况下图像（CT-sCT）差异无法观察到，表示 sCT 质量很好 [改编自 Spadea 等, Int J Radiat Oncol Biol Phys, 105（3）：495-503, 2019]

数字重建放射影像（DRR）

- 一个良好的数字重建放射影像（digitally reconstructed radiograph，DRR）要求在射束方向观中体现出医师预期治疗区域。
- DRR 是 CT 模拟或治疗计划设计过程的副产品。
- 对于 MRL，需要对 sCT 进行治疗评估。
- 质量应该足够好，以便不引入误差。
- 对 MRL 来说，这个过程通常被集成到系统中，自适应是 MRL 的目标之一。
- 存在多种算法将 MRI 数据合并到 sCT 中，并生成用于治疗验证的 DRR。

运动管理

- MRI 可用于运动管理和自适应放疗。
- 每天进行 MRI 扫描以反映组织运动情况。
- 许多研究者提出了 cine-MRI 方法，以获得快速的图像和适当的矫正。
- 由于 MRL 有强大的 MLC 系统，可以在相对较短的时间内提供自适应放疗。
- 这个系统的负荷量必须提高，时间会证明这些装置是否可以作为常规的直线加速器使用。

18 质 子

引言

质子束在其路径末端剂量衰减迅速，这使其在放射治疗中具有一定的优势。当质子快速移动时，作为带电粒子，其对介质的影响范围较小，质子具有与光子相似，但略高于光子的相对生物学效应(RBE)。随着质子速度减小，其线性能量转移增加，当达到布拉格峰时，释放出大量能量，这时能量迅速下降直到零。质子束被用于临床时，须通过调制轮对其布拉格峰进行展开。质子通常由回旋加速器、同步回旋加速器或同步加速器产生。用这些装置产生的质子束可进行进一步调整，以适应临床需要。本书的第 5 章提供了粒子与介质相互作用的详细讲解。

- 质子相互作用
  - 能量损失由贝特 - 布洛赫（Bethe-Bloch）方程决定（稍作修改）

$$\frac{dE}{\rho dx} = \frac{4\pi N_A r_e^2 m_e c^2}{\beta^2} \frac{Z}{A} z^2 \left[\ln \left(\frac{2m_e c^2 \beta^2}{I(1-\beta^2)} \right) - \beta^2 \right] \tag{18.1}$$

   e 是粒子能量（兆电子伏）。

   dE/dx 是单位距离 x 的能量损失（MeV/cm）。

   ρ 是介质的密度。

   N_A 为阿伏伽德罗数（6.022×10^{23}）。

   ρ_e 为经典电子半径（2.8179×10^{-15}m）。

   m_e 为电子的质量（$9.109\,383\,56 \times 10^{-31}$kg）。

   c 为光速（$299\,792$km/s）。

   z 是粒子的电荷。

   Z 是介质的原子序数。

   A 是介质的原子质量。

   β 是粒子的相对速度（v/c）。

   I 是介质的电离势。

   根据这个方程，能量损失可以用线性能量传递（LET）来表示，它与 Z^2 成正比，与粒子的质量成反比。

   - 因此，与质子相比，重离子具有更高的线性能量传递（LET）和相对生物学效性。
- 阻止能力与粒子的速度及相对影响范围有关（图 18.1）。
  - 快速移动的粒子与介质相互作用的时间少，能量损失小。
  - 慢速运动的粒子与介质相互作用时间长，影响范围更大，能量损失也更高。

- 当粒子速度减小时，其能量损失增加，直到布拉格峰（图 18.2a）。1946 年，罗伯特·威尔逊描述了质子的这一性能，他提出可将快质子用于临床中。
- 质子的射程与阻止本领成反比，可用以下方程表示质子能量与射程之间的关系。

$$R = \int_0^E \frac{dE}{dE/dx} \tag{18.2}$$

$$R \text{ (cm)} = 0.033E + 0.000\,5E^2 \tag{18.3}$$

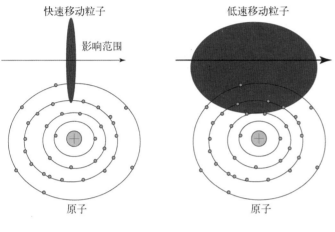

图 18.1　高速移动的粒子和低速移动的粒子对介质中原子的影响示意图。粒子能量损失的大小与其速度相关。低速运动的粒子比高速运动的粒子能量损失更多

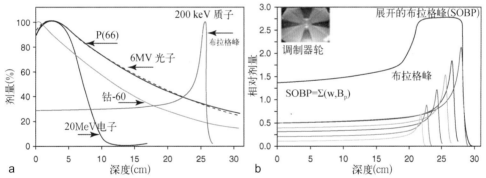

图 18.2　（a）不同类型射线的百分深度剂量比较。质子束具有独特的百分深度剂量特性，其剂量在某一深度急剧上升，被称为布拉格峰。（b）原始布拉格峰可以被调制器轮展开（插图）。可变厚度的调制轮可将布拉格峰展开成各种类型，如图所示。对这些峰值进行加权求和，得到 SOBP，展开的 SOBP 宽度足以覆盖肿瘤

- 射程：由于粒子间的相互作用是概率性的，能量损失是一个统计过程，因此质子的实际射程不是确定的。
- 阻止本领是 LET 的一种形式，可以用以下等式表示：

$$\left(\frac{S}{\rho}\right)_{\text{air}}^{\text{w}} = 1.137 - 4.3 \times 10^{-5} R_{\text{res}} + \frac{1.84 \times 10^{-3}}{R_{\text{res}}} \tag{18.4}$$

R_{res} 为剩余射程

S 为阻止本领

- 介质中的辐射剂量与阻止本领直接相关，如下所示：

剂量 $= \phi \cdot S/\rho$

ϕ 为每平方厘米的通量或质子数

事实上，质子数 $/cm^2 \times MeV/(g \cdot cm^2) = MeV/g = J/kg = Gy$，因此，产生 1Gy 的剂量，需要数十亿个质子！

- 质子的百分深度剂量
  - 如前所述，质子百分深度剂量从低表面剂量开始，随着粒子速度降低，百分深度剂量增大，直到达到布拉格峰，随后开始迅速下降（图 18.2a 和图 18.3a）。
  - 布拉格峰的宽度通常为 2 ～ 3mm，不能用于临床使用。
  - 可通过各种方式使质子束产生多个小的布拉格峰，并对其进行有效扩展，使其能用于临床。

    可通过图 18.3b 所示的调制轮来实现布拉格峰扩展。调制轮可以互换，并且通常 SOBP 长度是固定的。
  - 对单个质子束的 SOBP 进行精心设置，也可使其产生能够均匀覆盖肿瘤的百分深度剂量特性（单光束见图 18.3，不同类型光束见图 18.4）。

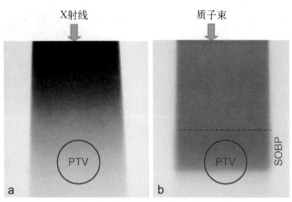

图 18.3　2D 剂量分布在胶片上的显示（a）光子束和（b）质子束。值得注意的是，质子束在 PTV 中的剂量更均匀

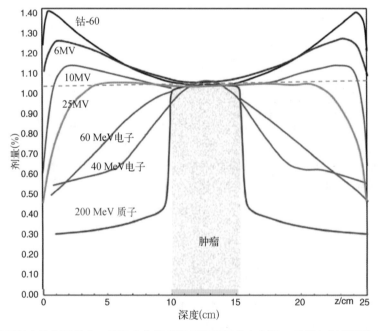

图 18.4　不同类型射束的剂量分布。质子束为肿瘤组织提供了均匀剂量，且其入射剂量和出射剂量均最小

- 与其他类型辐射束相比，使用 SOBP 可使质子在肿瘤组织内的剂量更均匀，且使用的射束数量通常更少（图 18.5）。

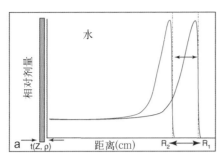 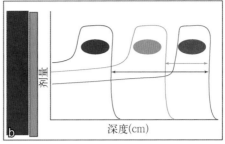

图 18.5 （a）显示了质子在介质表面随介质厚度变化的情况，（b）显示了不同范围或不同深度的肿瘤组织位于 SOBP 内的临床病例。注意：表面放置不同数量的介质，会导致曲线发生位移

- 位移和目标覆盖
  - 由回旋加速器或同步加速器产生的质子束的能量是固定的（例如，250MeV）。
  - 低原子序数的介质可被用来降低质子束能量。

    将介质放置在照射喷嘴或射束中。

    介质的厚度可以根据阻止本领计算。介质厚度被称为水等效厚度（WET）。

    水等效厚度的增加会使布拉格峰向表面位移（图 18.5a）。射束中的水等效厚度介质主要用于能量转移，而照射喷嘴（石墨板）中的水等效厚度介质可被快速互换。
- 剂量分布
  - 可使用治疗计划系统优化剂量分布，使剂量能覆盖肿瘤组织的同时可以保护肿瘤组织以外的正常结构。

    例如：全脑全脊髓照射（图 18.6）。

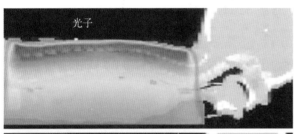
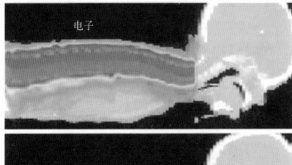
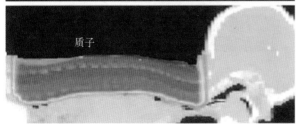

图 18.6 不同射线在儿童髓母细胞瘤全脊髓放射治疗中的剂量分布比较。上图使用于 6MV 光子束，中图使用 20MeV 电子束，下图使用 200MeV 质子束。可看出质子束对正常组织有更显著的保护作用（经圣克莱尔等许可，国际放射肿瘤生物学杂志，58，3：727-734，2004）

- 在较浅的深度，质子束的半影（2～3mm）比光子束半影（6～8mm）更小，因此质子也更有效地保护了正常组织。
- 由于质子束在介质中的表面剂量更低，且其经过肿瘤组织后的剂量会迅速减小，使用质子束治疗会比 IMRT 具有更优的剂量分布（整体剂量更低和低剂量区更小）。参见图 18.7。

- 质子束的产生
  - **回旋加速器**

      两个"D"形金属盒并排放置在强磁场中（图 18.8）。质子从小间隙注入。

      "D"形金属盒与高功率射频相连，射频可改变"D"形盒之间的电压极性。

      质子在一条环形的路径上运动，当其运动至两个"D"形盒之间时，极性交替变化的电场会使其加速，并进入对向"D"形盒。

      质子随着 D 形盒之间电压极性的改变而获得能量。

      通常需要获得几百万电子伏特的能量。现代机器能使质子能量达到 250MeV。

      随着质子能量增加，由于相对论效应，质子获得质量，因此最终会导致质子运动与电场变化失去同步，无法对其进行进一步加速（图 18.8）。

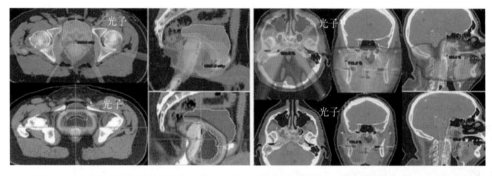

图 18.7　光子、IMRT 和质子束之间的剂量分布比较。左图是前列腺，右图是鼻咽，可看出质子束的剂量分布更优越。在两种情况下，彩图代表的是 30% 的等剂量线

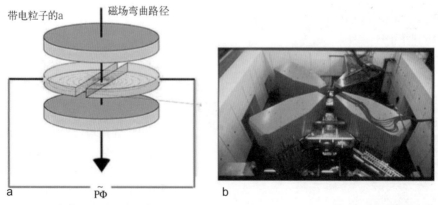

图 18.8　（a）D 形金属盒、磁场及射频功率的回旋加速器示意图；（b）印第安纳大学回旋加速器设施，显示马蹄形电磁体、D 形金属盒和 RF 功率

- **同步回旋加速器**

    当粒子接近光速时，射频场和磁场会从两个 D 形金属盒中心向外变化，以补偿相对论效应。

- **同步加速器**

    聚焦和弯曲的磁铁在强大的射频频率中运行，该射频频率分阶段变化，并根据所需粒子的速度、质量和相对效应进行优化（图 18.9）。

    示例：欧洲粒子物理研究所的超级对撞机是一台直径 40km 的同步加速器。

    同步加速器可以加速任何带电粒子，而回旋加速器仅用于加速质子束。

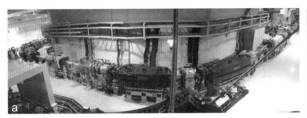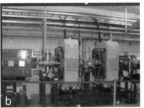

图 18.9　（a）日本兵库县立粒子束（日本）直径为 96m 的同步加速器的截面图；（b）德国海德堡粒子束的一段同步加速器

临床质子束

- 双散射
    - 由回旋加速器或同步加速器产生的质子束是笔形束（可根据需要在由磁体引导的钢管中行进）。
    - 入口：对从加速器出来的质子束进行限制，包含一个散射箔（图 18.10a）。

        类似于电子锥，但更大！

        为了使质子束能用于临床，可通过在光路中放置高原子序数的介质来散射光束，使光束变宽（图 18.11）。

        这种方法会造成中子污染。

        较新技术更简单。

    - 挡块：射束末端的最终横截面形状，通常由黄铜制成（图 18.10b）。

        通常每个区域的挡块是唯一的。

        挡块通常由铣床加工而成（内部加工或运输）。

        当质子被阻挡在黄铜挡块内时，会导致挡块变得具有放射性（带有短寿命的能发射正电子的核素）。因此用过的挡块必须作为放射性物质储存。

    - 补偿器：在 z 轴上建立三维剂量分布（图 18.10c）。

        补偿器通常由一种塑料透明合成树脂研磨而成。在每个射野中都是唯一的。其使用后也变得有放射性（类似孔径）（图 18.11）。

- 笔形束扫描
    - 笔形束是通过目标上磁扫描方式来展宽的，并不是使用物理散射装置（图 18.12）。

        光束分布可能更加均匀。

        光束通常在 x/y 平面内分层扫描。可以插入范围移位器来增加 z 平面中的层。

如果扫描可均匀地用于整个平面（例如，旧散射光束的改造），仍然需要挡块和补偿器（昂贵）。

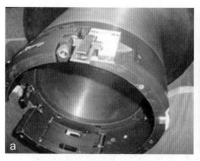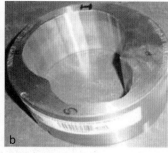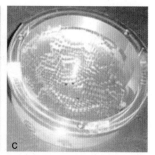

图 18.10　双散射质子束头的组件。(a) 组件中喷嘴，数量有限；(b) 黄铜挡块，进行研磨以反映治疗区域的射野方向观（BEV）；(c) 用于 BEV 的肿瘤特异性补偿器。挡块和补偿器的组合为肿瘤组织提供了均匀的剂量，且使正常结构受照的剂量未超出其限值范围

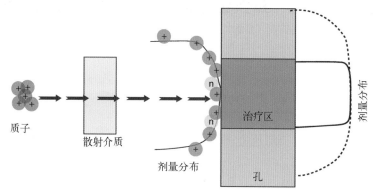

图 18.11　用于治疗的宽波束的波束散射概念。散射介质产生带有一些中子的宽波束。剪切孔允许具有均匀剂量分布的质子束通过

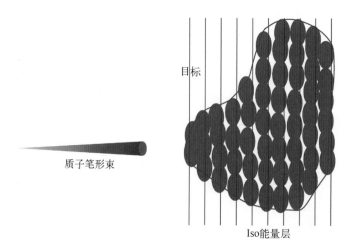

图 18.12　最远的一层是用特殊的二维磁铁在 x 和 y 平面上扫描质子。扫描频率经过优化，实现患者治疗所需的较低和较高（取决于监视器单元）均匀剂量分布。如前所述，z 平面是通过添加范围移位器而改变的范围。因此，x-y 磁体和范围移动器的组合覆盖了肿瘤的整个三维空间。然而，在这样的过程中，仍需要使用 BEV 孔径和补偿器

- IMPT（调强质子治疗）

　　较新的笔形波束扫描系统使用磁铁在 x/y 平面上创建每一层的形状。

　　每一个新层面都是用一个快速移动的范围位移器创建的。

　　剂量分布远远优于双散射及改进的笔形光束扫描系统。

　　笔形束的大小至关重要，由波束轮廓的半高宽（FWHM）决定。

• 空气中 3 ～ 5mm 的笔形束在进入人体时其宽度会显著增加，因为人体中没有控制或聚焦机制。参见图 18.13。

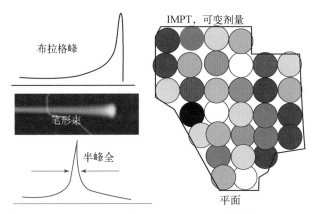

图 18.13　一个简单的笔形束概念，显示了布拉格峰和半高宽（FWHM）。笔形束是 IMPT 的先决条件，不同的剂量用不同颜色的点表示

第二部分

放射治疗生物学

19　分子生物学和信号传导

引言

　　放射治疗的靶点是 DNA。DNA 由糖、磷酸盐和碱基组成，可与其他蛋白质形成超结构以组成染色体，在显微镜下可观察到其 M 期。染色体内有基因，可以转录成蛋白质。这些基因的功能可以通过突变或表达的表观遗传变化来改变。借助基因表达阵列分析、层次聚类、定量 RT-PCR 和单细胞 RNA 测序可以可视化和测量基因的 RNA 表达。RNA 水平可以通过转录和微小 RNA 来调节。翻译后，细胞可以通过以下方式调节蛋白质活性：易位、磷酸化和甲基化等修饰，以及泛素化后蛋白酶体的降解。已经发现细胞中的信号传导与各种信号转导途径有关，其蛋白质调节细胞生长、细胞周期控制、细胞分裂和细胞死亡。这些蛋白质可以是细胞表面受体、结合细胞表面受体的配体、中介信号蛋白和激活剂（如转录因子）、凋亡蛋白（如 BCL2 或 BAX 蛋白）。放射可引起多种不同类型的细胞死亡，它们与各种介质和途径相结合，在临床上表现出显著的放射急性和晚期副反应。

关于核酸的注释

- 作为放射生物学教科书，这本书主要集中在核酸（DNA）和基因上。
  - 信息流如下：DNA → RNA →蛋白质。这也可以描述为基因→转录物→基因产物。
- DNA 由糖、磷酸盐和碱基组成。碱基序列携带信息（编码）。
  - 嘌呤（A，G）与嘧啶（T，C）配对。
  - 嘌呤很大，而嘧啶很小。"大人物，小名字"。
- DNA 缠绕在组蛋白周围形成染色质。染色质是染色体的基本组成部分。
  - 当谈到"单链""双链""染色单体"和"染色体"时，很容易混淆，因为许多结构是成对出现的（图 19.1）。
- 未复制染色体（前 S）以 p- 和 q- 染色单体形式存在，没有姐妹染色单体。
  - 人类为二倍体，每个染色体有两条。
  - 然而，除非你是克隆人，否则你的两条 4 号染色体是互不相同的：一个来自母亲，另一个来自父亲。
- 已复制染色体（后 S）以相同的姐妹染色单体形式存在，由着丝粒连接在一起。
  - 你仍然只有一条母系 4 号染色体和一条父系 4 号染色体，但每条染色体都有两条 p 臂和两条 q 臂。
- 我们习惯于看到复制的染色体，因为在传统的核型中只有 M 期染色体可见（光学显微镜，图 19.2）。

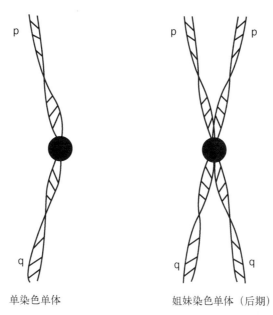

图 19.1　染色体：可能包含每个染色单体的一个或两个拷贝，但是 DNA 总是双链的

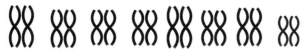

染色体组型(1~8号染色体)

图 19.2　DNA（部分）核型。我们体内的大多数细胞不处于 M 期，不存在可见的浓缩染色体

关于基因功能的注释

- 有几种方法可以改变基因的功能：①可以改变基因本身（突变）；②可以在不改变基因的情况下改变基因功能（表观遗传改变）；③也可以改变基因产物（蛋白质）的功能。
- 突变非常简单：DNA 不同，所以它的功能也不同。
- 表观遗传改变是指不改变基因本身功能的改变。
  - 基因表达：基因 mRNA 转录部分数量的变化。
  - 剪接变异体：基因部分包含在最终 mRNA 中的变化。

点突变和染色体突变

- 突变可按大小分类
  - 点突变：1 到几个 bp 大小。
  - 总突变：数千到数百万 bp。
  - 非整倍体：整条染色体，数千万到数亿 bp。
- 点突变影响一个或几个碱基对。
  - 单核苷酸突变也称为单核苷酸多态性（SNP）（图 19.3）。
  - 编码区突变分为沉默突变、错义突变或无义突变（图 19.4）。
  - 非编码区突变可能会影响编码区的表达和剪接，但很难描述。
  - 小的插入和缺失（几个碱基对）也算作点突变。

当DNA复制"停顿",或跳过或重复一个序列时,就会发生这种情况。

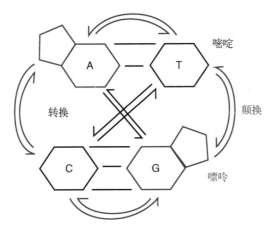

图 19.3 点突变分为转换(嘌呤到嘌呤或嘧啶到嘧啶)和颠换(嘌呤到嘧啶或嘧啶到嘌呤)

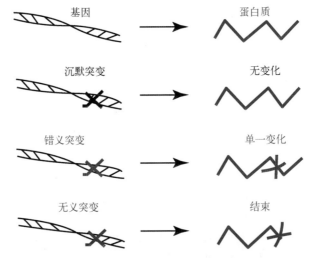

图 19.4 基因编码区的点突变也可以根据蛋白质(基因产物)的变化进行分类

● 染色体突变(又名总突变)大到足以影响整个染色体的结构,通常有数百万个碱基对的长度。
  – 当DNA片段从染色体上断裂并永久丢失时,就会发生严重缺失。
  – 当断裂的DNA序列重新连接到错误的染色体上时,就会发生易位。
  – 当一个DNA序列在同一个细胞周期中被复制多次时,就会发生扩增。
● 非整倍体是指整个染色体的丢失或获取。
  – 正常的人类细胞有两套对染色体1～22和两条性染色体(男性X,Y或女性X,X),即46XX或46XY,任何与此不同的都是非整倍体(生殖细胞除外)。
  – 非整倍体发生在有丝分裂过程中染色体不能正常分裂的时候。
    这些细胞大多死亡(有丝分裂灾难),但存活的细胞则变成非整倍体。
  – 亚二倍体是指染色体少于46条。
  – 超二倍体是指染色体超过46条。

– 四倍体的染色体数目是正常的 2 倍（92）。这发生在细胞融合之后。

杂合性缺失

● 人类每条染色体都有两份拷贝，因此每个基因也有两份拷贝。这为抵抗隐性突变提供了保护。即便一个基因拷贝发生突变，但基因的另一个健康的拷贝也能取代它的功能。

– 携带隐性突变的细胞或个体在该位点是杂合的（图 19.5）。

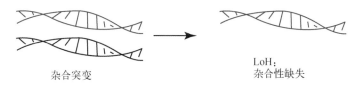

杂合突变

LoH：
杂合性缺失

图 19.5　杂合性缺失（LoH）是指一个基因在父本母本上均无作用

● 杂合性缺失（LoH）用于描述在两条染色体上突变和（或）缺失的任何基因位点。

– 这是一种"二次打击"的突变机制。一条染色体长期存在缺陷（或为遗传），而另一条染色体则是新缺失的。

基因表达

● 人体内大多数细胞都有相同的基因组，然而皮肤细胞的行为与脑细胞截然不同。
● 细胞是如何在不改变基因组的情况下调节其基因功能的呢？
● 基因表达增加
– 正转录因子：信号蛋白可以直接结合 DNA 以诱导或抑制转录。
– 染色质乙酰化：打开染色质并诱导基因表达。
● 基因表达减少
– 负转录因子（阻遏物）。
– 染色质甲基化：关闭染色质并阻止基因表达（图 19.6）。
● 转录物（mRNA）修饰
– 许多人类基因有多个剪接变体，因此一个基因可以产生不同的基因产物。

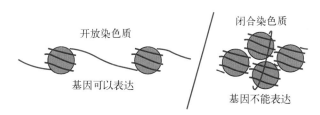

开放染色质

闭合染色质

基因可以表达

基因不能表达

图 19.6　染色质可能以"闭合"（不活动）状态或"开放"（活动）状态存在。这是由乙酰化和甲基化来调节的

● 过表达和沉默描述了基因表达的总体增加或减少。这些术语包括突变（基因扩增或缺失）和表观遗传变化。

- 微小 RNA（miRNA）调节 mRNA 水平和蛋白质翻译。
  - 细胞合成和使用小的内源性、非编码 miRNAs 来改变转录后的 mRNA 水平，从而改变蛋白质翻译水平。
  - 在许多癌症中，miRNA 水平因扩增、缺失和转录的错误调节而改变。
  - 例如，已经发现 miR-15a 和 miR-16-1 在 B 淋巴细胞白血病中缺失，miR-143 和 miR-145 在肺癌中缺失，它们被认为是肿瘤抑制因子。
  - 相比之下，miR-17-92 簇编码多种 miRNA，在几个淋巴瘤以及肺癌、结肠癌和肝癌中过表达，有促癌作用。
  - 放射可以改变 miRNA 水平，并根据细胞类型和放射剂量的不同而诱导或抑制 miRNA 的表达。
  - EGFR 受体和 PI3K/AKT 是参与放射反应的促存活途径，并受几个 miRNAs 如 miR-302-367 簇和 miR-7 调节。PTEN 是 AKT 负调节因子，受 miR-21 调节。

翻译后修饰

- 一旦某基因产生了翻译后折叠正确的蛋白质，蛋白质的功能和活性通常受到细胞内其他过程 / 修饰（见下文）的调节。
  - 蛋白质修饰
    - 磷酸化 / 去磷酸化。
    - 羟基化。
    - 二聚化。
    - 交联。
  - 蛋白质寿命的变化
    - 泛素化：小蛋白泛素为蛋白酶体（细胞的"垃圾收集器"）降解的蛋白质"贴上标签"。
  - 易位：蛋白质位置的变化，例如，在下列细胞器之间。
    - 细胞质。
    - 细胞核。
    - 质膜。
    - 线粒体。
    - 内质网。
    - 其他细胞器。

磷酸化和去磷酸化反应

- 磷酸基团是细胞中最常见的高能化学基团。因此，磷酸化 / 去磷酸化是修饰蛋白质功能的一种常见机制（并且可以起到"开 / 关"的作用）。
  - 激酶添加磷酸盐。
  - 磷酸化酶去除磷酸盐。
- 丝氨酸、苏氨酸和酪氨酸残基可以结合磷酸盐。
- 根据它们能够作用的氨基酸对激酶和磷酸化酶进行分类。

154

    – 酪氨酸激酶（TKs）包括所有的生长因子受体。

       EGFR，Her2/Neu，PDGFR，VEGFR，IGFR。

    – 丝氨酸 / 苏氨酸激酶

       MAPK，ERK，TGF-βR。

分子信号：受体和配体

受体根据其位置和功能进行分类：

- 膜结合受体与位于细胞外的配体相结合。
  - 离子通道型受体可以选择性地允许离子或其他小分子流入或流出细胞。
  - 受体激酶通过磷酸化发挥作用，包括所有生长因子受体。
  - G 蛋白偶联受体（GPCRs）需要 GTP 结合蛋白（G 蛋白）起作用。大多数 GPCRs 也是酪氨酸激酶受体。
- 细胞质信号分子将信息从膜结合受体传递到细胞核。
- 转录因子结合 DNA，直接改变基因表达。
  - 核受体是能直接与特异性配体反应的转录因子。
  - 转录因子可能存在于细胞质中，在那里它们是无活性的。在对信号作出响应时，它们转移到细胞核中，并在那里与 DNA 中的基因启动子结合。
  - NF-κB 是 p65/p50 的异二聚体，是一种转录因子，其通过结合 κ-β 的蛋白抑制剂(Iκ-B)而存于细胞质中，直到它接收到上游信号，从 Iκ-B/ NF-κB 复合物释放 Iκ-B，并允许 NF-κB 转录因子进入细胞核，诱导 NF-κB 调节基因的转录。
- 配体分为几种类型
  - 水溶性配体没有特定的转运通道不能通过细胞膜。这些物质包括神经递质、生长因子、抗体以及大多数营养物质和代谢产物。
  - 脂溶性配体可以自由穿过细胞膜。这包括类固醇激素和甲状腺激素，以及脂溶性代谢物。
  - 膜结合配体是在其他细胞表面表达的分子，如负责 T 细胞介导免疫的 MHC 基团。

基因表达分析

- 多基因阵列（"基因芯片"）可以同时测量多个基因：
  - mRNA 是从组织样本（正常组织、肿瘤、实验动物、细胞培养物）中获取的。
  - mRNA 通过逆转录酶转化为互补 DNA（cDNA）。
    由于 RNA 酶（降解 RNA 的酶）在细胞、组织和环境中无处不在，因此 RNA 不太稳定，不能直接使用。cDNA 也被称为"转录组"。
  - cDNA 用荧光染料标记，并将其放在已知 DNA 序列的文库中。
  - 荧光通过激光扫描来测量。
- 通过使用两种不同组织样本的 cDNA，一个标记为绿色，一个标记为红色，可以"一目了然"地比较基因表达。
  - 对照组为绿色，实验组为红色。
  - 因此，红色基因序列过表达，绿色基因序列表达不足（图 19.7）。

● 基因表达阵列（gene expression array，GCA）数据的层次聚类（hierarchical clustering，HC）是一种允许研究人员将基因表达模式聚类到组 / 细胞类型的统计方法。

　　– 例如，HC 和 GCA 可用于识别乳腺癌的四种基因亚型："Luminal A""Luminal B""HER-2"和"基底样"。

　　– HC 和 GCA 还可以识别各种器官和肿瘤组织中正常细胞的不同亚群。比如可以在淋巴结和肿瘤中识别出免疫细胞亚型（B 细胞、T 细胞、巨噬细胞等）。

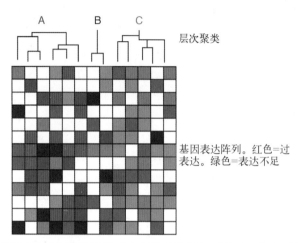

图 19.7　基因表达阵列可以同时显示多达数千个目的基因的相对表达。聚类分析可用来将基因组合在一起以适应特定的模式。A、B 和 C 是类似样本"群"的任意标签

单细胞 RNA 序列

● 通过单细胞 RNA seq（scRNA seq）对单个细胞的转录组进行深度 cDNA 测序和大数据聚类分析，可以识别和定量正常组织和肿瘤（包括肿瘤和正常组织干细胞）中小而复杂的细胞类型亚群。

　　– 对治疗前后肿瘤的 scRNA seq 分析有可能识别肿瘤中敏感和耐药细胞亚型，并在未来可能有助于指导治疗。

细胞死亡的类型

● 细胞死亡可能有几种方式。

● 坏死通常是无组织的，并通过细胞完整性的丧失引发炎症反应。

● 凋亡是有组织、有计划的细胞死亡，不会引起炎症反应。

● 具有致命 DNA 损伤的细胞可能不会死亡，直到它们试图分裂和有丝分裂失败，这被称为有丝分裂灾难。

● 有关更多详细信息，请参见第 22 章。

辐射诱导的分子信号

● 细胞可以对电离辐射做出多种反应。很多时候，不同的反应会相互竞争。

● DNA 修复：激活分子系统修复放射造成的 DNA 损伤。

- 细胞周期停滞：防止细胞受损的 DNA 循环。能促进修复和存活，但会减缓细胞生长。
- 凋亡：程序性细胞死亡，清除体内受损细胞。并非所有组织都经历凋亡，许多癌细胞是凋亡缺陷型的。
- 增殖：与细胞周期停滞和凋亡相反。产生新的细胞来弥补细胞死亡。
- 炎症：由于细胞因子的诱导，血流和免疫系统活性的增加，导致一些细胞生长（增殖），而另一些细胞死亡（凋亡或坏死）。
- 纤维化：产生瘢痕样细胞外基质，放射常见的晚期毒性。

急性效应：DNA 损伤

- 蛋白质 ATM/ATR 可以检测 DNA 损伤。
- 当细胞意识到自己受损时，修复能力强的细胞会试图修复受损。同时也必须决定如何应对这种损害。
    - 见第 21 章了解 DNA 修复的详细信息。
- 如果受损太严重，细胞可能决定停止生长，甚至自杀（凋亡）。
    - p53 途径：一种促修复、促停滞和促凋亡的蛋白质。
    - 神经酰胺途径：神经酰胺是一种促停滞和促细胞凋亡的脂质。
    - "停滞和死亡"途径往往可以阻止恶性肿瘤的发生，因为它们可以阻止突变细胞增殖。
    - 然而，正常组织中的细胞丢失会导致其功能丧失。
- 或者细胞会决定增殖和存活，通过更快的生长来补偿损伤。
    - FOS/JUN/MYC 途径：促生长和抗凋亡。
    - "存活和生长"途径可以使突变细胞生长，从而使恶性肿瘤易发。
    - 然而，它们也负责损伤后恢复正常组织。

晚期效应：炎症和纤维化

- 伤口会留下瘢痕……辐射也是如此！
- 炎症是对损伤的正常反应，有助于对抗感染。
    - 血流量增加。
    - 免疫反应增强。
    - 细胞更新增加：细胞死亡和增殖均增加。
- 随后，发生纤维化（组织硬化）。
    - 瘢痕样细胞外基质生成增加。
- TNF-α、TGF-β、PDGF、FGF 和 IL-1 是炎症介质，也可能在纤维化中发挥作用。

20 癌症生物学

引言

癌症是细胞基因中多种突变累积的结果，这些突变调节细胞生长 / 寿命、死亡和迁移、免疫反应、端粒长度、基因组不稳定性、侵袭和转移。一些突变是遗传的，而大多数突变是自发的或诱发的。突变可能增加癌基因的活性或降低抑癌基因的活性。从正常细胞向癌细胞演变的各个步骤可分为启动、促进和进展。癌细胞必须拥有不受控制分裂的能力，同时保持其端粒长度，通过血管内皮生长因子（vascular endothelial growth factor，VEGF）招募脉管系统，并改变细胞间的黏附以入侵和转移。了解肿瘤基因组学特性有助于针对特定分子和单克隆抗体的小分子抑制剂的肿瘤靶向治疗。

癌症的基因变化

- 对癌细胞的分析表明，与健康细胞相比，它们中的大多数都具有高度异常的 DNA。
- 如第 19 章所述，许多不同类型的突变可能会发生。
- 突变通过几种机制发生
  - 可遗传的：出生时就存在。

    BRCA1/2 突变导致可遗传的乳腺癌 / 卵巢癌。*FAP* 和 *MSH/MLH* 突变导致遗传性结肠癌。

    Rb 突变导致遗传性视网膜母细胞瘤和软组织肉瘤。*p53* 突变导致利 - 弗劳梅尼综合征且伴有多种恶性肿瘤。
  - 自发：由于老化、氧化以及 DNA 复制和有丝分裂过程导致的随机突变。许多人类的大规模 DNA 测序癌症研究表明，驱动致癌过程的大多数突变是自发的。

    基因组不稳定性：随着时间的推移，DNA 修复的丧失、细胞死亡过程如凋亡和衰老途径导致自发突变的累积。
  - 化学诱导：许多化学物质（烟草等）引起碱基损伤或 DNA 交联，更可能引起点突变。
  - 辐射诱发：辐射会导致双链断裂，更有可能导致重大突变。
  - 细胞融合：两个细胞合二为一，DNA 含量加倍（四倍体），突变率增加。
- 病毒也可能引入异常基因
  - 人乳头瘤病毒是引起宫颈癌和一些头颈癌的广泛传播的病毒。人乳头瘤病毒 E6 蛋白靶向 p53 肿瘤抑制蛋白进行降解，可破坏细胞周期检查点控制和细胞死亡过程，例如凋亡。人乳头瘤病毒 E7 蛋白靶向视网膜母细胞瘤（Rb）蛋白，则破坏正常的细胞周期进程和控制。

- EBV（EB病毒），也称为人类疱疹病毒4，诱发单核细胞增多症，与中国和东南亚的鼻咽癌以及非洲的伯基特淋巴瘤相关。EBV潜伏膜蛋白（LMP1和LMP）和EBV核抗原可破坏增殖、转移和细胞死亡（如凋亡）中的细胞信号转导。

癌症的表观遗传变化

- 如第19章所述。表观遗传变化是基因功能的变化，而基因本身没有任何变化。
- 最常见的表观遗传变化是染色质修饰。
  - 甲基化降低基因表达。
  - 乙酰化增加基因表达。
- 基因启动子的超甲基化是表观遗传沉默最常见的形式。
  - 癌细胞利用甲基化来关闭抑癌基因和DNA修复基因。这可能会使他们容易受到DNA损伤剂（化疗、放疗）的伤害。
  - 胶质母细胞瘤中MGMT甲基化与替莫唑胺疗效相关。

致癌作用的多步模型

- 癌症是一种具有增殖失控、侵袭、转移、血管生成和免疫逃避的疾病。正常细胞变成癌细胞通常需要许多变化。
  - 增殖不受控但没有侵袭或转移的细胞可能形成肿瘤，但它很可能是良性或恶变前表现。
  - 例如，生殖器疣通常是良性的，但高危人乳头瘤病毒，如HPV16和18亚型，它们可能会恶变。
- 启动是促进细胞增殖失控的第一次突变。
- 促进是第二次突变，在正常细胞中影响很小，但在启动后可导致增殖进一步增加。
- 进展可导致额外的突变，被赋予恶性特征，如侵袭和转移（图20.1）。

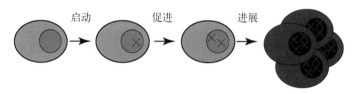

图20.1 正常细胞转变为癌细胞需要多个突变，分别称为启动，促进和进展

- 对良性、恶变前和恶性肿瘤的遗传分析表明，突变经常以特定的顺序发生：
  - 例如，通常在良性结肠腺癌（初期）发生 *APC* 和 *K-Ras* 突变。
  - 在发育异常结肠腺癌中发生 *CIN* 和 *DCC* 突变。
  - 在侵袭性结肠癌（进展）中发生 *p53* 突变。

癌症基因组学的临床意义

- 基因图谱技术允许测量人类肿瘤中的基因表达；这项技术越来越多地用于预后和治疗。
- 细胞毒性疗法（传统的化学疗法）破坏DNA或抑制许多人类细胞共有的代谢途径。

- 基因组学可用于预测细胞毒性药物的疗效和毒性。
- 靶向治疗旨在特异性抑制某些细胞信号通路。
    - 基因组学可用于识别特定的突变或可被药物靶向的分子途径。
    - 并非所有的靶向治疗都针对癌基因。
- 预后基因组试图预测肿瘤行为和治疗反应。
    - *Oncotype DX* 多基因组用于预测化学疗法在早期浸润性乳腺癌中的效用。
    - *Oncotype DCIS* 多基因面板可以预测全乳腺照射在 DCIS 的应用。

癌基因和抑癌基因

- 癌基因（"肿瘤基因"）是一类促进肿瘤形成的基因。
    - 癌基因可能通过以下途径之一发挥作用：
        鼓励增殖。
        鼓励生存（抗凋亡）。
        肿瘤抑制因子失活。
    - 癌基因可能通过突变、扩增或过表达而被激活。
- 原癌基因是癌基因的正常功能版本。
    - 例如，正常的 *b-Raf* 是原癌基因，而突变的 *b-Raf* 是癌基因。
- 抑癌基因是一类可以阻止肿瘤形成的基因。
    - 抑癌基因可能通过以下途径之一发挥作用：
        促进细胞周期阻滞。
        促进细胞凋亡。
        促进 DNA 修复。
        抑制癌基因。
        Rb 和 *p53* 都能引起 G_1 期阻滞。
        p53 也能导致 G_2 期阻滞。
    - 抑癌基因可能会因突变或表观遗传沉默而失活。
    - 抑癌基因也可能具有促凋亡作用。
        Rb 和 *p53* 都是促凋亡和促阻滞的。
    - 抑癌基因可能通过抑制癌基因发挥作用。
        NF1（神经纤维瘤病 1 型基因）抑制 *Ras*。
    - 抑癌基因可能是 DNA 修复基因。
        BRCA1/2 和 *MLH/MSH* 是 DNA 修复基因，如果受损 / 突变，极易诱发癌症。

靶向治疗的原则

- 抑制过度活跃的癌基因比恢复沉默的抑癌基因容易得多。
- 由于单克隆抗体的药物（-mabs）分子量非常大，不容易穿过细胞膜。因此，它们的目标仅限于细胞膜受体和配体。
    - 抗体对单个目标分子特异性很强，且难以穿过血脑屏障。
- 小分子抑制剂药物（-ibs）可以穿过细胞膜并靶向细胞外或细胞内靶点。

- 酪氨酸激酶抑制剂（TKIs）能或不能穿过血脑屏障。
- 大多数 TKI 药物同时抑制多种酪氨酸激酶。

EGFR–MAPK 信号通路

- 这是一个促生长和促生存的信号通路，包含许多临床相关的药物靶点（图 20.2）。

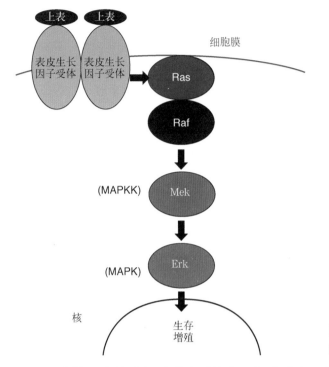

图 20.2 EGFR-MAPK 途径的示意图

- EGFR 家族：这些酪氨酸激酶受体位于细胞膜中，接收包括 EGF 在内的生长和应激相关信号，并在癌症中频繁突变。
  - *EGFR*（*ErbB*，*Her1*）：与鳞状细胞癌有关，是西妥昔单抗、帕尼单抗、厄洛替尼和吉非替尼等药物的靶点。
  - *HER-2/neu*（*EGFR2*，*ErbB2*）：与乳腺癌有关，是曲妥珠单抗、帕妥珠单抗和拉帕替尼等药物的靶点。
  - *EGFR3* 和 *EGFR4* 同样存在。
- Ras：一种传递 EGFRs 信号的膜结合"G 蛋白"（GTP 结合蛋白）。
  - *K-Ras*：在结肠癌、肺癌和胰腺癌中通常在密码子 12（KRAS G12C）上突变，激活 *KRAS* 并赋予对 EGFR 抑制剂的耐药性。
    如果突变发生在 EGFR 的下游，则对抑制 EGFR 没有任何作用。
  - *H-Ras* 和 *N-Ras* 同样存在。H-Ras 在膀胱和头颈部鳞状细胞癌中突变和激活。替吡法尼（Tipifarnib）是一种法尼基转移酶抑制剂，正在探索其在头颈部癌症 *H-Ras* 突变的作用。*N-Ras* 在恶性黑色素瘤和结肠直肠癌中突变。
- Raf：一种传递 Ras 信号的细胞质信号蛋白。
  - *b-Raf*：通常在黑色素瘤、肾癌和肝癌中突变。靶向药物包括索拉非尼和维罗非尼。
  - *a-Raf* 和 *c-Raf* 同样存在。

- MEK（MAPKK，MAP 2 K）：Raf 和 ERK 之间的一种中间信号蛋白（MAPK）。
  - 存在多种亚型。
- ERK（MAPK）：一种激活细胞核内促生长和促生存因子如 AP-1（JUN，FOX）转录因子复合物和调节血管生成的 STAT3/VEGF 途径的信号蛋白（见下文）。
  - 存在多种亚型。

血管生成和 VEGF 受体

- 血管生成是新血管的生长。这种信号通路促进血管生成和细胞生存，这两者都有助于肿瘤生长。
  - VEGF 受体（Flt/Flk）：这些酪氨酸激酶受体位于细胞膜上，接收来自 VEGF 的血管生成信号。
    - 存在多种亚型。
    - 靶向药物包括贝伐单抗、帕唑帕尼、舒尼替尼和索拉非尼。

PI3K–Akt–mTOR 途径

- 这是一系列促血管生成、促生长和抗凋亡的信号分子。它可能被 VEGFR、IGFR HIF1 和其他上游信号激活（图 20.3）。
  - PI3K：这种膜结合蛋白产生 PIP3，是一种在癌症和糖尿病中都存在的信号脂质。
    - *PTEN* 是一种主要抑制 PI3K 的抑癌基因。
  - Akt（PKB）：一种与 mTOR 密切相关并导致促生存、抗凋亡途径的信号蛋白。
  - mTOR：一种与免疫功能、肥胖、癌症和各种其他进程有关的信号蛋白。
    - 靶向药物包括西罗莫司（雷帕霉素）、替西罗莫司和依维莫司。这些免疫抑制药物对某些肾癌和淋巴瘤也有抗癌作用。

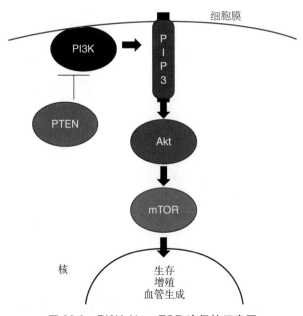

图 20.3　PI3K-Akt-mTOR 途径的示意图

其他癌基因药物靶点

- BCR-ABL 和 c-kit 是在淋巴瘤和其他癌症中发现的促生长酪氨酸激酶。
  - 以酪氨酸激酶抑制剂伊马替尼为靶点。
- ALK 是一种在一些肺癌和淋巴瘤中发现的激酶。
  - 以 ALK 抑制剂克唑替尼为靶点。
- 癌基因可能通过抑癌基因失活发挥作用。
  - 人乳头瘤病毒 E6 和 E7 分别使 *p53* 和 *Rb* 失活，导致鳞状细胞癌。
  - 癌基因可能通过阻止细胞凋亡而起作用。
    Bcl-2 和其他抗凋亡基因经常在肿瘤中过表达。

癌基因信号与放射治疗

- 约 50% 的人类癌症中发生 *p53* 突变，其与 DNA 损伤反应密切相关。
  - *p53* 缺失的癌细胞在放射诱导的 DNA 修复、细胞周期停滞和细胞凋亡方面存在缺失。
    这可能会由于修复缺失和细胞周期阻滞而增加某些细胞的放射敏感性。
    这可能会由于细胞凋亡的丧失而降低某些细胞的放射敏感性。
- NF-κB 是一种促生存和促炎症的信号分子，通常在癌细胞中过表达。
  - NF-κB 表达正常的肿瘤更有可能在放射治疗后发生凋亡。
  - NF-κB 过表达的肿瘤对放射诱导的细胞凋亡具有高度抵抗性。

侵袭和转移

- 人类对侵袭和转移的遗传基础不如增殖了解得多。
- 侵袭需要正常细胞间黏附力的丧失和细胞外基质的降解。
  - *E-CAD* 和 *N-CAM* 的缺失导致黏附力丧失。
  - 基质金属蛋白酶（MMPs）降解细胞基质。
- 转移需要肿瘤细胞能够进出血管或淋巴管并在新的环境中茁壮成长的能力。
  - 细胞凋亡的丧失、生存和生长信号的增加。
  - "种子和土壤"：某些癌症倾向于转移到特定的部位。比如肺癌倾向于脑转移，前列腺癌倾向于骨转移。

静止和衰老

- 正常情况下能够分裂的细胞可能由于多种原因而停止分裂：外源信号、营养损失、DNA 损伤等。
- 静止是一种可逆的生长停滞，但细胞可以在以后恢复增殖。这种情况经常诱发于细胞暴露在次优生长条件（低营养、生长因子、极低氧水平）下。
- 衰老是由老化、DNA 损伤或其他有害刺激引起的永久性生长停滞（参见第 22 章）。
  - 多种生长因子路径的永久性下调。
  - 抑制 CDK4 活性的细胞周期蛋白依赖激酶抑制剂 2A 或 p16INK4a 的表达。
  - 衰老相关 β- 半乳糖苷酶的表达。

端粒和癌症

- 与细菌不同，真核细胞中的 DNA 是线性的。
- 线性 DNA 的问题
  - 黏性末端——不必要的末端 - 末端连接导致突变和后期桥接。
  - 不能被完全复制——在每个复制周期中，每一末端都有少量的 DNA 丢失。
- 端粒是重复的 DNA 序列，覆盖在染色体的两端，防止粘连。
  - 每次复制周期都会丢失少量的端粒。
  - 随着细胞老化，它们的端粒变短，直到细胞衰老。
    - 一个正常细胞在衰老前可以经历的分裂次数被称为海弗利克极限。
- 端粒酶允许细胞再生端粒
  - 大多数正常细胞不表达端粒酶。
  - 永生干细胞和生殖细胞会表达。
  - 癌细胞必须表达端粒酶或端粒酶样活性，以维持其增殖能力（图 20.4）。

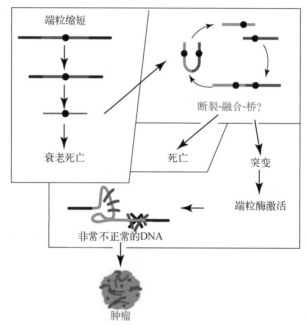

图 20.4 端粒随着每个细胞周期变短。当它们太短时，染色体变得黏稠，导致断裂 - 融合 - 桥"危机"事件。这通常会导致细胞死亡，但也可能导致肿瘤的形成

- 断裂 - 融合 - 桥假说：尽管端粒长度不足，但试图分裂的细胞经历了 DNA 断裂、融合和后期桥接的循环。
  - 这被称为"危机"，几乎总是致命的（有丝分裂灾难）。
  - 存活细胞的 DNA 发生了严重突变，出现了多重缺失、易位和非整倍性。
  - 从危机中幸存下来的细胞可能会重新激活端粒酶，并再次增加端粒的长度，从而逃离危机。
  - 然后，它恢复增殖，将突变传播给所有的子代细胞。

- 癌症的特征：Hanahan 和 Weinberg 将导致正常细胞发展为癌症的遗传和表观遗传变化总结为"癌症的特征"。
- 这些特征包括：
  - 持续生长信号（癌基因 *Ras*、*Myc*、细胞因子的激活）。
  - 逃避生长抑制因子 [抑癌因子基因（*RB*、*p16*、*p21* 和 *p53*）的沉默]。
  - 侵袭和转移的激活（癌基因的激活和抑癌基因、蛋白酶、ECM、整合素的沉默）。
  - 复制永生（端粒酶的激活）。
  - 诱导血管生成（*VEGF* 的激活）。
  - 抵抗细胞死亡 [癌基因（*RAS*）的激活，TS（抑癌）基因（*p53*）的抑制，抗凋亡基因（*Bcl-2*）的过表达]。
  - 细胞能量学 [（瓦伯格效应）的失调；癌基因（*RAS* 等）的激活]。
  - 避免免疫检测（*PD-1*、*PD-L1* 和 *CTLA-4* 的表达）。
  - 肿瘤炎症（TNF-α 和促炎细胞因子的激活）。
  - 基因组不稳定性（对 DNA 损伤、*ATM*、*p53*、*CHK1* 和 *CHK2* 的耐受性）。

21 DNA 损伤和修复的分子机制

引言

电离辐射可能在 DNA 中诱发多种类型的损伤。电离辐射在水中产生离子对。当电离团在 DNA 附近形成，它们可能会破坏 DNA。正常的富氧细胞可以利用各种途径来修复不同类型的 DNA 损伤。例如，碱基损伤和单链断裂（single-strand breaks，SSB）通常很容易被细胞修复，而双链断裂（double-strand breaks，DSB）则很难被修复，双链断裂可以通过非同源末端连接或同源修复途径来修复。未修复或错误修复的 DSB 会导致不稳定的染色体畸变，进而导致细胞死亡或衰老。理解 DNA 修复的机制非常重要，不仅因为修复，也因为这种修复机制的缺失或抑制可能在癌症的遗传易感性、组织或肿瘤对电离辐射的应答、DNA 损伤性化疗药物的反应中发挥了巨大作用。

DNA 损伤的类型

- 氧化剂、化疗和放疗都会损伤 DNA。DNA 损伤可以通过以下多种方式发生。
  - 碱基损伤：化学性变化将导致 DNA 碱基受损，这可能导致点突变或其他额外的 DNA 损伤。
  - 碱基错配：DNA 复制过程中错误地插入碱基到 DNA 链中。如果不修复错误将会造成点突变。
  - 嘧啶二聚体：两个相邻的嘧啶碱基被紫外线的照射相交联。如果在复制前没有得到修复，将导致点突变的发生。
  - 嵌入：当异常的化学基团（如化疗药物）插入 DNA 双螺旋时，可能会阻止基因功能和复制。
  - 交联：可分为 DNA-DNA 交联或 DNA-蛋白质交联，当 DNA 分子内部或 DNA 和蛋白质之间形成异常化学键时，会阻止基因功能和复制，或导致 DNA 链断裂。
  - 单链断裂（SSB）：DNA 双螺旋结构中的一条链发生断裂，但另一条没有。只要另一股仍然完好无损就可以修复。
  - 双链断裂（DSB）：DNA 双螺旋结构中两条互补链于同一对应处或相邻处同时断裂。断裂处的末端将变得有"黏性"，可以与其他"黏性"DNA 链发生反应。DSBs 是最严重的一种类型，将会导致染色质和染色体的畸变，这种畸变如果不得到及时修复将导致致命性的后果。

电离辐射和 DNA 损伤

- 每戈瑞的电离辐射会导致：
  - > 5000 个碱基损伤。
  - 1000 个 SSB。
  - 40 ～ 50 个 DSB。
- 细胞遭受电离辐射后，主要通过 DSB 机制被杀死。DSB 的数量与细胞杀伤力相关，而其他类型的 DNA 损伤则与细胞杀伤力无关。
  - 相比之下，化疗诱导的 DNA 损伤取决于药物，可能包括碱基损伤、嵌入、交联和 DSBs（图 21.1）。
- 局部多重损伤位点是指多个彼此靠近的 DNA 损伤。如图 21.2 所示，这是由水的多重电离引起的。关于局部多重损伤，这里要提及两个重要的结论。
  - 单独的碱基损伤和 SSB 很容易被修复，但如果是多个损伤聚集在一起，可能就难以被修复。
  - 两个相互靠近的 SSB 很可能成为 DSB。

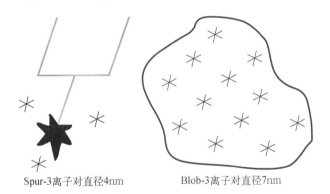

Spur-3离子对直径4nm   Blob-3离子对直径7nm

图 21.1　电离辐射可以在水中形成离子对簇。Spur 包含 3 个离子对，直径约 4 nm，在暴露于低 LET 辐射后占主导地位；Blob 包含 12 个离子对，直径约 7nm，在暴露于高 LET 辐射后占主导地位

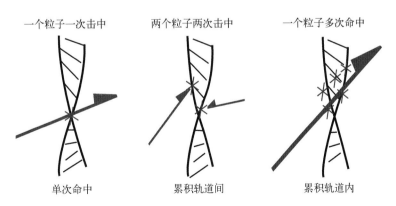

一个粒子一次击中　　两个粒子两次击中　　一个粒子多次命中

单次命中　　　　　　累积轨道间　　　　　累积轨道内

图 21.2　辐射 DSB 可以通过几种方式诱发。主要区别在于 DSB 是由单个粒子造成的还是由多个粒子造成的

单次命中和累积损伤

从概念上来说,致命伤害(DSB)有几种发生方式。例如图 21.2:

- 单次命中和累积轨道内:DNA 损伤是由单个粒子造成的。
  - 通过这种机制形成的 DSB 数量由总剂量决定,而不是由剂量率决定。
  - 高 LET 照射更有可能发生这些损伤。
- 累积轨道间:损伤是由两个独立的粒子造成的,比如两个单链结合成一个 DSB。
  - 通过这种机制形成的 DSB 数量由总剂量和剂量率决定。
  - 在低剂量率照射下,通过 DNA 修复作用,可以防止非 DSB 损伤转化为 DSB 损伤。

DNA 损伤检测

- 中性和碱性洗脱法(过时费力)
  - DNA 片段被结合到过滤器或柱子上,随着时间的推移被逐渐洗脱下来。
  - 在中性 pH 下,DNA 是双链的,因此可以测量 DSB。
  - 在碱性 pH 下,DNA 是单链的,因此可以测量 SSB。
- 碱基损伤检测
  - 通常使用高压液相色谱(HPLC)进行测量,通过与电化学检测结果相结合来确定特定的碱基种类。
- 脉冲场电泳检测
  - 将裂解细胞的样品放置于凝胶中,以 DNA 电泳的方式测量 DNA 片段。
    用于测量 DSB。
    通过测量进入凝胶的较小 DNA 片段的量来间接确定 DSB。与对照细胞相比,辐照后的 DNA 断裂程度可用于估计断裂与剂量的函数关系。
- 彗星实验(单细胞凝胶电泳)。
  - 将少量单细胞包埋在载玻片上的凝胶中,然后对载玻片进行电泳。
    完整的 DNA 太大,无法移动;而片段化的 DNA 通过凝胶迁移并形成"尾巴"。
  - 中性 pH 条件用于测量 DSB,但碱性条件可用于测量 SSB、DSB 和 AP 位点。
  - 在特殊条件下,该分析可用于检测 DNA-DNA 交联和 DNA- 蛋白质交联。
- γ-H2AX 分析实验
  - 是一种用作 DSB 评分的间接方法。
    当 DNA 受到辐射损伤后,组蛋白变体 H2AX 的一个氨基酸残基会被迅速磷酸化。这是由 *ATM* 基因编码的蛋白和 DNA-PKcs 介导的。磷酸化事件导致 γ-H2AX 的形成。
    γ-H2AX 的形成发生在受损的染色质上,是信号级联的一部分。DSB 诱导导致数百个 γ-H2AX 分子在受损的染色质上的 DSB 附近形成,使得这些分子聚结成数百万碱基的染色质焦点。荧光标记 γ-H2AX 能够使 DSB 位点的病灶可视化。因此,对每个细胞的病灶数可以进行评分。
- 基因质粒检测
  - 当质粒(环状 DNA)被破坏时,也就是说从环状 DNA 变成线性 DNA,则可以使其发光。

染色单体和染色体畸变

- 畸变是由 DSB 造成的大规模突变。
  - 断裂的 DNA 片段具有黏性末端。如果未被修复或错误修复，DNA 片段会以错误的顺序粘在一起。
- 染色体畸变：在未复制的染色体中出现畸变。当染色体复制时，畸变会出现在两个染色单体中。
- 染色单体畸变：复制中的染色体发生畸变，只影响单个染色单体。
- 某些类型的畸变可能既是染色体畸变又是染色单体畸变，而另一些畸变仅限于一种类型。
- 畸变在显微镜下可见，具体取决于畸变大小。

稳定和不稳定畸变

- 不稳定畸变会随着时间的推移而减少，因为它很可能导致细胞死亡。
- 稳定畸变可以持续数年，因为它不太可能导致细胞死亡。
- 不稳定畸变阻碍了染色体在有丝分裂期间的正确分离（图 21.3）。
- 稳定畸变不影响染色体在有丝分裂期间的分离（图 21.4）。

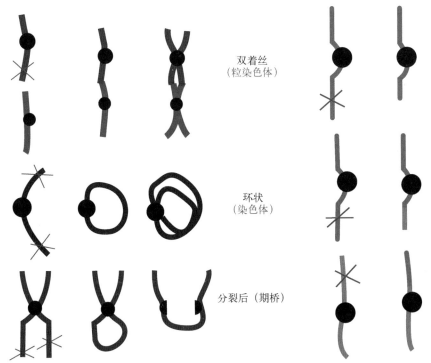

双着丝
(粒染色体)

环状
(染色体)

分裂后（期桥）

图 21.3 不稳定畸变包括双着丝粒染色体、环状染色体和分裂后期桥

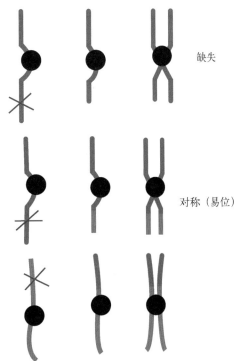

缺失

对称（易位）

图 21.4 稳定畸变包括缺失和对称易位

DNA 损伤测量

- 外周血淋巴细胞分析
  - 外周血淋巴细胞对辐射非常敏感，可以通过以下方法计算血液中的 DNA 畸变：
    传统光学显微镜能检测不稳定畸变，这些畸变通常几天到几个月内就会消失。
    荧光原位杂交（FISH）可以测量不稳定和稳定畸变。稳定畸变可能会持续数年。
- 当全身辐射剂量 ≥ 0.2Gy 时，淋巴细胞中将产生可测量的染色体畸变。
  - 根据畸变的大小，可应用线性二次数学模型来估算吸收剂量（见下文）。
- 当全身辐射剂量＞4Gy 时，不能用这种模型来估计，因为淋巴细胞经历了快速凋亡和消失。

剂量反应：线性二次曲线

- 绘制 DNA 损伤与吸收剂量的关系图，得到一条向上倾斜的线性二次曲线（图 21.5）。
- 其中，线性损伤与剂量成正比，用系数 α 来衡量。
  - 这代表单次命中损伤和累积轨道内损伤，它们与碎片大小或剂量率无关。
- 二次损伤与剂量的平方成正比，用系数 β 来衡量。
  - 这代表道累积轨道间损伤，强烈依赖于碎片大小和剂量率。
- 该曲线是细胞存活的线性二次（α/β）模型背后的基本原理。
  - 见第 23 章。

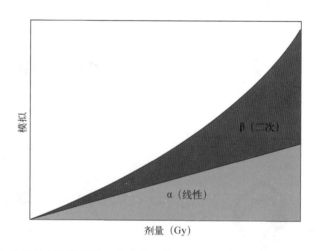

图 21.5　细胞中的 DSB 数量是剂量的线性二次函数。总 DSB 可以表示为"线性损伤"（与剂量率无关）和"二次损伤"（与剂量率有关）的总和

DNA 修复

相关 DNA 修复蛋白和途径的简明表参见表 21.1

表 21.1 更常见和关键的 DNA 修复蛋白和途径列表

蛋白质 / 途径	功能
DNA 糖基化酶类碱基切除修复（BER）	识别受损碱基；有些可能切除 DNA 骨架产生核苷酸缺口
AP 核酸内切酶 /BER	去除糖残基并切割 DNA 骨架产生单链断裂（SSB）
DNA 聚合酶 β 或复制因子 C + 增殖细胞核抗原 + 聚合酶 ε/BER	核苷酸修复补丁的合成
DNA 连接酶 Ⅰ / Ⅱ /BER	修复连接缺口
聚（ADP 核糖）聚合酶（PARP）/SSB 和 DSB 修复（HR 和非同源重组修复 NHEJ）	感应缺口并在 SSB 处激活；合成 ADP- 核糖的聚合物；招募或刺激其他修复酶，产生用于 DNA 连接的 ATP，调节染色质结构；通过招募 ATM、Mre11 和 Nbs1 等因子 DSB 位点促进 HR；在 NHEJ 过程中，刺激 DNA-PK 活性
ATM/DNA 损伤反应	磷酸化 BRCA1 和 Nbs1
CtIP/HR	通过促进核酸内切和断裂末端的处理来启动 DSB 切除；其招募使细胞进入 HR 途径
Mre11/HR（NHEJ）	可以作为 DNA 核酸外切酶和核酸内切酶；降解平端和黏性末端的双链 DNA 一些证据表明它可能参与 NHEJ
Rad50	可能在 MRN 复合体中起到调节作用，可能影响 DNA 或染色质结构
Nbs 1/HR 通路	对响应 DSB 诱导 MRN 蛋白复合物重新分布是必需的；它的磷酸化是正常细胞中 DSB 形成后激活 S 期检查点，（抑制 DNA 合成）的一个先决条件
拉德 51/HR 通路	参与 DNA 链交换，催化有尾双链 DNA 侵入同源的 DNA 中
拉德 54/HR 通路	参与 DNA 的解旋和 Rad51 蛋白复合物的排列
BRCA 1/HR 通路	通过与 γ-H2AX 共定位于损伤部位来促进 HR，并参与 CtIP 的激活
BRCA 2/HR 通路	可能促进 Rad51 进化细胞核并促进其结合到单链 DNA 上
Resolvase/HR 通路	分解霍利迪连接体分离重组伙伴
DNA-PK$_{cs}$/NHEJ 通路	磷酸化许多 NHEJ 底物；与 Ku 共同参与将两个断裂 DNA 分子末端连接在一起
Ku70/Ku80 异二聚体 /NHEJ 通路	参与末端连接，可能起到连接 DNA 末端或刺激连接的作用
Artemis/NHEJ 通路	参与断裂位点的加工
XLF/NHEJ 通路	与连接酶Ⅳ /XRCC4 形成复合物并促进 错配和不相容 DNA 末端的连接
DNA 连接酶Ⅳ /NHEJ	封住 DNA 上的缺口
53BP1/DNA 损伤反应	抑制末端切除，抵消 BRCA1 的 HR 功能，并促进 NHEJ

续表

蛋白质 / 途径	功能
连接酶 I 和 III /SSB 修复和 A-NHEJ	SSB 产生的刻痕的密封；DSB 的末端连接
γ-H2AX/DNA 损伤反应	H2AX 的磷酸化形式，在靠近 DSBs 的位点形成焦点。一些证据表明，该焦点作为引导参与 DSB 修复反应的其他蛋白质积累的灯塔，这些蛋白质涉及染色质重塑、细胞周期检查点和染色质锚定（使断裂的末端保持紧密接近）

碱基切除、核苷酸切除和错配修复途径

- 碱基切除修复（BER）是指在短的修补过程中，去除单个受损的碱基，但也可以合成较长的核苷酸补丁（2 ～ 15 个）。
  - 只能修复非常简单的损伤。大的损伤必须通过核苷酸切除修复来修复（NER）。
  - 针对不同种类的碱基损伤，由糖基特异化酶或 APE1 识别并除去受损的碱基。
  - APE 切除糖基残余物，留下一个无嘌呤或无嘧啶位点，也会产生 SSB。
  - 聚合体 β 通常用于填补缺口，DNA 连接酶 I 或 III 用于封闭缺口。
- 核苷酸切除修复（NER）是指去除受损的碱基和碱基相邻的几个核苷酸。
  - 主要用于修复比较大的损伤，包括 UV 光产物、烷基和顺铂类似试剂形成的加合物。电离辐射引起的 DNA 损伤反应中，它不是主要参与者。
  - XP 系列（XPC、XPB、XPD、XPG、XPA）加上 RPA、ERCC1 和 CSA 负责修复。
  - *XP* 基因突变导致着色性干皮病（XP）。
- 错配修复（MMR）
  - 修复因复制错误引起和暴露于烷化剂而引起的错配碱基的插入 / 缺失，和 NER 一样，在辐射诱导的损伤反应中不是一个重要的参与者。
  - MMR 缺陷会导致微卫星不稳定（MSI），这是一种典型的突变模式。
  - MLH/MSH/PMS 基因家族负责错配修复。

这些基因的突变将导致林奇综合征。

单链断裂修复

- SSB 在放疗和化疗期间或之后会大量产生，但除非它们能结合成 DSB，否则对生存率几乎没有影响。
  - 聚（ADP- 核糖）聚合酶 -1（PARP-1）感知缺损并形成 ADP- 核糖聚合物。聚合酶 β 通常用于修补缺损，但其他聚合酶也可能参与。短片段修复后的 DNA 连接通过 DNA 连接酶 III 与支架蛋白（XRCC1）协同完成，长片段修复后的连接主要通过 DNA 连接酶 I 完成。

双链断裂（DSB）修复

- DSB 识别和信号传导：在 DSB 被修复之前，细胞必须识别 DSB，使得修复可以通过 DSB 两条修复途径中的任何一条进行。

- ATM 和 ATR 是检测 DSB 的初始信号分子。
- ATM 在未受辐射的细胞中以无活性的二聚体形式存在；在 DSBs 的照射和诱导下，二聚体被解离，ATM 被激活。
- 一旦磷酸化，ATM 可以募集和磷酸化其他蛋白质，如 Nbs1，它是 Mre11-Rad50-Nbs1 或 "MRN 复合物" 的一个组成部分，它和其他蛋白质继续参与同源重组（HR）或非同源末端连接（NHEJ）的 DSB 修复途径。
- 作为 DSB 信号的一部分，p53 和 Chk1/Chk2 被激活导致细胞周期停滞（关于细胞周期检查点控制的更多信息见第 27 章）。

　　根据细胞类型和损伤程度，此激活可能导致细胞凋亡。

● 同源重组修复
- HR 是 S 期晚期和 G_2 期 DNA 修复的主要形式，当姐妹染色单体存在且可用时，可以使用数百个碱基对同源序列作为模板，恢复断裂的 DNA 序列。
- HR 相对来说是不会出错的。HR 通常由 ATM 磷酸化 BRCA1 蛋白启动，ATM 在 DSB 位点连接 PARP 和 MRN 复合物（磷酸化的 Nbs1 是 DSB 位点 MRN 复合物形成所必需的）。组蛋白 H2AX 被 ATM 磷酸化，成为 γ-H2AX，然后在 DSB 附近的染色质中形成焦点。在诱导形成 DSBs 后，CtIP 被 ATM 磷酸化，并被 BRCA1 泛素化，导致其活化并募集到 DNA 末端，从而使细胞进入 HR 途径。CtIP 和 MRN 复合物通过核酸内切裂解和加工断裂末端启动 DSB 重排（Mre11 可以作为核酸内切酶和核酸外切酶）。切除后，3′ DNA 末端侵入姐妹染色单体的同源双链，允许 DNA 双链体的互补链，作为缺损填补步骤的模板。Rad51 是 HR 修复的关键分子，因为它参与链交换，促进受损 DNA 侵入同源 DNA。Rad54 解开 DNA 双螺旋，并与 BRCA2 一起协调 Rad51 蛋白复合物的定位、排列和装载，导致霍利迪连接体的形成。霍利迪连接体的分解是通过分解酶完成的。
- *ATM*、*Mre11* 和 *Nbs1* 基因的突变将导致与增强放射敏感性和癌症易感性相关的综合征（见下文）。BRCA1/2 突变是遗传性乳腺癌和卵巢癌的原因。

● 非同源末端连接（NHEJ）
- NHEJ 大多发生在 G_0/G_1 期间，因为不存在姐妹染色单体。少数也可以发生在 S 期和 G_2 期，但 HR 是优先选择的。
- 相对于 HR 来说易于出错，因为只有在没有任何遗传信息损失的情况下，当两个末端可以重新连接时，原始 DNA 序列才可以得到恢复；但这可能导致突变或细胞死亡。
- DSB 诱导会导致 Ku70/Ku80 异二聚体募集到 DSB 位点以结合其他自由端。DNA 依赖蛋白激酶（DNA-PKcs）催化亚单位随之被募集，Artemis 蛋白也参与其中。DNA-PK 使 Artemis 磷酸化和活化，使 Artemis 在损伤处理中起核酸外切酶的作用。缺损由 DNA 聚合酶填补。DNA-PKcs 分子之间的蛋白质 - 蛋白质相互作用桥接了 DNA 末端的位点。加工和填充促进了 XLF 对连接反应的刺激。DNA-PK 募集 DNA 连接酶Ⅳ及其相关因子 XRCC4，这些蛋白促进了 DNA 末端的连接（加工后可能会导致错配或不相容）。另外，DNA-PKcs 还可以将 DSB 附近染色质中的组蛋白 H2AX 磷酸化为 γH2AX。

还存在另一种缺失 NHEJ（α-NHEJ）途径，它需要微同源性来连接具有小缺损的 DSB 末端。NHEJ 途径不依赖于 Ku，但是需要 DNA 连接酶Ⅲ和 PARP I。

- DSB 是辐射诱导细胞死亡的主要机制，因此 DSB 修复中的任何缺陷都有可能增加细胞对辐射的敏感性（图 21.6）。

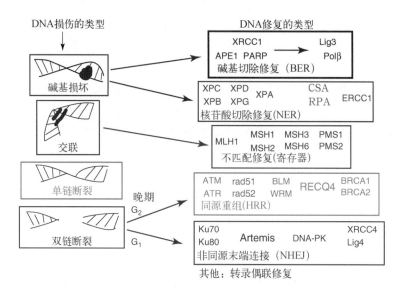

图 21.6　DNA 损伤可以通过许多不同的途径修复，这取决于损伤的类型和细胞周期的阶段

DNA 修复缺陷导致的人类遗传病

（许多还与癌症的易感性有关）

- NER 疾病（括号内为基因）
  - 着色性干皮病（*XP* 基因家族）。对光照敏感且有非常高的致皮肤癌风险。

    对紫外线高度敏感，对辐射不敏感。
  - 科凯恩（Cockayne）综合征（*CSA/CSB*）。

    光敏但无致癌风险。

    对紫外线高度敏感，对辐射不敏感。
- MMR 紊乱
  - 林奇综合征（*MLH/MSH* 基因家族）。

    患结肠直肠癌的风险极高。

    对放射不敏感，但可能对化疗高度敏感。
- 心律失常
  - 遗传性乳腺癌和卵巢癌综合征（*BRCA1/BRCA2*）。

    尽管存在 DNA 修复缺陷，*BRCA1/2* 患者对辐射并不十分敏感。
- 影响多种修复途径的疾病。
  - 共济失调毛细血管扩张症（*ATM*）。

    多种神经和免疫症状，以及致多种癌症的高风险。

对辐射极度敏感。

- 共济失调 - 毛细血管扩张样疾病（*Mre11*）。

临床上类似于共济失调 - 毛细血管扩张。

对辐射极度敏感。

- 奈梅根断裂综合征（*Nbs1*）。

对辐射极度敏感。

- 利 - 弗劳梅尼综合征（*p53*）。

癌症高发于年轻时。

对辐射具有敏感性，辐射诱发恶性肿瘤的比率非常高。

- 其他与放射敏感性有关的疾病。
  - 基底细胞综合征、Cockayne 综合征、范科尼贫血、加德纳（Gardner）综合征、厄舍（Usher）综合征、Warner 综合征、布卢姆（Bloom）综合征、唐氏综合征。

在治疗过程中利用 DNA 修复缺陷：合成致死性的概念

- 合成致死是指如果两种或多种基因产物的功能或表达的综合缺陷导致细胞死亡，但其中一个基因或其相应基因产物中的缺陷不会导致细胞死亡。

- PARP 抑制剂的使用是合成致死的一个很好的例子（见第 31 章了解有关 PARP 抑制剂的更多信息）。PARP 是参与 SSB 修复的关键酶，但不是 DSB 修复的关键酶。然而，BRCA1 蛋白对修复 DSB 至关重要。如果我们抑制 PARP1，这种选择会使细胞死于 *BRCA1* 缺陷型癌症（例如，具有 *BRCA* 突变的肿瘤），因为肿瘤细胞将倾向于积累 SSBs，这些 SSBs 最终将在 DNA 复制过程中转化为 DSBs，并且由于 *BRCA* 突变体的缺陷而不可修复。

22　细胞死亡和存活检测的模式

引言

正常细胞和肿瘤细胞因辐射损伤而死亡的方式有很多。广泛的 DNA 损伤可能导致有丝分裂灾难或衰老，或坏死并伴随相应炎症。另外，一些细胞类型可能发生凋亡，这是一种有序的"程序化"细胞解体，不涉及炎症过程。然而，其他死亡模式，如坏死和自噬已被确定，其与总体辐射反应的相关性是一个热门的研究领域。应该注意的是，细胞对辐射没有普遍的反应性，因为死亡模式可能与剂量和细胞类型有关。各种条件下的细胞存活率可以使用体外和体内试验来测量。不同的检测方法适用于测量肿瘤和正常组织中的不同终点。然而，克隆原细胞存活通常被认为是衡量辐照后生殖完整性损失的金标准，无论死亡方式如何。

细胞死亡的定义

- 在放射生物学中，尤其是在临床中，我们通常最感兴趣的是生殖细胞死亡。
  - 死亡被定义为丧失生殖（"克隆性""集落形成"）能力。
- 当考虑肿瘤根除和抑制肿瘤生长时，这个定义是非常重要的。如果肿瘤细胞不能繁殖，它们就不再具有克隆能力。
- 生殖完整性的丧失也与快速分裂的正常组织（如肠道或骨髓）有关。
- 这与正常情况下不分裂的高度分化的正常组织没有太大关系（根据这一定义，神经和肌肉已经"死亡"）。
- 具有广泛 DNA 损伤的细胞在变得不能进一步分裂之前可能分裂几次。
  - 此时，细胞处于生殖死亡或非克隆状态。它不能在体外产生集落或在体内重建克隆或肿瘤。

辐照后细胞死亡的方式

- 坏死
  - 一种"被动"的细胞死亡形式。
    DNA 片段随机断裂。
  - DNA 片段在琼脂糖凝胶上产生"涂片"。
    细胞肿胀，通常最终细胞膜破裂。
    其他细胞器肿胀。
    促炎过程。

176

- 可能由创伤、高热、低温、缺氧、氧化应激、化疗药物等诱发。
- 凋亡
  - 程序性细胞死亡最常见的形式。
  - 也被称为间期死亡，以区别于有丝分裂死亡。
  - 细胞经历一系列有序的退行性变化。

    蛋白质（通过 caspases）和 DNA[通过钙 / 镁依赖性胱天蛋白酶激活的 DNase (CAD) 核酸内切酶] 的受控消化。

    在琼脂糖凝胶中可以观察到 DNA "梯状" 现象，这表示 DNA 被切割成 180 ~ 200 个碱基对倍数的寡核小体片段。

    质膜保持完整，因此凋亡细胞不会被活性染料染色。

    质膜起泡导致形成 "凋亡小体"（其中可以发现完整的细胞器）；这种起泡导致细胞萎缩 - 老化。

    没有炎症反应。

    依赖能量；通常需要转录和翻译。

    磷脂酰丝氨酸转移到质膜的其他小叶。

    可能由胱天蛋白酶通过两种信号途径触发：内源性和外源性。
  - 正常胚胎发育的重要组成部分。

    一些雄性动物手指间的蹼消失和蝌蚪尾巴退化是细胞凋亡的例子。
  - 一些细胞（但不是所有细胞）在对辐射做出反应时会发生凋亡。

    对辐射非常敏感的细胞有大量的细胞凋亡，如正常淋巴细胞、淋巴瘤和神经母细胞瘤细胞。

    非常耐辐射的肿瘤细胞如黑色素瘤和胶质母细胞瘤无有意义的凋亡。

    与坏死一样，可由创伤、高热、低温、缺氧、氧化应激、化疗剂等诱发。

自噬

- 细胞利用溶酶体降解自身成分的过程。
- 通常发生在缺乏营养时；然而，许多人类癌症如胰腺癌等依赖细胞成分的自噬再循环来支持肿瘤细胞生长。
- 通常是细胞生长 / 发育的正常部分，并允许细胞在细胞饥饿的情况下平衡细胞成分的合成、分解和再利用。
- 由自噬相关基因（ATG）编码的蛋白质触发溶酶体对细胞成分的降解，特别是 ATG8 和 ATG6（或哺乳动物细胞中的 LC3 和 Beclin-1）。
- 形成自噬体，将细胞器或物质隔离，然后与溶酶体融合，在溶酶体中发生自噬体内容物的降解。
- 可以通过 mTOR 的抑制、PI3K 的激活、ERK 的线粒体激活或 JNK 的激活来诱导自噬。
- 氯喹和羟氯喹能抑制人类癌症中的自噬，其已经被用于治疗和预防疟疾。
- 有丝分裂灾难（有丝分裂死亡）
  - 当细胞在有丝分裂中不能正确分离染色体时，就会发生这种情况。大量的 DNA 损伤会导致细胞死亡。细胞常不能完成胞质分裂，通常变成含有多个微核的 "巨大"

多核细胞。

　　– 有丝分裂的灾难是由致命的 DNA 畸变引起的，这种畸变来自于辐射引起的双链断裂。请参阅第 21 章了解更多详情。

　　– 在细胞准备有丝分裂之前，DNA 畸变是不致命的，因此在辐射和有丝分裂灾难之间有一个时间延迟。

　　　　根据类型的不同，这就解释了为什么肿瘤在辐射后需要几天到几周的时间才能消退。

- 衰老（细胞周期停止）
　　– 细胞仍保持完整，但由于 DNA 受损而无法分裂，这使得它们不再增殖，但细胞仍然存在。
　　– 细胞衰老是机体老化的一个正常过程，但也可能发生在对损伤的反应应答中，比如辐射损伤。
　　– p16 和 β- 半乳糖苷酶是检测细胞衰老的分子标记。

- 坏死性凋亡
　　– 另一种受控制的细胞死亡形式。
　　– 不依赖于 caspase 活性。
　　– 需要"受体相互作用蛋白激酶"RIP1 和 RIP3 和 MLKL 共同执行。
　　– 坏死小体（RIP1、RIP3 和 MLKL 的复合物）的形成介导了下游事件，如活性氧（ROS）爆发、质膜透化。
　　– RIP1 磷酸化并激活 RIP3，RIP3 磷酸化 MLKL 以形成三聚体。
　　– 坏死性凋亡的关键机制是 MLKL 三聚体的形成，其移位至质膜，导致质膜通透性改变。作用于三聚体（RIP1、RIP3 和 MLKL）的试剂可以抑制坏死性凋亡。

- 细胞程序性死亡的替代形式
　　– 失巢凋亡：当细胞被置于不熟悉的器官或组织中时发生的细胞程序性死亡。癌细胞必须克服失巢凋亡才能发生转移。该过程与 BIM-EL 蛋白有关。它促进线粒体中细胞色素 c 的释放，从而反过来激活 caspase 并引发 DNA 断裂，类似于凋亡。

辐射后的组织效应：主要死亡方式的特征在何时变得明显？

- 细胞凋亡通常在照射后 6 ～ 24 小时开始；然而，也有延迟的凋亡（几天），并且根据刺激和剂量，在某些细胞系中因刺激和剂量而出现更早的凋亡变化。
　　– 凋亡小体被旁观细胞迅速降解，所以很快消失。
- 有丝分裂灾难通常发生在 1 ～ 2 细胞周期内（在周期活跃的细胞中为 15 小时到 2 周）。
- 坏死发生在辐照后几天到几周内。在高剂量的情况下，它可能在照射后几分钟到几小时内发生。
- 延迟响应：受辐射的组织可能在辐射后几个月到几年出现变化。
　　– 这些变化可能与细胞死亡无直接联系。
　　– 可能发生纤维化、微血管改变、慢性炎症、伤口愈合减缓。

细胞凋亡的分子途径

- 凋亡需要一系列有序的事件来破坏细胞而不引起任何炎症。
- 有两种主要途径启动细胞凋亡：内源性和外源性。
- 细胞凋亡的内在途径是由细胞应激或 DNA 损伤引发的。
  - ATM 感知 DNA 损伤并向激活促凋亡的 p53 发出信号 Bax/Bak/Bad。这导致线粒体膜中的孔形成。
  - 一旦线粒体变得足够多孔，细胞色素 c 漏出并激活胱天蛋白酶 9，该酶是内在途径的起始胱天蛋白酶，继续激活杀伤胱天蛋白酶如 3 和 6。
  - 这可能是某些正常细胞（如淋巴细胞）或癌症（如淋巴瘤）的辐射反应的一部分。
  - 抗凋亡的 Bcl-2 和 Bcl-XL 抑制线粒体孔的形成，因此有助于存活。
- 凋亡的外源途径是由 Fas 或 TNFR 受体启动的。
  - 它们分别结合促死亡配体 FasL 和 TNF。
  - 这导致半胱天冬酶 8（外源性途径引发半胱天冬酶）的裂解和活化。
  - 肿瘤可以表达死亡配体，从而导致 T 细胞凋亡，抑制免疫反应（图 22.1）。
- 一旦胱天蛋白酶 8 或 9（起始胱天蛋白酶）被激活，它迅速激活胱天蛋白酶 1、3、4、6、7（效应胱天蛋白酶）。
  - 效应半胱氨酸蛋白酶形成不可逆的蛋白酶级联，每个蛋白酶激活更多的蛋白酶导致细胞死亡。
  - 细胞膜保持完整，因此细胞内容物不会泄漏到间隙中。相反，细胞内含物被整齐地包装成凋亡小体，以供邻近细胞消化。

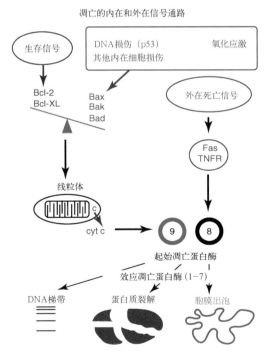

图 22.1　细胞凋亡的内在和外在信号通路。凋亡是由半胱天冬酶 8（外源性）和半胱天冬酶 9（内源性）启动的，可看作台球！如果细胞在 8 号球后面，它就死了

- 癌细胞通常缺乏凋亡。这可能以两种方式之一发生：
    - 增加的抗凋亡信号：例如，EBV 产生了 Bcl-2 的病毒同系物。这容易导致淋巴瘤和鼻咽癌。
    - 促凋亡信号降低：例如，人乳头瘤病毒产生抑制 p53 活性的 E6 和 E7。这容易导致鳞状细胞癌。

辐射后病毒、细菌和真核细胞的存活

- 辐射敏感性取决于三个主要因素：DNA 含量（或"目标"大小）、修复机制和死亡模式。
    - 更多的 DNA = 更容易击中目标 = 更敏感。
    - 越修复 = 越不敏感。
    - 凋亡越多 = 越敏感。
- 哺乳动物细胞对辐射高度敏感，因为它们有大量的 DNA 并能经历凋亡。
    - 约 2Gy 可以杀死约 50% 的哺乳动物细胞，以 2Gy 分次递送的约 70Gy 可以杀死肿瘤。
- 由于 DNA 含量低得多（目标尺寸更小），酵母和细菌的抗性更强。
    - 10 ～ 100Gy 可以杀死 50% 的细菌和酵母。
    - 食品加工辐照器可释放高达 20 000Gy 的能量来杀灭细菌。
- 病毒非常抗辐射，因为与真核细胞相比，它们的 DNA 非常少（因此目标尺寸更小）。某些细菌，如耐辐射微球菌，由于 DNA 修复而具有抗辐射性。
    - 致命剂量在 kGy 范围内。

哺乳动物细胞：分割剂量大小、剂量率和细胞类型的影响

- 细胞存活率通常随着碎片大小和剂量率的增加而降低。这是因为细胞修复 DNA 损伤的机会减少了。
    - 详细讨论见第 23 章。
- 未分裂的细胞是最耐辐射的，而快速分裂的细胞具有活跃的凋亡，对辐射高度敏感。
    - 详细讨论见第 25 章。

关于分析的一点解释

- 体外试验测量细胞系在非生理条件下的存活率。
    - 这允许非常小心地控制所有变量：氧气，温度，营养水平。
      精确的药物浓度。
    - 体外分析是非生理性的：没有脉管系统的单细胞类型。
      不存在正常组织或免疫细胞。无法衡量后期影响。
- 体内试验测量实验动物的细胞存活、正常组织功能或肿瘤生长。
    - 体内分析的优点包括：组织和脉管系统完好无损。
      肿瘤可以与周围正常组织相互作用。
      如果等待足够长的时间，可以测量早期和晚期的影响。
    - 生物反应将在器官或组织中的更多生理条件下发生，而不是在培养皿中。
    - 动物实验和人类患者还是很不一样的：

动物细胞对放疗和化疗有不同的耐受性。许多实验动物没有免疫能力，因此没有免疫效应。

离体克隆存活测定

- 克隆存活由形成菌落的能力来定义。因此，通过铺板培养细胞并观察它们形成多少集落来测量存活率（图 22.2）。
- 即使没有辐射，也不是放在平板上的每个细胞都会形成菌落。
  - 接种效率（PE）=% 无剂量时的菌落形成。
- 因此，任何给定剂量水平下形成的菌落百分比必须除以获得存活分数（SF）的零剂量菌落百分比。

$$SF（剂量）= \frac{菌落百分比（剂量）}{菌落百分比（无剂量）} \tag{22.1}$$

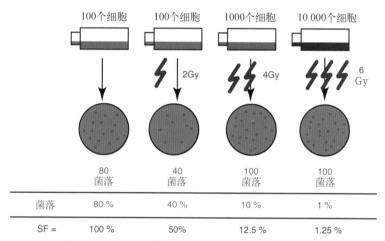

图 22.2　克隆存活试验。存活分数可以通过将形成的菌落百分比除以铺板效率（未照射时形成的菌落百分比）来计算

在体正常组织测定

- 空肠隐窝干细胞检测（图 22.3）
  - 早期反应组织。
  - 用足够的剂量（≥ 11Gy）照射小鼠肠道，以破坏绒毛。
  - 3.5 天后，一些空肠隐窝将开始再生。
      1 个再生隐窝 = 1 个存活的克隆原细胞。
      端点 = 每个周长的穴。
- 骨髓干细胞分析（Till 和 McCulloch）
  - 早期反应组织。
  - 受试剂量辐射的供体小鼠。
  - 接受超致死剂量 ≥ 9Gy 照射的小鼠（所有骨髓细胞均被杀死）。
  - 给受体小鼠注射供体骨髓。

– 供体干细胞在脾脏中形成菌落，易于计数（需要约 10 天）。

1 个菌落 = 1 个存活的克隆原细胞。

终点 = 每 10n 供体干细胞的集落数。

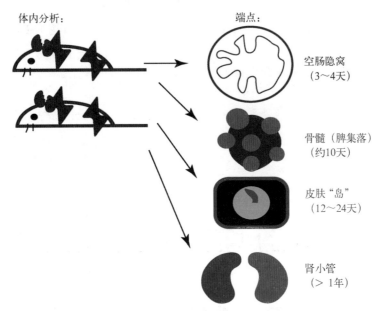

图 22.3 动物正常组织分析。照射后观察每个终点所需的时间取决于它是早期反应组织还是晚期反应组织

- 皮肤克隆试验
  – 早期反应组织。
  – 高剂量辐射用来创造死皮的"护城河"，中间是完整皮肤的"岛"。
  – 然后用测试剂量照射皮肤"岛"。
  – 这个区域的皮肤在 12 ～ 24 天后再生为一系列的结节。

    1 个结节 = 1 个存活的克隆原细胞。

    终点 = 每平方厘米皮肤结节。
- 肾小管分析
  – 肾脏是一个反应较晚的组织。
  – 对于每只老鼠，一个肾脏被照射，一个被保留。
  – 等待 60 周，然后比较照射侧和非照射侧完整肾小管的数量。

    完整小管的终点 = %。

实验肿瘤模型

- 球体系统（图 22.4）
  – 必须使用在细胞培养中以球体生长的肿瘤细胞系（许多细胞的团块，而不是单个细胞）。

    球状体比单层细胞更"像体内"，但比动物肿瘤模型中发现的更简单。
  – 完整的球状体被辐照，并被分离成单细胞用于铺板和集落形成。

- 肿瘤生长测量
  - 对照动物具有未经治疗的肿瘤。
  - 实验动物的肿瘤接受辐射。
  - 主要终点 = 生长延迟。

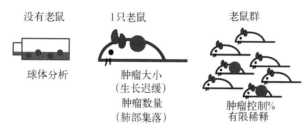

图 22.4　实验肿瘤模型。肿瘤不同于单细胞，因为它们的大小是肉眼可见的，所以肿瘤中心比核心更难获得氧气和营养

  - （治疗后肿瘤生长至 × 大小的天数）（未治疗的肿瘤生长至 × 大小的天数）。
- 肿瘤肺集落分析
  - 必须使用极有可能形成肺转移的小鼠肿瘤（即小鼠肉瘤）。
  - 将肿瘤细胞注入受体小鼠，等待肺集落形成，并计数。
  - 对注射了经辐射和未经辐射的肿瘤细胞的小鼠的肺集落进行计数：

$$SF（剂量）= \frac{集落（剂量）}{集落（无剂量）} \tag{22.2}$$

- TCD_{50} 肿瘤控制分析
  - 患有相同肿瘤的多组动物接受不同剂量的辐射治疗。
  - 主要终点 = 肿瘤控制剂量 50（TCD_{50}）。
    控制 50% 肿瘤所需的剂量。
  - 在近交系动物中建立的肿瘤细胞系的繁殖数量。
  - 用于比较单次和分次放射的肿瘤控制剂量。
- 肿瘤极限稀释试验
  - 小鼠可移植白血病可通过腹腔注射传播。
  - 主要终点 = 肿瘤稀释度 50（TD_{50}）。
    在 50% 的受体小鼠中诱导白血病所需的白血病细胞数量
  - 比较来自照射和未照射白血病小鼠的白血病细胞：

$$SF（剂量）= \frac{TD_{50}（无剂量）}{TD_{50}（剂量）} \tag{22.3}$$

- 用于测量克隆原细胞存活的体内 / 体外试验
  - 必须使用能够在体内（小鼠体内）和体外（培养皿中）生长的肿瘤细胞系。
  - 在小鼠体内培养和治疗肿瘤。
    然后切除肿瘤，铺板培养细胞，并像在体外细胞培养试验中一样计数集落。
  - 这允许在体内辐照后对细胞存活率进行体外测量。

区分死亡方式的检测或方法

- 凋亡：琼脂糖凝胶电泳（检测非随机 DNA 片段化，例如 DNA "梯状化"）；TUNEL 分析（通过断裂末端的荧光标记检测 DNA 断裂）；膜联蛋白 V/ 碘化丙啶染色（流式或图像细胞术可用于检测膜联蛋白 V 染色但不包括碘化丙啶的细胞）；胱天蛋白酶激活或特定蛋白质的裂解；形态学分析（起泡、染色质浓缩）。

- 坏死：琼脂糖凝胶电泳（检测随机 DNA 片段，例如涂片）；形态学分析（细胞膨胀和破裂）。

- 自噬：检测自噬 ATG 蛋白定位于前自噬体或自噬体结构；

- 有丝分裂灾难 / 衰老：形态学分析（多核，巨细胞）；β- 半乳糖苷酶表达的测定。

- 坏死下垂：RIP 1–RIP 3–MLKL 三聚体的形成。

- 失巢凋亡：检测增加的 BIM-EL 活性和线粒体细胞色素 C。

23 辐射生存模型、亚致死损伤、潜在致死损伤和剂量率

引言

辐照后的细胞存活率可以用几种不同的生物物理模型来建模，其中泊松统计学是存活方程式的基础。多靶单击模型具有参数 D_0 和 D_q，D_0 是与每个细胞一次打击相关的剂量，D_q 是曲线"肩部"的宽度，与修复能力相关。线性二次（linear-quadratic，LQ）模型利用了参数 α（单击致死）和 β（双击致死），它们分别与低剂量致死和高剂量致死相关。LQ 模型可用于确定各种剂量分割方案之间的生物等效剂量。如果被照射的细胞经历亚致死损伤修复（用分次剂量实验建模）、潜在致死损伤修复（用电镀延迟实验建模），或者如果细胞以低或超高剂量率被照射，则可以改变各种存活曲线参数。除了这两种常用模型之外，还有多种其他模型，它们各有优缺点。

关于数学建模的说明

- 本章着重于辐射的生存模型：多靶单击、双组分、线性二次模型和生物有效或等效剂量模型。
- 所有这些数学模型都是解释可用数据（细胞存活、肿瘤控制）的不同方式。
  - 线性二次（α/β）模型因其简单而最常用于临床。
  - 文献中存在更为复杂的模型。

泊松统计：它们是什么？

- 泊松统计描述了大量随机事件发生于大量受试者中，平均每个受试者出现的少量事件的次数（图 23.1）。
  - 这是辐射击中细胞的一个很好的近似。
  - 在每名受试者平均发生 X 次事件时：
    （e^{-X}）比例的受试者没有发生事件。
    （$1-e^{-X}$）比例的受试者至少发生一次事件。

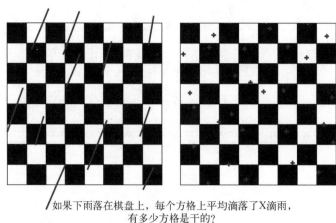

如果下雨落在棋盘上，每个方格上平均滴落了X滴雨，
有多少方格是干的？
比例= e^{-x}

图 23.1 泊松统计这类统计可以用上述"雨滴类比"来描述。这与放疗相关，因为辐射击中细胞与雨滴击中木板非常相似

泊松统计和细胞存活

- 泊松模型用于计算细胞的存活率（SF）：
  - 在平均每个细胞有 X 次致命打击时：
    （e^{-x}）比例的细胞存活（没有致命打击）。
    （$1-e^{-x}$）比例的细胞死亡（至少 1 次致命打击）。
  - 基于这个方程式，
    @ 每个细胞 1 次命中：SF = 0.37（即 D_{37} 或 D_0）
    @ 每个细胞 2 次命中：SF = 0.14
    @ 每个细胞 2.3 次命中：SF = 0.10
    @ 每个细胞 3 次命中：SF = 0.05
  - D_0 定义为存活率为 37% 的辐射剂量。这被假定为相当于每个细胞造成一次致命打击所必需的辐射剂量。
- 泊松也被用于计算肿瘤控制概率（TCP）：
  - 平均每位患者有 X 个存活的肿瘤细胞：
    （e^{-x}）比例的患者治愈（没有肿瘤细胞）。
    （$1-e^{-x}$）比例的患者复发（至少 1 个肿瘤细胞）。
  - 基于这个方程式，
    @ 每个患者 1 个肿瘤细胞：TCP = 0.37
    @ 每个患者 0.5 个肿瘤细胞：TCP = 0.61
    @ 每个患者 0.1 个肿瘤细胞：TCP = 0.90
    @ 每个患者 0.05 个肿瘤细胞：TCP = 0.95
    @ 每个患者 0.01 个肿瘤细胞：TCP = 0.99
  - 经验法则：为了达到一定的肿瘤控制率 TCP，您应该以肿瘤细胞存活率（1-TCP）为目标。

单靶单击模型

- 这个模型假设每个细胞都有一个靶点，如果被击中将导致细胞死亡。
- 对于单剂量 D：

$$\text{SF}(D) = e^{-D/D_0} \tag{23.1}$$

  - D_0（"D-Zero"）= 每个细胞造成 1 次致命打击所需的剂量。
  - $n = 1$。
  - $D_q = 0$。
  - 当你在半对数图上将 SF 数据点绘制为剂量的函数时，它将是一条直线，表明存活率是剂量的指数函数。也就是说，在半对数图上的一条直线意味着纯指数杀伤，其定义仅由 D_0 定义。如果 $D = D_0$，$\text{SF} = e^{-D/D_0} = e^{-1} = 1/e = 0.37$，这也称为 D_{37}。
  - 这种类型的存活曲线可见于用高 LET（密集电离辐射）辐射如 α 粒子或碳离子照射的哺乳动物细胞（见第 24 章）；对辐射非常敏感的细胞，如淋巴细胞和骨髓细胞（见第 25 章）；对于 DNA 双链断裂修复存在重大缺陷的细胞；在 M 阶段同步的细胞；以及通过化学或基因敲除所抑制的 DNA 双链断裂修复的细胞。

多靶单击模型

- 这个模型假设每个细胞有多个独立的靶点，所有这些靶点都必须被击中才能杀死细胞。
- 对于单剂量 D：

$$\text{SF}(D) = 1 - \left(1 - e^{-\frac{D}{D_0}}\right)^n \tag{23.2}$$

  - D_0（"D Zero"）= 每个细胞受到 1 次打击所需的剂量。
  - n = 外推数。
  - $D_q = D_0 \times \ln n$ = 准阈值剂量。
- 这看起来很复杂，但是如果你画一张图就容易理解多了，如图 23.2 所示。

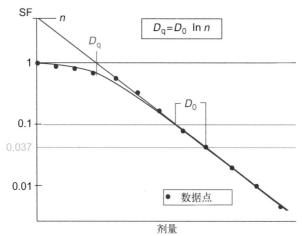

图 23.2　**多靶单击生存曲线。请注意**，此曲线在低剂量处是弯曲的，在高剂量处是直的（例如，存活率是剂量的指数函数）。这允许您通过在高剂量区域进行测量来计算 D_0

多靶单击模型：绘制生存曲线

- 在半对数图上画出你的 SF 数据点。
  - ln SF = 对数 y 轴。
  - 剂量 = x 轴。
- 画一条连接所有高剂量点的直线（图 23.2）。
  - Y 轴截距 = ln n。
  - X 轴截距 = D_q。
  - 斜率 = $D_0 = D_q / \ln n$。

多靶单击模型：D_0 和 D_Q

- 曲线的高剂量部分实际上是一条直线：
  - D_0 被定义为将存活率降低到之前的 37% 所需的额外剂量。
    如果生存曲线存在肩部，则不要在 SF = 0.37 时测量 D_0，请记住，在这种情况下，D_0 适用于曲线高剂量部分！相反，应测量 SF = 0.1 和 SF = 0.037 之间的剂量差异来确定 D_0。
  - D_0 是细胞固有辐射敏感性的一种度量。
    大多数 D_0 值在 1Gy 左右。
  - $D_{10} = 2.3 \times D_0$ = 将存活率降低 90% 的剂量（即从 SF = 0.1 到 SF = 0.01）。
- 曲线的低剂量部分被称为"肩部"：
  - D_q 告诉你肩膀有多宽。
  - D_q 是衡量细胞修复能力的指标。更强的修复能力意味着更大的 Dq 和更大的肩膀。
  - 这种类型的存活曲线对于许多哺乳动物细胞是非常常见的，这些细胞具有完整 DNA 修复能力，对辐射诱导的低 LET X 射线和 γ 射线杀伤具有中等和较高的抗辐射性。

单击多靶模型：优缺点

- 优点
  - 曲线的高剂量部分是一条直线。
    你可以用铅笔和尺子画一条单击曲线。
    这使得它成为最简单的细胞存活模型，可在纸巾上进行计算。
  - 这种直线成分部分与细胞培养实验有很好的相关性。单击模型在高剂量时比低剂量时更准确。
- 缺点
  - 曲线的低剂量部分大大低估了细胞致死率。
  - 与线性二次模型不同，单击模型不是基于分子机制。
  - 与线性二次模型不同，对于给定的每日分次计划，没有一个简单的"等效剂量"方程。

分次照射和有效 D_0

- 与单次照射存活曲线相比，分次照射存活曲线具有较浅的斜率。
  - 假设在各分次之间完全修复，肩部在每个分次重复进行（图 23.3）。
- 分次生存曲线的斜率称为有效 D_0。
- 对于生存分数 SF_D、剂量为 DGy 的单次照射：

$$有效 D_0 = -\ln(SF_D)/D \tag{23.3}$$

$$有效 D_{10} = -\log(SF_D)/D = 2.3 \times 有效 D_0 \tag{23.4}$$

- 在 X 次分次照射后总剂量达到 XD Gy：

$$SF_{XD} = SF_D^X = e^{-\frac{XD}{有效 D_0}} \tag{23.5}$$

有效 D_0 总是大于真实 D_0。

  - $SF_{2\,Gy} = 0.5$ 时，有效 $D_0 = 2.89\text{Gy}$。
  - 与之相比，典型 D_0 约为 1.1Gy。

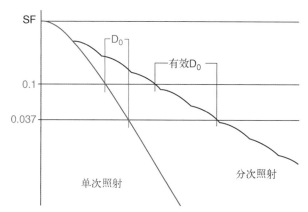

图 23.3　D_0 与有效 D_0 的对比。分次照射需要更多的剂量来达到同样的细胞杀伤量。因此，有效 D_0 总是大于 D_0

分次辐射：解决生存问题

要想回答关于存活率（SF）或肿瘤控制概率（TCP）的问题，需考虑以下因素：

  - （1）"需要什么剂量才能杀死 99% 的肿瘤细胞？"
      这相当于要求 SF = 0.01。
  - （2）"对于一个有 10^9 个肿瘤细胞的肿瘤，需要什么剂量才能达到 99% 的肿瘤控制？"
      即要求 TCP = 0.99，等价于 0.01 个肿瘤细胞存活。
      $SF = 0.01/10^9 = 10^{-11}$。
- 然后，算出一个有效 D_0 [$= \ln(SF)/D$]。
- 有效 $D_{10} = 2.3 \times$ 有效 D_0。
- 每个有效 D_{10} 将 SF 降低 90%：
  - 为了达到 SF = 0.01，总剂量 $= 2 \times$ 有效 D_{10}。

– 为了达到 SF = 10^{-11}，总剂量 = 11 × 有效 D_{10}。

线性二次（LQ，α–β）模型

- 在体外观察到 DNA 损伤与剂量 D 呈线性二次关系后，建立了线性二次模型（图 23.4）。
- 致死性的 DNA 畸变 = $\alpha D + \beta D^2$ = 细胞杀伤

$$SF_D = e^{-(\alpha D + \beta D^2)} \tag{23.6}$$

- 与单击模型不同，LQ 模型考虑了基于已知的 DNA 损伤的分子机制的两种不同类型的致死打击：
  - 单击杀伤（α）是不可修复的损伤，与分次或剂量率无关。

    这相当于单次命中和轨道内累积损伤（见第 19 章）。
  - 双击杀伤（β）是可修复的损伤，取决于分次和剂量率。

    这相当于轨道间累积损伤（见第 21 章）。
- α/β 比值是 α 杀伤和 β 杀伤相等时的剂量。
  - 低 α/β 比率（"高修复"）组织在小分次时相对耐受，而在大分次时相对敏感。
  - 高 α/β 比率（"低修复"）组织在小分次时相对敏感，而在大分次时相对耐受。
- 注意：对于哺乳动物细胞，上述所有存活曲线生物物理参数（D_0、n、D_q、α 和 β）都可以依据下述放射生物学的 4/5R 理论进行修改。

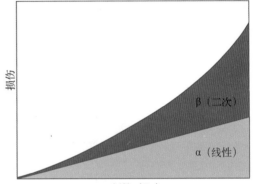

图 23.4 线性二次 DNA 损伤曲线。总 DNA 损伤可以表示为"线性"损伤（与分割剂量无关）和"二次"损伤（与分割剂量相关）的总和。该图取自第 21 章

放射生物学中的"4R"理论

- 在大多数情况下，分次放疗在生物学上优于单次放疗，"4R"理论在分次放疗的生物学效应中发挥作用：
  - 修复（repair，亚致死和潜在致死损伤修复）
  - 再氧合（reoxygenation，急性和慢性缺氧）
  - 再分布（redistribution，细胞周期和剂量率效应）
  - 再增殖（repopulation）
- 本章讨论修复
  - 修复增加了肿瘤和正常组织在分次放疗后的细胞存活率。
- 氧效应和再氧合将在第 24、26 章中讨论。
  - 再氧合可以增加肿瘤先前缺氧区域的肿瘤细胞杀伤，但不影响充分给氧的正常组织。
- 再分布和再增殖将在第 27 章中讨论。
  - 当细胞进入细胞周期中对辐射更敏感的时期时，再分布可以增加肿瘤细胞的杀伤。

- 在延长的治疗时间过程中，再增殖增加了肿瘤和正常细胞的存活。
- 所谓的第五个"R"是放射敏感性，它在不同的组织和肿瘤之间是不同的。

亚致死损伤修复和潜在致死损伤修复

- 有两种不同类型"按操作定义的"可修复损伤，它们可以通过不同的检测方法进行测量：
    - SLDR 和 PLDR 都有助于辐射后细胞、组织或肿瘤的存活。

亚致死损伤修复

- 亚致死损伤的定义：DNA 损伤本身不会致死，但如果与额外的损伤结合在一起就会致死。
    - 参见"累积轨道间损伤"（第 21 章）。
- 必须给出两次辐射剂量。在两次辐射之间，细胞有时间进行修复。
- 第二次给剂量后，细胞立即进行平板接种以测量存活率。
- 助记法：SLD = 分次剂量实验（图 23.5）。

潜在致死损伤修复

- 潜在致死损伤的定义：DNA 损伤在细胞分裂期间是致命的，但可以在细胞分裂前修复。
- 给出单次辐射剂量。
- 辐照后，在电镀延迟和测量存活率之前，细胞有时间在非生长条件下修复。
- 助记符：PLD = 电镀延迟试验（图 23.5）。

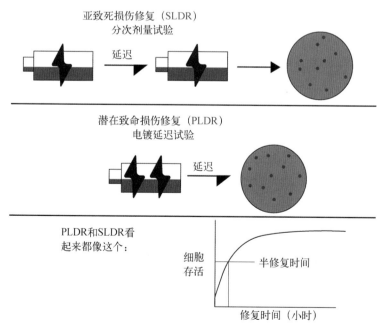

图 23.5 亚致死损伤和潜在致死损伤是两种不同类型的可修复损伤，它们分别通过"分次剂量"和"电镀延迟"试验来测量

半修复期

- 修复发生得相当快，在细胞培养中半修复期约为 1 小时。
- 对于晚反应的正常组织，修复时间可能更长。
- 辐射后 6 小时修复基本完成。
  - 大多数每天两次的放射治疗方案在每次之间最少相隔 6 小时。
  - 由于时间安排的限制，一天三次的方案可能在分次之间至少相隔 4 小时。

剂量率

- 低 LET 辐射诱导的哺乳动物细胞杀伤力（第 24 章）在 1Gy/min 以下具有强烈的剂量率依赖性，并且在一些哺乳动物细胞系中，通常在 1 ～ 100cGy/min 之间观察到"剂量率效应"。
- 随着剂量率的降低，在低 LET 辐射下，哺乳动物细胞杀伤减少，生存曲线变得更平缓（D_0 增加），肩部趋于消失。
- 位于存活曲线肩部的抗辐射细胞具有较大的剂量率宽容效应（图 23.6）。
- 辐射敏感的哺乳动物细胞和具有 DNA DSB 修复缺陷的细胞具有几乎纯粹的指数存活曲线，几乎没有肩部的迹象，即使将剂量率降低到 1Gy/min 以下，也不明显。
- 高 LET 辐射诱导的哺乳动物细胞杀伤（第 24 章）具有非常小的（如果有的话）剂量率效应，这是由于所产生的 DNA 损伤的复杂性，以及哺乳动物细胞的 DNA 损伤修复途径难以修复。

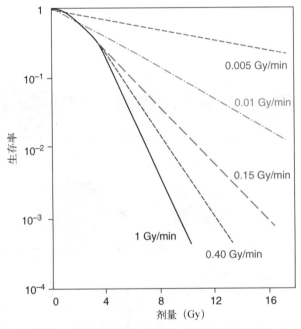

图 23.6 小于 1 Gy/ min 的剂量率对哺乳动物细胞存活曲线的影响呈现肩部，提示存在抗辐射性。低于 1 Gy/min 的剂量率可显著减少低 LET 辐射引起的细胞死亡，增加细胞生存率，并使生存曲线坡度变得更平。这是由于在受到以 Gy 为单位的各种物理剂量的辐射期间发生了 DNA 修复

超高剂量率（FLASH-RT）

- 加速器是在 20 世纪中期发展起来的，它能够在单个纳秒脉冲内降低 LET 电子剂量传递给细胞和组织。

- 超高剂量率用来研究辐射引起的 DNA 损伤和修复的性质和动力学，以及在辐射诱导的 DNA 损伤和细胞杀伤中，氧在直接 - 间接效应中的作用（第 24 章）。

- 研究人员发现，如果溶解氧水平（约百分之几）足够低的细胞或组织被辐照，则可以耗尽其中所有的氧气，并且单位剂量仅能产生直接的 DNA 损伤效果（即减少 2/3 的 DNA 损伤），因此将导致更少的细胞死亡或组织损伤。

- 在过去几年中，研究人员开始重新研究超高剂量率（100 ～ 500Gy/s）或现在称为 (FLASH-RT) 的单纳秒脉冲，确实发现了电子、X 射线和质子对大脑、腹部和皮肤正常组织的保护。

- 初步研究表明，以 FLASH-RT 超高剂量率进行实验性照射，肿瘤能完全被杀灭，因此该方法具有提高治疗比的潜力。

24 氧效应，相对生物效应和传能线密度

氧气是最有效的剂量调节剂之一。氧气会引起辐射诱发的 DNA 损伤的"修复"。氧增强比（OER）等于达到相同生物效应所需的辐射剂量之比（缺氧 / 富氧）。同样，可以通过确定达到相同效果所需的剂量比来评估不同类型辐射的有效性。这被称为相对生物效应（RBE）。传能线密度（LET）是每种辐射类型沿其轨迹沉积的电离密度。随着 LET 的增加，OER 减小直到它变成 1（例如，没有氧效应）；随着 LET 的增加，RBE 增加到一个点 (100 keV/μm) 后由于"超杀效应"而下降。

氧效应

为什么?

- 氧固定假说。
- 电离辐射在水中产生离子对。
  - 请注意，这是一种间接作用。
  - 直接作用在 DNA 中产生离子对，不受氧气影响。
- 纳秒内：水中的离子对与分子反应生成自由基（R）。
- 微秒内：自由基被含巯基的自由基清除剂清除，如谷胱甘肽（GSH）。
- 氧气与 DNA 中的自由基反应形成不易修复的过氧化物（ROO）
  - 这就是所谓的"氧气固定"（图 24.1）。
- 如果氧气存在于辐照期间或辐照后几微秒内，它会增加电离辐射的间接作用。
- 辐射前或辐射后几秒钟的氧气浓度多少并不重要。
- 因此，短暂性缺氧是一个大问题！详见第 26 章。

氧效应需要多少氧气?

- 氧效应在氧气浓度非常低的情况下起作用：
  - 0.001% 氧气（0.008mmHg，1mmHg=0.133kPa）：完全缺氧，无氧效应。
  - 0.5% 氧气（4mmHg）：半氧效应。
  - 2% 氧气（16mmHg）：全氧效应，随着氧气的进一步增加没有显著差异。

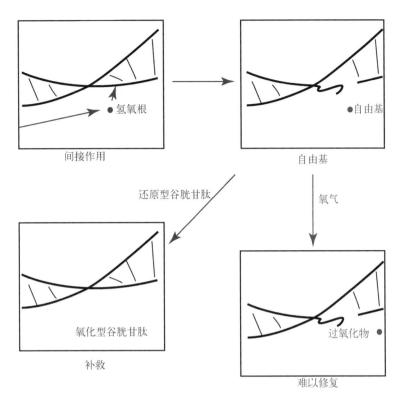

图 24.1　**氧固定假说。自由基很容易被抗氧化剂修复，但分子氧可以将其转化为更难修复的过氧化物**

- 用于比较的氧气水平
  - 0.13% 氧气（1mmHg）：完全缺氧的组织。
  - 2% ～ 5% 氧气（20 ～ 40mmHg）：静脉血。
  - 8% ～ 13% 的氧气（60 ～ 100mmHg）：动脉血。
  - 20% 氧气（150mmHg）：室内空气。
  - 100% 氧气（760mmHg）：纯氧。
- 注意，正常组织不应该缺氧!
- 即使是人体内最低的氧分压也远远高于全氧效应所需的氧分压。
- 因此，缺氧保护肿瘤，它不能保护正常组织。
- 详见第 26 章对肿瘤中缺氧的详细讨论。

氧增强比（OER）

- OER 定义为达到相同生物学终点的剂量比（如细胞存活）：

$$OER = \frac{造成影响的有效剂量（缺氧）}{产生相同效果的有效剂量（常氧）} \tag{24.1}$$

  - 请记住，这是一个剂量比，而不是存活率或对数致死率或肿瘤控制率或其他任何比率。
- 临床相关的 OER（兆伏级光子）约为 3.0（2.5 ～ 3.5）：
  - 在常氧条件下，为了杀死与 $2Gy^{60}Co$ 辐照中相同数量的细胞，在完全缺氧条件下需要使用 6Gy 的 ^{60}Co 辐照。

– 很容易理解为什么缺氧对临床相关肿瘤如此重要！

- 与小分割（约 2.5）相比，大分割（约 3.5）的 OER 稍要大一些。

  – 小分割：存活曲线由具有最低 OER 的最敏感细胞（G_2/M）主导。

  – 大分割：存活曲线由具有最高 OER 的最具抗辐射的细胞主导。

  – 这种现象与 RBE 相反。

- OER 因辐射类型而异

  – 低 LET 辐射的损伤主要是通过间接作用导致的，并且具有非常大的氧增强比（OER 约为 3）。

  – 高 LET 辐射通过直接作用造成更大的损伤，这不是氧依赖性（OER 约 1）（图 24.2）。

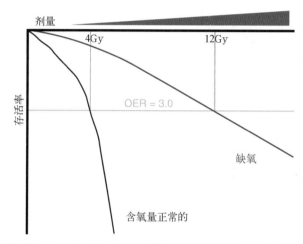

图 24.2　氧增强比：OER 被定义为达到相同效果的剂量比，如水平橙色线所示

相对生物效应性（RBE）

- 不是所有的辐射都是一样的！ 1Gy 的 1GeV 碳离子与 1Gy 的 ^{60}Co 伽马射线有很大不同。

- RBE 定义为达到相同生物学终点的剂量比：

$$\text{RBE} = \frac{\text{造成影响的标准辐射剂量}}{\text{同样效果的试验辐射剂量}} \tag{24.2}$$

  – 请记住，这是一个剂量比，而不是存活率或对数致死率或肿瘤控制率或其他任何比率。

  – 标准辐射可定义为 250 kVp X 射线（如 Hall 和 Giaccia）或钴 -60（如"当量剂量"）（图 24.3）。

- 在 RBE 为 3 的情况下，需要 3Gy 的标准辐射才能达到与 1Gy 的测试辐射相同的细胞杀伤效果。

  – RBE 通常通过急性效应来测量，因此无法预测后期效应（这对中子辐照来说是个大问题）。

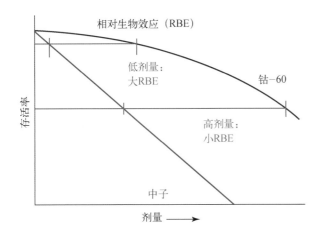

图 24.3 RBE 和剂量：RBE 定义为达到相同效果的剂量比，如水平线所示。小分次的相对生物有效性比大分次的大

- RBE 因细胞类型而异
  - 抗辐射细胞对标准辐射具有抵抗性，因此高 LET 辐射的 RBE 增加。
  - 然而，对辐射非常敏感的细胞（包括 DNA 双链断裂修复通路发生突变的细胞）对标准辐射也很敏感，因此高 LET 辐射的 RBE 很低。
- RBE 在最大小分次照射时：
  - 小分次：修复主要用于标准辐射，但对高 LET 辐射无效。
  - 大分次：即使是标准辐射也无法修复。
  - 这种现象与 OER 相反（OER 在大分次时最大）。
  - 将其与品质因数（QF）或权重因子（WR）进行比较，后者是用于辐射防护目的的数值（见第 14 章）。
    - QF 是一个保守数字，高估了微粒辐射的影响。
    - QF 不能预测肿瘤反应或正常组织急性效应。
    - QF 旨在作为正常组织晚期效应、致癌和可遗传风险的"大致估计"。

传能线密度（LET）、RBE 和 OER

- LET 是辐射束电离密度的测量方法（图 24.4）。
  - 有关 LET 的详细讨论见第 5 章。
- 随着 LET 增加，RBE 逐渐增加，直到在 100keV/μm 达到峰值。
  - 由于高密度的电离导致修复减少。
  - 增加直接作用，减少对氧气的依赖。
  - DNA 损伤的复杂性增加。
  - 100keV/μm 相当于每 2 nm 电离一次，这是 DNA 链的直径，被认为是杀死细胞的最佳 LET。
- 在约 100KeV/μm 之后，RBE 随 LET 而减小（图 24.5）。
  - 超杀效应：当粒子沉积的电离密度大于杀死一个细胞所需的电离密度时。就会出现超杀效应，即同样的吸收剂量下，辐射杀死的细胞数量会更少。这可能是由于电离密度较高时，细胞被损伤的方式更加复杂，导致细胞发送神经信号并激活其他分子通路，进而减轻了局部细胞的死亡情况。

- 随着 LET 的增加，OER 严格减小。
  - LET < 1keV/μm：OER = 2.5 ～ 3.5。
  - LET > 100keV/μm：OER = 1.0。
  - 不同形式辐射的典型 LET。
  - 兆伏 X、γ、e-：LET 0.2 ～ 0.5keV/μm。
  - 快质子（150 兆电子伏）：LET0.5keV/μm。
  - 千伏 X，γ：LET 2 ～ 4keV/μm。
  - 慢质子（10 兆电子伏）：LET 约 5keV/μm。
  - 快中子和 α 粒子：LET 约 100keV/μm。
  - 重离子（碳、氩、氧、铁等）：LET 100 ～ 1000keV/μm
  - 对于用于治疗的碳离子，从 SOBP 的前沿到后沿，LET 可以从约 20keV/μm 增加到 100keV/μm。

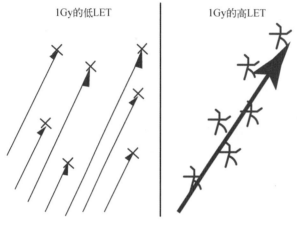

图 24.4 低 LET 辐射与高 LET 辐射的对比图。两者都有相同的辐射剂量（电离，红星）。然而，低LET电离事件是广泛分散的，而高 LET 电离事件发生在密集的轨道上

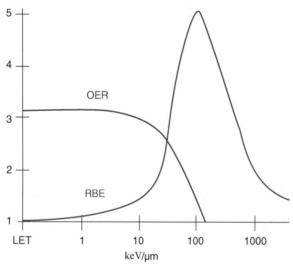

图 24.5 OER 和 RBE。相对于 LET 的变化：随着 LET 的增加，RBE 在约 100keV/μm 附近达到峰值，然后趋于下降。OER 随着 LET 增大而减小，直到它在约 100keV/μm 时达到 1

25 正常组织辐射反应

引言

　　正常组织中的辐射毒性可分为早期效应、晚期效应和继发性晚期效应。这些影响因组织类型、辐射剂量、分割和受辐射组织的体积不同而不同。肺等"并联"器官对小体积的高剂量耐受性优于对整个器官低剂量的耐受性。脊髓等"串联"器官可以耐受整个器官的低剂量，但不能耐受小体积的高剂量。组织分类的两个主要方案是 Casarett 分类和 Michalowski 分类。辐射对正常组织的影响在按器官或组织划分的一系列报道中描述。在人类患者中观察到的毒性根据多种模式进行评分，包括正常组织的晚期效应、主观 - 客观管理分析（LENT-SOMA）和不良事件的常见毒性分类（CTC-AE）。

正常组织效应的类型

- 早期效应通常发生在照射后 60 天内，并且是由急性细胞杀伤所引起的。
  - 这些通常涉及细胞代谢迅速的组织。
  - 只要有足够多的干细胞存活下来重新繁殖组织，早期的影响可以随着时间的推移完全修复。
- 晚期效应通常发生在 60 天以后，是由急性细胞杀伤以外的效应引起的。
  - 其机制包括血管损伤、纤维化和器官实质细胞损伤。
  - 这些通常涉及细胞代谢速度较慢的组织，并且不能完全修复。
  - 继发性晚期效应是继发于早期效应的永久性组织损伤。
- 这些都是由一个非常严重的早期效应引起的，并且永远不会完全愈合。
- 例如，需要皮肤移植的皮肤坏死。

治疗次数和治疗时间的影响

- 急性效应对治疗次数（高 α/β）不太敏感，但对总治疗时间更敏感。
  - 毒性基于总照射剂量（Gy）和每周照射剂量（Gy）。
  - 延长辐射过程可以使细胞再生。
- 晚期效应对治疗次数（低 α/β）更敏感，但对总治疗时间不太敏感。
  - 毒性基于总照射剂量（Gy）和每次照射剂量（Gy）。
  - 分次照射允许细胞增加修复，但在临床相关时间跨度内很少或没有细胞再生的情况发生。
- 当重新治疗之前受辐射的区域时，请记住：

– 晚期效应永远无法完全修复。这就是记忆剂量的概念，它降低了组织对再辐射的耐受性。
– 急性反应组织不像晚期反应组织那样"记得"那么多剂量。

干细胞：潜伏期和功能性亚单位

- 在具有分裂的干细胞和不分裂的功能细胞的组织中，当干细胞被杀死时，功能细胞基本上没有受辐射的伤害。
  – 在任何组织功能障碍变得明显之前，都有一段潜伏期。
  – 潜伏期等于受影响的功能细胞的寿命。
- 在此之后，任何存活的干细胞都将尝试再生组织。
- 每个干细胞只能再生一个体积很小的器官。这个体积被称为功能性亚单位（FSU）。
- 结构上定义的 FSU 是定义一组细胞的解剖结构。
  – 肾、肺、肝和外分泌腺被组织成结构明确的 FSU（肾单位、支气管树、门脉三征等）。
- 结构未定义的 FSU 根本不是解剖结构。
  – 例如，皮肤中的干细胞只能迁移有限的距离，但这不受任何特定解剖边界的限制。
- 组织救援单元是器官功能所需的最小数量的 FSU。

串并联器官与体积效应

- 在串联器官（中枢神经系统，胃肠道）中，器官的一部分功能丧失将导致整个器官停止功能。
  – 因此，不存在阈值体积——即使是小体积的高剂量也会导致严重伤害。
  – 损伤的概率与照射的体积成正比：
    如果 50Gy 照射脊髓有 1%/cm 的概率发生脊髓病，照射 1cm 的脊髓可能是合理的，但照射 30cm 的脊髓就不合理了。
  – 损伤的风险主要取决于最大点剂量。
    脊髓的平均剂量可以达到 36Gy，但最大点剂量不能超过 74Gy。
- 在并联器官（肾、肺、肝）中，器官的一部分功能丧失只会影响该部分器官。
  – 有一个阈值体积效应：如果另一个肾脏是健康的，你可以取出整个肾脏而不会导致肾衰竭。
  – 部分器官效应并不总是与整个器官功能相关。
    例如，胸壁照射后的胸部 CT 将显示照射野内一小片肺的变化。
    然而，有症状的肺炎发生率很低。
  – 损伤的风险主要由整个器官体积的平均剂量决定。
    肺的平均剂量不能超过 36Gy，但最大点剂量可以耐受 74Gy。
- 皮肤和黏膜既不是串联的，也不是并联的，但它们在临床上的表现与并联器官类似。
  – 这是因为去除一小块皮肤比去除大面积皮肤更容易耐受。

Casarett 辐射敏感度分类

- 从最敏感（Ⅰ组）到最不敏感（Ⅳ组）排列。

- 第Ⅰ组：增殖的分裂间期细胞
  - 不断分裂，没有分化——就像蔬菜一样，它总是可以自己生长更多。
  - 包括基底上皮细胞（皮肤、肠隐窝等），未分化的造血干细胞和生殖细胞。
- 第Ⅱ组：分化的分裂间期细胞
  - 在分化成不分裂的细胞之前分裂有限数量的周期。
  - 包括介于干细胞和分化细胞之间的所有细胞，例如骨髓细胞和精原细胞。
- 第Ⅲ组：可逆性分裂后细胞
  - 一种通常不分裂的细胞，具有分裂的潜能（"恢复"）。
  - 包括肝、肾和腺组织，如胰腺、肾上腺、甲状腺和垂体。
- 第Ⅳ组：稳定性分裂后细胞
  - 永久不分裂的细胞。
  - 包括永久性细胞，如神经和肌肉，以及短期分化细胞，如中性粒细胞、红细胞和上皮细胞。
- 特殊情况
  - 结缔组织间质（纤维细胞和内皮细胞）介于Ⅱ类和Ⅲ类之间。

      外周围血淋巴细胞对细胞凋亡极其敏感，尽管是Ⅳ类，但对辐射非常敏感。

      其他外周血细胞（粒细胞、红细胞和血小板）非常耐辐射。

      因此，放疗后血细胞减少的潜伏期取决于分化细胞的寿命（图 25.1）。

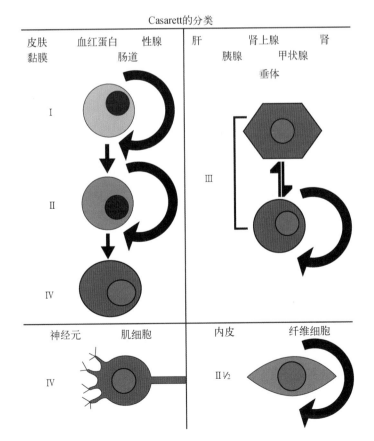

图 25.1 Casarett 的分类。对于皮肤、黏膜、性腺、肠和血液学细胞来说，其进程是从营养细胞的分裂间期到分化细胞的分裂间期再到固定的分裂后期。对于肝脏、肾上腺、肾脏、胰腺、甲状腺和垂体的细胞来说，这些细胞通常是恢复到有丝分裂。神经和肌肉细胞通常在出生时就固定在有丝分裂后（几乎没有例外），并且内皮和成纤维细胞包含被描述为恢复有丝分裂间期和分化有丝分裂间期的成分

Michalowski 分类

- 组织要么是分级的，要么是柔性的。
- 该模型预测了辐射毒性的时间过程。
- 分级（H 型）组织在固定途径中细胞再生的时间：干细胞→成熟细胞→功能细胞。
  - 辐射杀死干细胞，在一段可预测的潜伏期后导致功能细胞数量减少。
  - 骨髓、肠上皮和表皮是分级组织。
- 柔性（F 型）组织没有层次。如果需要，未分裂的细胞可以被触发分裂。
  - 辐射导致细胞变得无法分裂，但这在细胞实际被触发分裂（可能是多年后）之前不会变得明显。
  - 器官功能障碍的时间进程和程度是不可预测的。
  - 肝脏、甲状腺和真皮层是柔性组织。

细胞因子和生长因子

- 辐射诱导细胞因子 IL-1、IL-6 和生长因子 bFGF。这些分子可以作为短期的辐射防护剂。
  - bFGF 由中等大小的血管产生，而不是由最小的毛细血管产生。这被认为是大血管比微血管更耐辐射的一个原因。
- 辐射还诱导生长因子 TGF-β 和 TNF-α，它们是促炎症和促纤维化分子。
  - 这些与晚期纤维化和晚期血管病变有关。
  - TNF-α 血清浓度的增加与辐射的晚期毒性相关。

正常组织反应：皮肤

- 表皮是一种急性反应组织，而真皮是一种晚期反应组织。
- 急性反应：发生在表皮细胞中。
  - 红斑：由于血管扩张和水肿，单次照射大剂量后会迅速发生。
  - 脱屑：皮肤细胞角质化可持续 14 天，所以脱屑一般会延迟 14 天左右。
  - 脱毛：由于毛囊生发细胞受到照射，通常会延迟 2 ～ 3 周后发生，需要 3 个月才能重新生长。
- 晚期响应：发生在真皮层。
  - 毛细血管扩张和纤维化是由慢性血管损伤和炎症引起的。
- 人类表皮的厚度只有几分之一毫米。它对表面剂量有反应，而不是深度剂量。
- 在标准分次照射中，皮肤耐受量约为 60Gy，尽管这取决于受照射皮肤的表面积。
  - 体积较小的皮肤癌可以用更高的剂量来治疗。
  - 像胸壁这样的大面积区域的受照射剂量在 50Gy 或更小时，可能会发生严重的急性毒性。

正常组织反应：造血系统

- 造血干细胞（HSCs）是人体内对辐射最敏感的细胞之一。

- 全身照射
  - 造血耐受性：在单次照射时，LD_{50} 的阈值为 $3 \sim 4Gy$，无须干细胞移植。
  - 干细胞移植的清髓性预处理的目的是去除宿主的 HSCs。因此，TBI 剂量超过 HSC 耐受量。
- 局部照射
  - 身体某一部位的造血干细胞死亡会导致身体其他部位造血细胞的加速生长和分化。
  - 受到严重辐射的骨髓（$> 30Gy$）可能永远无法完全恢复。这是 MRI 上异常骨髓信号持续很多年的原因。
  - 在髓外造血（脾、肝、软组织）中也有可能发生。
- 细胞谱系的差异效应
  - 淋巴细胞（包括浆细胞）最敏感，在数小时到几天内敏感度达到最低点。与其他谱系不同，由于凋亡，即使成熟的淋巴细胞也对辐射敏感。
  - 粒细胞谱系的敏感性居中。只有干细胞被杀死，分化的细胞继续其正常的寿命，在 $2 \sim 4$ 周达到最低点。
  - 血小板谱系稍微不太敏感，血小板在 $2 \sim 4$ 周时也达到最低点。
  - 红细胞谱系相对耐辐射。除非发生出血，否则血红蛋白基本不受 TBI 的影响。

正常组织反应：口腔黏膜

- 黏膜炎发生在放疗后约 2 周内，这是头颈部放疗的剂量限制要考虑的因素之一。
- 黏膜炎包括黏膜上皮脱落，形成纤维素渗出液。
- 在 1 个月内会愈合，除非黏膜炎严重到足以导致永久性功能改变。疼痛可能会持续几个月。
  - 一些非常严重的黏膜炎患者最终会出现永久性吞咽困难 / 吞咽疼痛。
- 耐受剂量约为 70Gy（带化疗）至 75Gy（未化疗）。
  - 该值取决于放疗部位、照射体积和耐受性定义（有或没有食管）。

正常组织反应：唾液腺

- 唾液腺包括腮腺、颌下腺和无数的小唾液腺。
- 唾液腺被认为是一种急性和晚期反应组织。口干症在放疗后 $2 \sim 3$ 周开始，但随着时间的推移，其恢复程度很小。
- 如果双侧腮腺平均剂量 $< 25Gy$，或者点剂量很高而单个腮腺平均剂量 $< 20Gy$，则口干症风险降低。
- 有证据表明，颌下腺和小唾液腺的受照剂量对口干症风险也具有很大影响。

正常组织反应：食管

- 急性食管炎发生在放疗后 $1 \sim 2$ 周，以疼痛和吞咽困难为特征，并在放疗后 $1 \sim 2$ 周痊愈。
- 晚期食管毒性包括纤维化（狭窄导致吞咽困难）和坏死（溃疡）。
- 食管耐受性取决于目的和终点

- 当用同步化疗治疗食管时，64Gy 的治疗相关死亡率高 50.4Gy（Miniky）。
- 当治疗头颈部或肺部时，症状性食管炎的风险似乎取决于多种剂量体积特征。
- 圆周照射与较高的晚期狭窄风险相关；在可能的情况下，尽量将食管的一侧控制在高剂量区之外。

正常组织反应：胃

- 急性胃炎的特点是放疗后立即出现恶心、呕吐。
- 慢性胃炎、疼痛、胃排空延迟可能在放疗后数月发生。
- 放疗后数月可能出现溃疡和出血。
- 整个胃：45Gy 耐受剂量。

正常组织反应：肺

- 肺是一种介于早期和晚期反应之间的组织，典型的放射性肺炎发生在放疗后 6 周到 6 个月。
- 晚期肺纤维化可能发生在放疗后数年。
- 肺是一个并联器官，因此受照射体积极其重要。非常小的肺体积可以用非常高的剂量进行治疗而没有毒性，如体部立体定向放疗 SBRT。
- 肺炎风险随着肺部剂量的增加而逐渐增加。
  - 即使在低剂量（全乳房照射）下也可能有小风险，而在高剂量下风险就大得多。
- 因此，肺不存在单一的限制剂量。根据治疗部位和目的，可以使用不同的肺耐受量。
  - V5（双侧）< 70%。
  - V20（双侧）< 40%。
  - V20（双侧）< 30%。
  - V20（同侧）< 30%。
  - 平均肺部剂量< 20Gy。
- 转移性肿瘤患者可耐受 12Gy 分 8 次的全肺照射。然而，相同剂量的全身照射与肺炎和肺纤维化有关，因此在 TBI 期间可以使用挡块对肺进行阻挡。
- 患有其他合并性肺损伤（COPD、博来霉素暴露、肺切除术）的患者有更高的放射性肺炎风险。

正常组织反应：肾脏

- 肾脏是一种晚期反应组织，在辐射后的许多年里，肾功能逐渐下降。
- 肾脏是并联器官，受照射体积非常重要。
- 肾脏耐受性非常依赖于合并性肾损伤，如化疗、高血压、糖尿病和年龄。
  - 即使肾脏没有受到任何辐射，许多癌症患者也会出现肾衰竭！
- 整个肾脏 TD_5 = 15 ～ 18Gy（临床正常组织效应定量分析）。
- 整个肾脏 TD_{50} = 28Gy（临床正常组织效应定量分析）。

正常组织反应：肝脏

- 肝脏有极高的再生能力。2/3 的肝脏可以通过手术切除，剩下的肝脏将再生为完整的大小。
  - 所以有一个非常强的剂量 - 体积效应。
  - 如果肝脏的某个部分被保留（完全在照射野之外），肝衰竭的可能性要小得多。
- 肝脏是一种反应较晚的组织，需要数年时间才能表现出损伤症状。
  - 除了已有肝硬化的患者。
  - 大多数原发性肝肿瘤发生在肝硬化患者中。
- 对于健康肝脏，全肝的 TD_5 = 30 ～ 32Gy，Child ～ Pugh 分级为 A 的肝硬化为 28Gy（临床正常组织效应定量分析）。
- 对于健康肝脏，全肝的 TD_{50}=42Gy，Child-Pugh 分级为 A 的肝硬化 36Gy（临床正常组织效应定量分析）。

正常组织反应：膀胱

- 膀胱是一种晚期反应组织，潜伏期为几个月。
- 膀胱表面细胞的损失会引起深层基质细胞的刺激和增殖，如成纤维细胞。
- 这会导致过敏性、纤维化和膀胱容量的逐渐减少。
- 全膀胱放疗：耐受剂量为 65Gy。
- 前列腺：V65 < 50%，V70 < 35%，V75 < 25%，V80 < 15%。

正常组织反应：心脏

- 心脏是晚期反应组织，放射毒性可以延迟几年到几十年。
  - 对分割大小非常敏感。
- 心包炎和心肌病取决于受辐射的心脏总体积，全心脏放疗可导致亚急性心包炎。
  - 心脏最大点剂量 26Gy：心包炎的风险为 15%。
  - 淋巴瘤设计纵隔野或野中野时，尽量在一定程度上遮挡心脏。
- 心脏毒性化疗（多柔比星）可进一步增加心脏发病率的风险。
- 加速动脉粥样硬化是由于冠状动脉血管的放射治疗以及一些合并性危险因素，如 HTN、HLD、吸烟。
  - 建议患者减少危险因素。
  - 冠状血管的轮廓可以作为 3D 计划的附加结构。

正常组织反应：骨骼和软骨

- 其毒性为晚期毒性，且对儿童和成人有所不同。
- 对于儿童，骨骼和软骨受到 10 ～ 20Gy 的剂量后会出现不可逆的生长抑制。
  - 由于不平衡生长可能会导致脊柱侧弯，因此不鼓励照射部分椎体。
- 接受大于 65 ～ 70Gy 辐射的任何骨头都可能发生放射性骨坏死或骨折。这种毒性可能会延迟几个月到几年。

正常组织反应：中枢神经系统

- 脊髓比大脑更敏感。
- 对分割大小非常敏感：中枢神经系统的 α/β 比值为 1～2。
- 早期：瞬态脱髓鞘（嗜睡综合征、莱尔米特征）。
- 晚期：血管变化（微梗死、微出血、烟雾病）、认知功能障碍、脊髓病（脊髓）或坏死（脑）。
- 在标准分割下，脊髓耐受量约为 50Gy（无化疗）、45Gy（有化疗）。
- 对于小体积照射，大脑可以承受 72Gy。
- 脑干可以耐受 54～60Gy（具体数字有争议）。

正常组织反应：周围神经

- 臂丛神经耐受量在 60Gy 左右。
- 臂丛神经的损伤导致上肢不可逆的疼痛和无力，潜伏期为几个月到几年。
- 其他周围神经也可能会受到辐射损伤，但研究较少。

正常组织反应：性腺

- 睾丸是身体中对分次放疗比单次放疗更敏感的少数器官之一。
- 精子的产生对辐射极其敏感；0.1Gy 可减少精子数量，6Gy 可导致永久不育。
  - 精子数量在约 74 天后达到最低点。
  - 辐射不是一种可靠的绝育方式；有案例报道称，男性在 8Gy 的全身放疗和干细胞移植后生育了孩子。
- 需要更大的剂量（≥ 20Gy）来减少睾酮的产生。
- 卵巢对辐射也非常敏感，但引起临床症状所需的剂量取决于年龄。
  - 老年妇女剩余的卵母细胞更少，所以即使很小的剂量（2Gy）也能导致卵巢立即衰竭。
  - 年轻女性（十几岁的女孩）可能需要超过 12Gy 才能导致卵巢衰竭。
  - 放射诱发的卵巢衰竭在临床上的表现类似于任何其他原因引起的卵巢衰竭（手术、化疗或自然绝经）。

正常组织反应：生殖器

- 外阴和阴茎上的皮肤与其他地方的皮肤相似，但由于位置和湿度的原因，生殖器上任何皮肤反应都令人非常难受。
- 阴道具有显著的抗辐射性，在发生溃疡或瘘管之前，使用低剂量率近距离放疗通常可以超过 100Gy。

不良事件评分系统

- 在现代，不良事件评分通常采用 5 分制，有点类似于 ECOG 体力状况评分：
  - 0 级：没有不良事件。

- 1 级：无须干预的无症状或轻微症状。
- 2 级：需要非侵入性干预的中度症状，不会导致住院或残疾。
- 3 级：症状严重，但不紧急危及生命，导致住院或残疾。
- 4 级：会出现危及生命的后果，需要紧急干预。
- 5 级：死亡。
- 像癌症分期系统一样，不良事件评分系统也随着时间的推移而发展。
  - 正常组织的晚期效应，主客观管理分析（LENT-SOMA）（1992 年）：5 级是"功能完全丧失"，不是死亡。
  - RTOG 常见毒性标准（CTC）（1995 年）：最初由放射肿瘤学家开发。对早期和晚期毒性的独立评分系统。
  - 通用毒性标准（CTC）2.0 版（1999 年）：增加了化疗毒性。
  - 不良事件的常见毒性标准（CTC-AE）3.0 版（2003 年）：增加了"不良事件"，包括与治疗无关的损伤和疾病。
  - 不良事件的常见毒性标准（CTC-AE）4.0 版（2009 年）：添加更多细节，试图减少模糊性 / 主观性。
  - 不良事件的常见毒性标准（CTC-AE）v5.0（2017）：与 MedDRA 的术语一致，它是一种国际命名惯例，例如，允许将英语临床试验翻译成日语而不丧失其特异性。
- 所有毒性评分系统的一个共同缺点是临床管理决策会影响毒性分级。
  - 两名患者出现喘息和轻度气短，一名使用了吸入器，一名没有，两人最终都有所好转。
  - 第一个患者被评分为"2 级"肺毒性，而第二个患者被评分为"1 级"，尽管他们具有相同的毒性。
  - 理论上，一个理智的研究者对症状管理不会特别激进，从而降低了毒性评分。

26   肿瘤微环境

引言

　　肿瘤的生长经常受到氧气供应的限制。如果肿瘤细胞离血管太远，可能会长期缺氧；如果血管暂时阻塞，可能会短暂缺氧。肿瘤分泌的血管生成因子，如 VEGF，可以增加其血液供氧。缺氧的肿瘤细胞对辐射有抵抗力。肿瘤缺氧可用各种有创和无创的方法进行测量。在分次辐照过程中，再氧合降低了放射抵抗性。经典的缺氧信号通路是由 HIF-1 介导的。肿瘤缺氧可使细胞更易发生基因组的不稳定、侵袭和转移。

　　肿瘤干细胞是肿瘤的一小部分，占其克隆形成活性和对治疗的抗性的大部分。如果一个疗程不能根除肿瘤干细胞，肿瘤就会复发。

肿瘤血管系统

- 血液供应是肿瘤生长过程中最重要的限制因素之一。
  - 许多肿瘤生长在正常间质包围或部分周围的皮索中，这使得它们能够利用正常的血管。
  - 许多肿瘤分泌的生长因子促进了新血管的生长。
      这个过程被称为血管生成。
      VEGF 是最著名的血管生长因子，也是贝伐单抗（阿瓦斯汀）和其他抗血管生成药物的靶点。
- 肿瘤血管系统"渗漏"，与正常血管相比，结构缺乏完整性，更易缺氧。
  - 正常化假说指出，抗血管生成疗法实际上可以通过去除异常渗漏的血管来改善肿瘤灌注。
  - 因此，抗血管生成治疗实际上可能会增加对肿瘤的氧合和药物传递。
- 许多肿瘤具有坏死区域，其中氧气压力非常低，以至于肿瘤细胞死于缺氧。
- 缺氧会极大降低低 LET 辐射的疗效，如第 24 章所述。

汤姆林森 – 格雷假说

- 1955 年，汤姆林森和格雷发现，人类肺癌在被血管化的正常基质包围的肿瘤索中生长。
  - 所有大于 200μm 的肿瘤组织团块均有坏死核心。
  - 只有最外面的 100μm 含有活细胞，而内部则是坏死的（图 26.1）。
- 汤姆林森 - 格雷假说指出，活瘤的厚度受到氧气扩散的限制。
  - 氧的扩散距离为值 70μm，之后氧张力急剧下降。

- 在 70 ～ 100μm，细胞长期慢性缺氧。
- 在大于 100μm 后，细胞开始死于缺氧。这是导致肿瘤组织内部产生坏死的原因。

● 自 20 世纪 50 年代以来，许多测氧实验都证实了汤姆林森 - 格雷假说。

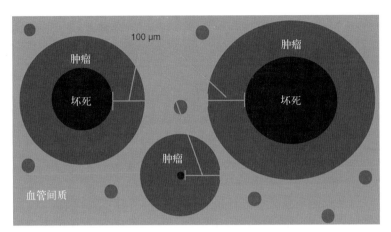

图 26.1 汤姆林森 - 格雷假说。肿瘤团块在生长过程中被正常间质组织包围形成肿瘤索。无论肿瘤的大小如何，只有最外层的 100μm 含有活细胞，这是由氧气的扩散距离决定的

混合常氧 / 缺氧生存曲线

● 与人类肿瘤一样，实验动物体内的肿瘤也同时包含常氧和缺氧的肿瘤细胞。
● 照射动物肿瘤，然后提取细胞以测量存活率，将产生如下所示的曲线（图 26.2）。

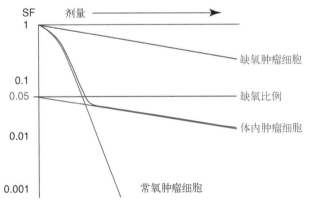

图 26.2 体内生存曲线：对实验动物的肿瘤进行照射，然后提取计数以确定细胞存活（红色）。由此得到的生存曲线可以看作是两条曲线的总和，一条是常氧的肿瘤细胞（蓝色），另一条是缺氧的肿瘤细胞（棕色）

● 这条"双相"的生存曲线可以分解为两个不同的区域：
- 在低剂量区域，常氧细胞的数量超过了缺氧细胞，因此它看起来更像是一个常氧生存曲线。
- 在高剂量区域，常氧细胞都被辐射杀死，所以它看起来更像是缺氧生存曲线。
● 缺氧比例可以通过将曲线中的缺氧部分外推到零剂量来估计。
- 如果曲线在 SF =0.05 处穿过 y 轴，那么约 5% 的肿瘤细胞是缺氧。

- OER 可以通过高剂量区域的 D_0 与低剂量区域的 D_0 之比来估算（Powers-Tolmach 方法）。例如：
  - 低剂量 $D_0 = 1.1Gy$。
  - 高剂量 $D_0 = 2.6Gy$。
  - OER = 2.6/1.1 = 2.4。

缺氧的直接测量

- 氧气探针是放置在肿瘤中以直接测量氧气压力的显微电极。
  - Eppendorf 探针是氧测量的"金标准"。它非常准确，可以在组织或肿瘤中移动，以测量不同点的氧气。
  - 然而，这本质上是有创的——你基本上是在把针扎进标本的多个点。
    实际对患者而言是困难和痛苦的！
- 缺氧标志物包括在缺氧条件下存在的外源性和内源性化学物质。
  - 2- 硝基咪唑类药物（哌莫硝唑，EF5）仅在缺氧条件下形成大分子结合物。这些结合物可以被 IHC 染色。
  - CA9 和 HIF1 是内源性生物分子，是缺氧反应的一部分。这些也可以用 IHC 染色。
    然而，这些分子在非缺氧条件下也可以被上调或突变。
- DNA 损伤检测可以在照射后立即进行。缺氧细胞受到的损伤较小。
- 可以使用定位于缺氧或有氧区域的放射性标记化合物进行放射性示踪成像：
  - 氧 -15（^{15}O）PET 是氧成像的金标准，但 ^{15}O 的半衰期为 2 分钟，因此非常昂贵，使用困难。
  - "缺氧 PET 标记"如 F-MISO、F-EF5、Cu-ASTM 和 I-IAZA 定位于缺氧区域，但可能与氧生成水平不完全相关。

急性和慢性缺氧

- 肿瘤血管系统不稳定。血管可能会阻塞、充血或以其他方式停止工作。
- 由暂时被阻塞的血管供应的细胞会经历短暂的（急性）缺氧。
  - 由于缺氧，这些细胞具有抗辐射性（肿瘤细胞只需要在照射期间或辐射后几毫秒内缺氧变得耐辐射）。
  - 然而，一旦短暂的缺氧消失，细胞就会完全含氧和健康。
- 任何远离血管的细胞都会经历慢性缺氧。
  - 这些细胞也具有抗辐射性，但可能因缺氧而减弱或死亡。
  - 另外，缺氧可能使它们更容易发生突变和转移。
  - 长期缺氧的细胞可以通过以下两种方式之一进行氧合：
    血管生成：新血管的生长。
    肿瘤缩小：收紧现有血管。

辐照后再氧合

- 再氧合是分次照射中的"4R"之一（图 26.3）。

- 再氧合作用已经在动物肿瘤中得到了广泛的研究。
- 再氧合分为两个阶段
  - 快速反应：在 1 小时到几个小时内发生。
  - 慢反应：需要几天时间。
  - 这被认为分别是由急性和慢性缺氧造成的。
- 一些肿瘤快速且完全地再氧合，而其他肿瘤则缓慢且不完全地再氧合。
- 在分次放疗过程中：
  - 在分次照射之间完全再氧合的肿瘤在整个放射过程中会表现出类似的放射敏感性。
  - 不完全再氧合的肿瘤随着额外的放射作用会变得越来越缺氧。这大大降低了放射敏感性。
- 治愈完全缺氧肿瘤所需的分割放疗剂量在临床上是不切实际的，因此再氧合对放疗的成功至关重要。

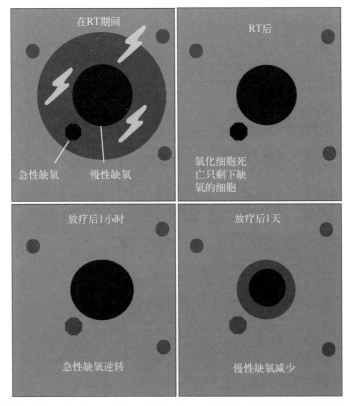

图 26.3 再氧合作用的时间尺度。在足以杀死常氧细胞而不是缺氧细胞的辐射剂量后，将仅保留缺氧细胞。急性缺氧在数小时内发生再氧合，但需要数天才能逆转慢性缺氧

缺氧和肿瘤进展

- 多项临床研究表明，肿瘤缺氧与局部功能衰竭、远处转移和癌症相关死亡密切相关。
  - 这其至在仅通过手术治疗的癌症中也会发生！因此，它不仅仅是抗辐射性的函数。
- 缺氧驱动肿瘤侵袭性至少有 3 种机制。

— **基因组不稳定性**

　　缺氧和再氧合的结合会诱导突变并抑制 DNA 修复，从而导致基因组不稳定。
　　凋亡不足的细胞在缺氧条件下存活得更好。它们也更有可能发生突变，因为它们在 DNA 受损时不会死亡。

— **缺氧诱导基因**

　　缺氧强烈诱导 HIF-1、NF-κB、CREB 和其他癌基因。
　　这些基因激活了生存和适应缺氧的途径，包括血管生成和组织重塑（侵袭）。

— **转移**

　　缺氧显著地增加了肿瘤细胞的转移潜能。

缺氧诱导因子 1（HIF-1）

- HIF-1 是负责经典缺氧信号通路的信号分子。
- HIF-1 由两个亚基组成，HIF-1α 和 HIF-1β。在这两者中，HIF-1α 受到积极调节。
- 在常氧条件下，HIF-1α 不断降解：
  - HPH 羟基化物（需要 O_2）。
  - VHL 泛素化，靶向 HIF-1α 进行降解。
- 在缺氧条件下，HIF-1α 会逐渐积累，并与 HIF-1β 结合形成二聚体。这会激活下游促血管生成和促生长基因（图 26.4）。
- VHL 的缺失也可以激活 HIF-1：
  - 这导致了希佩尔 - 林道（VHL）综合征，其中包括多种恶性和良性肿瘤，如视网膜血管瘤和肾细胞癌。

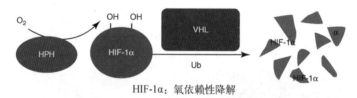

HIF-1α：氧依赖性降解

图 26.4 HIF-1 调节。在正常情况下，HIF-1α 以氧依赖的方式不断降解。当氧气耗尽时，HIF-1α 不再降解并积累

患者肿瘤组成

- 大多数放射生物学和动物模型都假设肿瘤是由相同肿瘤细胞的克隆组成。
- 然而，所有的人类肿瘤，特别是较大的肿瘤，都有具有不同突变的异质性肿瘤细胞群。
  - 当肿瘤在完全缓解后复发时，它可能是由于极少数非常耐药的细胞所致。
- 我们提出了肿瘤干细胞假说来解释这一现象。根据这一假设：
  - 肿瘤的大多数克隆活性来自于少量的细胞，即肿瘤干细胞。
  - 肿瘤干细胞对治疗具有相对的抗性。
  - 一个治疗过程可以根除肿瘤中的非干细胞而无法根除干细胞。这似乎是一种"完全反应"，因为干细胞太小而无法在临床上检测到。
  - 然而，这些存活下来的耐药肿瘤干细胞最终可以再生为复发性肿瘤。

● 除了肿瘤细胞，人类肿瘤还包含许多宿主细胞，包括血管和基质成分以及免疫细胞。肿瘤基质成分包括癌症相关成纤维细胞（CAF）、间充质基质细胞和血管内皮细胞，它们都嵌入在复杂细胞外基质或 ECM 中，与肿瘤细胞共同构成肿瘤微环境。

- 肿瘤癌细胞和肿瘤间质细胞之间的细胞信号传导现在被认为在放、化疗抵抗中发挥作用。
- 甚至细胞的化疗和放疗的有效性也可能具有部分由免疫效应介导的。
- 免疫治疗和抗血管生成治疗作用于宿主细胞，而不是肿瘤细胞。
- 肿瘤细胞可能表达逃避或抑制免疫系统的分子。
- "原位疫苗"假说认为，当肿瘤接受放疗或化疗时，辐射损伤的肿瘤细胞比完整的肿瘤细胞产生更强的免疫反应。研究人员提出，碳离子重离子疗法（第 32 章）可能会诱导增强放射免疫反应。
- "远隔效应"是免疫介导的照射部位外肿瘤部位的消退（例如，照射肺转移灶而盆腔淋巴结缩小）。
- 同时进行放疗和免疫治疗(伊匹单抗、派姆单抗等)可能会增强辐射诱导的免疫反应。请参阅第 31 章。

27 细胞和组织动力学

引言

细胞对低 LET 辐射的反应通常取决于辐射时细胞周期时相，但肿瘤和正常组织的反应则取决于其他附加参数，如生长比例和细胞丢失。G_2/M 期细胞对辐射最敏感，而 S 期细胞对辐射最不敏感。如果 DNA 损伤，细胞会在不同的周期时相上停止，正常细胞进入 S 期或有丝分裂的进程通常会延迟。流式细胞术可用于测量细胞周期不同时相的细胞比例。这可用于计算肿瘤的细胞周期时间、生长比例、细胞丢失因子、倍增时间和潜在倍增时间。在长期的放射治疗过程中，细胞再群体化可以抵消细胞杀伤。另一方面，再分布能让细胞进入细胞周期中更敏感的阶段，这有助于提高放射线对肿瘤细胞的杀伤效果。

细胞和组织动力学：我们为什么关心？

- 再分布和再群体化是放射生物学的 "4R" 中的两个（下一个）。
- 细胞周期不同时相之间的再分布会产生不同的影响，这取决于剂量率和分割方式。
- 在长期的治疗过程中，细胞再群体化只是增加了细胞存活率。一些肿瘤和正常组织的再生速度比其他组织更快。

放射生物学的 "4R"

- 修复（repair）。
- 再氧合（reoxygenation）。
- 再分布（redistribution）。
- 再群体化（repopulation）。
- 第 5 个 "R" 是指辐射敏感性（radiosensitivity）。

定义

- G_1：G_1 期，DNA 没有复制。
- S：合成阶段，DNA 正在复制。
- G_2：G_2 期，DNA 完全复制。
- M：有丝分裂期，染色体浓缩，细胞核和细胞分裂。
- T_C：细胞周期时间（所有阶段的总持续时间）。
- T_{G1}：G_1 阶段持续时间。

- T_S：S 阶段持续时间。
- T_{G2}：G_2 阶段持续时间。
- T_M：M 阶段持续时间。
- MI：有丝分裂指数。
- LI：标记指数。
- λ：细胞分布校正因子。
- T_{vol}：肿瘤体积倍增时间。
- T_d：肿瘤直径倍增时间。
- T_{pot}：肿瘤潜在倍增时间。
- GF：生长比例。
- CLF（ϕ）：细胞丢失因子。

细胞周期的分子生物学

- 细胞必须通过检查点才能继续细胞周期。
- 每个检查点由 Cdk-Cyclin 复合物及其抑制剂控制。
- 这些调节分子改变其他蛋白质的数量和活性，导致细胞周期的进展。
  - G_1/S：细胞周期蛋白 D，Cdk4/6
  - G_1/S：细胞周期蛋白 E，Cdk2
  - S：细胞周期蛋白 A，Cdk2
  - G_2/M：细胞周期蛋白 B，Cdk1（图 27.1）

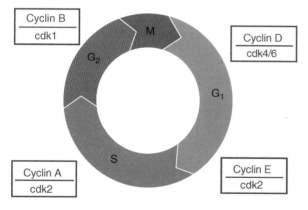

图 27.1　细胞周期。细胞具有由 Cdk-Cyclin 复合物调节的检查点，这些检查点对细胞中的其他信号作出反应

- 在人类肿瘤中，G_1/S 检查点经常失活：
  - Cyclin D/cdk4/6 复合物受 *p21* 和 *p15/p16*（INK4A）抑制。
    有丝分裂信号引起 Cyclin D 激活。
  - 被激活的 Cyclin D/cdk4/6 复合物部分磷酸化并激活视网膜母细胞瘤抑癌基因 *Rb*，导致 E2F 转录因子家族的释放。
  - E2F 的释放导致 Cyclin E 和 A 以及参与 DNA 合成基因的转录。
  - Cyclin E/Cdk2 和 Cyclin A/Cdk2 复合物进一步磷酸化 Rb，导致向 S 期过渡并通过 S 期。
  - *p53* 通过诱导 *p21* 对 DNA 损伤或其他细胞应激作出反应来阻断 G_1/S 转换。

- *Rb* 或 *p53* 在肿瘤中经常是有缺陷的。它们可能直接突变或被其他途径抑制。
  - 这让它不受控制地进入 S 阶段。
- G$_2$/M 细胞周期的转换受 Cyclin B/Cdk1 复合物调节,它使组蛋白 H1 和核层蛋白磷酸化,导致染色体浓缩和核膜溶解,为有丝分裂做准备。
  - G$_2$/M 检查点也可以被 *p21* 结合所诱导。
  - 重要的是要记住 G$_2$/M 检查点在大多数癌症中仍然完好无损。

细胞周期成像

- 光学显微镜
  - 可以通过形态学和染色体凝聚来检测 M 期细胞。
  - 无法区分 G$_1$、S 和 G$_2$。
  - 有丝分裂指数（MI）= M 期的细胞的百分比。
- ^{3}H- 胸苷
  - 氚（^{3}H）是实验室常用的低能（19keV）β 辐射源。它是通过放射自显影来检测的。
  - 在 ^{3}H- 胸苷中培养细胞,将标记处于 S 期的细胞,因为它很容易与复制 DNA 结合。
  - 标记指数（LI）= S 期的细胞的百分比。
- ^{3}H- 胸苷标记细胞的显微镜和放射自显影术可用于同时测量 MI 和 LI。

细胞周期动力学：测量 T_M 和 T_S（图 27.2）

- 细胞在整个细胞周期中分布不均匀,因为细胞在有丝分裂过程中加倍。
  - 因此,我们引入一个校正因子 λ：

$$\mathrm{MI} = \frac{\lambda \times T_M}{T_C} \; ; \; T_M = \frac{\lambda \times \mathrm{MI}}{T_C} \tag{27.1}$$

  - 通常,M 相的 λ ≈ 0.693。

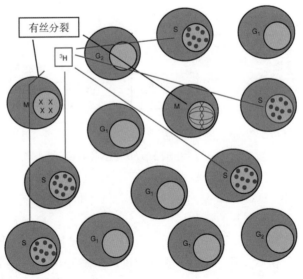

图 27.2　利用光学显微镜可以观察有丝分裂中的细胞,从而测量有丝分裂指数。添加氚化胸苷可通过放射自显影术对 S 期细胞成像,从而可测量标记指数

- 这同样适用于 LI 和 T_S：

$$LI = \frac{\lambda \times T_S}{T_C} \quad ; \quad T_S = \frac{\lambda \times LI}{T_C}$$ （27.2）

  – S 相的 λ 值可以变化，但小于 1。
- 使用上述两个方程，你可以非常容易地测量 T_M 和 T_S。
- 平均而言，T_S 约占细胞周期的 1/3。

细胞周期动力学：测量 T_C、T_{G1}、T_{G2}

- 标有百分比的有丝分裂时间：
  – 所有被标记的细胞最初都处于 S 期，因此没有有丝分裂被标记。
  – 随着时间的推移，标记的细胞将进入 M 期，所有的有丝分裂都被标记。
  – 过了一会儿，标记的细胞经过 G_1、S 和 G_2。没有有丝分裂被标记。
  – 如果你等待足够长的时间，它们会经历第 2 个 M 期。
- 这比流式细胞术费力和烦琐很多，因此很少再使用了。

细胞周期测量：流式细胞仪

- 流式细胞仪使用荧光颜色和激光来快速计数和分类细胞。
  – 细胞可以用荧光染料或与荧光探针结合的抗体固定和标记。
- 它可以比光学显微镜和放射自显影术更快地测量细胞周期动力学。
- DNA 含量（细胞周期分布的测量）
  – 细胞用碘化丙锭（PI）染色，这是一种化学计量结合 DNA 的染料。
  – 流式细胞仪测量单个细胞中与 DNA 结合的染料量。可以获得分布。
  – 细胞周期分布的峰值出现在 G_1 期（DNA 尚未复制）和 G_2/M 期（完全复制的 DNA），S 期的 DNA 含量居中。
- S 期标记
  – 细胞用溴脱氧尿苷（BrdU）染色，它只掺入 S 期细胞新合成的 DNA 中。
  – 基于抗 BrdU 抗体的荧光来检测 BrdU 标记的 S 期细胞（图 27.3）。

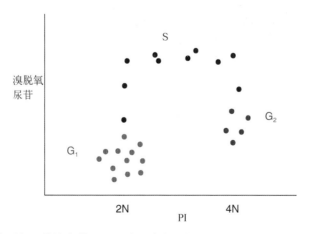

图 27.3　碘化丙锭和溴脱氧尿苷染色的二元流式细胞术分析示例，以测量 G_1 期、G_2/M 期和 S 期的细胞

细胞周期参数

- T_S、T_{G2} 和 T_M 在哺乳动物细胞中变化相对较小。
  - $TS = 6 \sim 8h$。
  - $T_{G2} = 3 \sim 4h$。
  - $T_M = 1h$。
- T_{G1} 的可变性更大，如下所述：
  - CHO 仓鼠细胞的 $T_{G1} = 1$ 小时。
  - HeLa 人肿瘤细胞的 $T_{G1} = 11h$。
  - 生长缓慢的人肿瘤细胞可以有几天的 T_{G1}。

组织（肿瘤）动力学

- 在一个组织（或肿瘤）中，不是每个细胞都处于活跃的周期变化。有一些细胞处于静止、衰老或死亡状态。
- 生长比例（GF）= 处于周期中的细胞百分比。
  - 例如，淋巴瘤占90%，鳞状细胞癌占40%，腺癌占6%。
- 细胞丢失因子（CLF，ϕ）是新产生细胞中死亡或不能继续分裂细胞的百分比。
  - 大多数人类肿瘤的 ϕ 约为77%。
  - ϕ 低的肿瘤可能对细胞死亡更有抵抗力，提示可能对治疗有抵抗力。
- 潜在倍增时间（T_{pot}）被定义为在没有细胞损失的情况下肿瘤体积倍增的时间。
- 体积倍增时间（T_{vol}）是肿瘤体积倍增的观察时间：

$$T_{pot} = \frac{T_C}{GF} \; ; \; T_{vol} = \frac{T_{pot}}{1-\phi} \tag{27.3}$$

- 直径倍增时间（T_d）等于 $3 \times T_{vol}$（图27.4）。

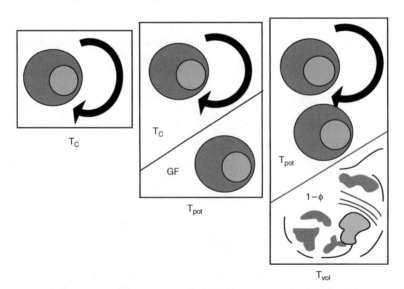

图 27.4　细胞从 G_1 到有丝分裂所需的时间是细胞周期时间（T_C）。细胞周期时间（T_C）除以生长比例（GF）就是潜在倍增时间（T_{pot}）。潜在倍增时间（T_{pot}）除以细胞丢失时间就是体积倍增时间（T_{vol}）。参见等式27.3

– 一倍直径 = 三倍体积。
– 具有相同体积倍增时间的两个肿瘤可能具有非常不同的动力学：

Tpot 快、φ 大的肿瘤生长快，反应快。

经典例子：鳞状细胞癌。

具有慢 Tpot 和小 φ 的肿瘤生长缓慢且反应缓慢（如果有的话）。

经典例子：肉瘤。

临床肿瘤的生长动力学

- "平均"人类肿瘤的细胞周期时间（T_C）为 2 天，潜在倍增时间（T_{pot}）为 5 天。
- 当细胞损失因子（φ）为 75% 时，得出：
  – 体积倍增时间（T_{vol}）= 20 天。
  – 直径倍增时间（T_d）= 60 天。
- 当然，这些数字因不同的患者而不同，甚至同一患者的不同转移部位也不同。
  – 随着肿瘤的生长，它们可能会变得更加恶化。这增加了 φ，降低了 T_{vol} 和 T_d。
- 加速再群体化是指长时间的细胞毒性治疗，刺激肿瘤细胞快速分裂的一种现象。
  – 这是头颈部和子宫颈鳞状细胞癌中的一个众所周知的现象（图 27.5）。
- 加速再群体化以这些参数为特征：
  – "开始时间"（T_k）：从开始治疗到开始加速再群体化需要 21 ~ 28 天。
  – T_{pot}：一旦加速再群体化开始，T_d 接近 T_{pot}。这比通常的 T_{vol} 快得多。

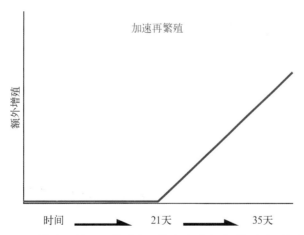

图 27.5　一旦治疗开始，一些肿瘤可能会在"启动时间"加速再群体化

加速再群体化和有效剂量

- 对于超过 T_k 的总治疗时间，必须给予额外的剂量以对抗加速再群体化。
- 抵消加速再群体化所需的日剂量称为 D_{prolif}。
  – 对于头颈部、肺和中枢神经系统肿瘤细胞，该值在 0.4 ~ 0.8Gy/d 之间变化。
  – 详见第 23 章。
- 在延长的治疗时间内，加速再群体化增加了肿瘤细胞和增殖的正常组织（如皮肤和黏膜）的存活率。

- 然而，不增殖的正常组织不能再生。
- 为延长治疗时间而给予额外剂量有增加晚期毒性的风险。
- 这是为什么分裂疗程疗法（有意中断治疗）已经不再推崇的一个原因。

细胞周期同步化

- 为什么使用同步细胞？
  - 以便测量细胞周期依赖性效应。
- 有丝分裂收获（抖落）
  - 细胞在容器表面以单层贴壁方式生长。
  - 有丝分裂细胞暂时失去其黏附性，可以被物理性地去除并用于实验。
- 羟基脲（HU）
  - HU 选择性杀伤 S 期细胞。
  - 如果细胞在 HU 中孵育，它们会在 G_1-S 检查点积累。
- 其他药物
  - 任何选择性杀死或阻断细胞周期特定阶段的药物都可以用于同步细胞。

细胞周期与辐射敏感性

- 总灵敏度（D_0）
  - G_2/M 期细胞对放射治疗最敏感。
      处于 G_2/M 期的细胞在分裂前没有足够的时间修复 DNA 损伤。
      DNA 损伤直接导致有丝分裂灾难。
  - 细胞在 G_1 至 S 早期对放射线逐渐不敏感，在 S 晚期对放射线最不敏感。
- 同源重组修复在大部分 DNA 被复制后的 S 晚期最为活跃。
- 肩部尺寸（Dq）
  - G_2/M 期的存活曲线几乎没有肩部，表明几乎没有修复发生。
  - G_1 至 S 早期有一个中度肩部。
  - S 后期有一个非常大的肩（图 27.6）。

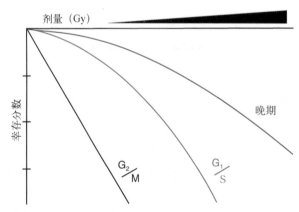

图 27.6　细胞周期不同阶段细胞的剂量 - 反应曲线通常表明，G_2/M 期细胞对放射更敏感，而晚期 S 期细胞对放射更具抗性

- 氧依赖性（OER）
  - 由于缺氧条件下 DNA 修复增加，OER 在 S 期最高。

    记住，氧气会使 DNA 损伤更难修复。
  - 这导致了 OER 分次效应。

    低分次：杀伤以 OER 最低的最敏感细胞（G_2/M）为主。

    高分次：存活受 OER 最高的最不敏感细胞（晚期 S 细胞）支配。
- 高 LET 辐射
  - 高 LET 辐射的细胞周期依赖性仍然存在，但已大大降低。

分次放疗和重组

- S 期细胞具有抗辐射性。在单一分次中杀死它们需要非常高的剂量。
- 通过分次照射，肿瘤细胞可以在各次放射之间重新排列。
  - 将抗辐射的 S 期细胞重组为对辐射更敏感的细胞周期阶段 / 部分，可提高分次放疗的治疗比。
- 在某些低剂量率（LDR）的情况下，细胞可以在细胞周期中变化，并在辐射敏感的 G_2 期积累。
  - 这大大增加了辐射敏感性，并被称为逆剂量率效应（细胞存活率随着剂量率的降低而降低，而不是增加）。
  - 参见第 32 章了解低剂量率治疗的详情。

28 全身照射的急性反应

引言

全身照射（TBI）反应取决于照射剂量和照射时间，以及在照射多长时间后观察各种器官和组织系统的反应，这些反应还取决于功能细胞的寿命和干细胞群体动力学的差异。在 1Gy 或以上的急性 TBI 照射后，个体可能会出现初期反应，包括乏力、厌食和呕吐。照射剂量为 2.5Gy 或更高时，个体在受照后 30 ～ 60 天出现症状或死于造血综合征。在 10Gy 或以上的剂量照射时，个体将表现出胃肠道综合征的症状，导致照射 3 ～ 10 天后死亡。在非常高的剂量照射下，脑血管综合征会导致个体在照射 24 ～ 48 小时后死亡。个体暴露剂量导致造血综合征，可通过维持治疗、使用细胞因子和造血生长因子以及骨髓移植等方法来救治。有多种方法可以估算全身暴露剂量。

数据从哪里来

关于急性全身辐射照射影响的大多数数据来自人类和动物模型的实验。已经通过研究积累了大量数据，我们知道了暴露于大剂量不会使人变成笨重的绿色超级英雄，也不会像 20 世纪 50 年代的科幻电影中展现的那样使人变大或变小！

- 人类数据
  - 原子弹爆炸幸存者和切尔诺贝利灾难或其他临界事故的受害者。
    日本成千上万的辐射暴露剂量未知，并且无法精确评估。
    注意：2011 年福岛第一核电站事故没有造成死亡或急性辐射综合征病例。
  - 根据所引用的文献，约有 400 人死于密封源、反应堆或临界事故的急性大剂量照射。
    在接受低于 10Gy 剂量照射后，通过及时的医学处置可能幸存。
- 急性辐射综合征可能由极高剂量率暴露（如核弹和临界事故）引发，但也可能在 TBI 后引发，后者以极低剂量率（5 ～ 10cGy/min），可能导致不同的毒性特征。
  - 临床数据显示，肺毒性（放射性肺炎）具有显著的剂量率依赖性。
- 动物数据
  - 犬和非人灵长类动物对辐射的敏感性与人类相似。
  - 像老鼠这样的小动物通常更耐辐射。这被认为是由于骨髓中造血干细胞密度增加的原因。

辐射初期综合征

- 以神经肌肉和胃肠症状为特征。

- 在剂量 ≥ 1Gy 后出现，但严重程度与剂量相关。
- 视剂量而定，可能在急性暴露后不久发生，并可持续数天。持续时间也与剂量相关。
- 导致 50% 受试个体死亡的照射剂量（$LD_{50/60}$）：
  - 为 3 ～ 4Gy，无医疗干预（最佳估计值通常为 3.25Gy）。
  - 症状包括乏力、厌食、恶心、呕吐。
- 在近致死和超致死剂量（8 ～ 10Gy）下：
  - 症状包括腹泻（如果是超致死剂量，立即腹泻）、发热、低血压。
  - 如果已知剂量是超致死的，这些患者应该只接受姑息治疗。
  - 骨髓移植可能对 8 ～ 10Gy 的照射有帮助。

脑血管综合征

- 在约 100Gy 的剂量照射后发生。
- 死亡是不可避免的，发生在暴露后的 24 ～ 48 小时。
- 以定向障碍、动作不协调、呼吸急促、低血压、意识丧失、癫痫发作和死亡为特征。
- 被认为是由于脑血管的渗透性导致颅内压升高而引起的。

胃肠综合征

- 在 ≥ 10Gy 剂量照射后发生。
- 通常在 3 ～ 10 天死亡。
  - 这个时间范围等于肠上皮细胞的寿命。
- 其特征是恶心、呕吐和长期腹泻，随后是败血症和因胃肠道感染而死亡。
- 继发于整个胃肠道绒毛丧失，导致渗透性和肠道细菌移位。
- 由于缺乏胃肠道综合征的缓解剂，死亡是不可避免的。

造血综合征

- 在 ≥ 2.5Gy 剂量照射后发生。
- 如果不进行干预，剂量 ≥ 4Gy 可能致命。
- 死亡发生在 30 ～ 60 天。
  - 这个时间范围和中性粒细胞、血小板的寿命相似。
- 致死剂量表示为 $LD_{50/60}$，60 天内 50% 致死的剂量。
- 其特征是在初期综合征（数天）和有症状的血细胞减少症（数周）之间还有一个潜伏期。
  - 可能并不总是有一个明确定义的潜伏期；可以从初期症状逐渐合并为造血症状。
- 症状期：乏力、贫血、出血、发热 / 发冷、口腔溃疡、毛发脱落。
  - 症状是由于全血细胞减少。
  - 死亡大多是由于感染（中性粒细胞减少症、白细胞减少症）。
- 可以使用维持治疗（抗生素、生长因子）或干细胞移植来治疗。

皮肤辐射损伤

- 当出现其他综合征的症状时，可能会观察到皮肤损伤，但皮肤辐射损伤（cutaneous radiation injury，CRI）的一些症状可能会在暴露后几小时或几周内出现，并具有剂量依赖性。剂量 ≥ 2Gy 通常足以诱发 1 级损伤；人们可能会在早期（如 2 天内）或约 5 周的潜伏期内观察到初期反应，之后可能会出现轻微的水肿和色素沉着。几个月后可能会出现干性脱屑。后期可能会出现轻微的皮肤萎缩或皮肤癌。在较高剂量照射后，人们可能会在早期观察到水肿、脱毛和红斑，随后引起湿性或干性脱皮、溃疡和坏死。

LD_{50} 和剂量 – 时间响应

- 人类的 $LD_{50/60}$ 在没有医疗干预的情况下为 3 ～ 4Gy，在标准医疗照护下的情况下可高达 8Gy。
  - 干细胞移植可能会也可能不会增加 LD_{50}。
  - 虽然脏弹不太可能导致许多或任何接近或超过 LD_{50} 的急性照射，但 LD_{50} 可能更接近经常被引用的涉及简易核装置或战争的核恐怖主义受害者的"最佳估值"为 3.25Gy，因为及时治疗大规模伤亡很困难，个体将同时受到辐射损伤、创伤、烧伤。
- 血细胞减少和时间进程
  - 辐射杀死造血干细胞；大多数成熟的功能细胞都具有相对的辐射抵抗性。
    例外：经历凋亡的淋巴细胞。
  - 血细胞减少症的发生是因为功能细胞死亡，并且由于上游干细胞的丢失而不能被替代。
    因此，血细胞减少的时间进程取决于成熟细胞的寿命。
  - 淋巴细胞立即开始下降。
  - 粒细胞在几天内开始下降。
  - 血小板几周后会下降。
  - 红细胞谱系是相对抵抗辐射的，贫血通常不会因红细胞谱系抑制而发生。
  - 白细胞和血小板最低点通常出现在 3 ～ 4 周，这可能是有剂量依赖性的。
  - 如果在 < 3 天内出现完全中性粒细胞减少，则表明剂量超致死。

辐射事故中的剂量评估

- 症状
  - 立即腹泻、发热或低血压表明接受了大量的、无法存活的剂量。
  - 暴露后几小时内没有呕吐表明是亚致死剂量。
  - 以恶心为初始症状的受害者最有可能接受了可能致命但也可能存活的剂量。
- 时间进程
  - 血细胞计数非常快速地下降（最低点 < 3 天）表明接受了超致死剂量。
  - 血细胞计数逐渐下降（最低点约 3 周）表明接受了潜在的存活剂量。
- 外周血淋巴细胞作为生物剂量计
  - 从暴露的个体中提取外周血淋巴细胞，并在体外进行促有丝分裂。

- 在有丝分裂期间，这些细胞可能表现出不对称交换型染色体畸变，如环状和双着丝粒。

  当与标准曲线比较时，计算受照个人每个细胞的畸变数可以提供超过 0.25Gy 的全身辐射剂量的准确估计。

- 稳定的畸变，如易位，会持续该个体的后半生。

- 不稳定的畸变，随着受影响的细胞死亡，如环和双着丝粒，会随着时间的推移而减少。

维持性治疗

- 隔离和抗生素是维持性治疗最重要的组成部分。
  - 接受接近致死剂量的患者将在数周内处于深度免疫抑制状态。
  - 接触（屏障）隔离至关重要。
  - 中性粒细胞减少的预防措施，避免土壤内微生物。
- 血小板下降就输血小板。
- 如果出血，给予 PRBCs。

辐射防护剂、对策、螯合剂和干细胞移植

氨磷汀

- 已经表明可以增加动物 LD_{50}，并且可以保护放疗患者的正常组织，但是必须在放射治疗之前给药才能产生保护作用，因此它不被认为是对大规模伤亡事件，如核事故或恐怖主义的对策。在辐射防护要求的剂量下会引起严重的恶心和呕吐。

细胞因子和造血生长因子

- 粒细胞集落刺激因子（G-CSF）是一种有效的造血刺激因子，可缩短辐射暴露后中性粒细胞的恢复时间。但是，需要每天注射，并且应该在暴露后 72 小时内开始。
- 重组人粒细胞集落刺激因子（商品名：Neupogen）是一种人 G-CSF 的合成类似物，已获得 FDA 批准用于治疗急性辐射损伤。
- 聚乙二醇化重组人粒细胞集落刺激因子（商品名：Neulasta）是添加了聚乙二醇的重组人粒细胞集落刺激因子，并且仅需要每周给药一次。FDA 也批准可用于治疗大规模伤亡，但它首选是用于由于化疗期间白细胞计数低时降低感染风险。
- 骨髓生长因子（商品名：Leukine）是人重组粒细胞 - 巨噬细胞集落刺激因子（GM-CSF）；它是另一种获得 FDA 批准用于治疗造血系统急性放射综合征的药物（它可以加速骨髓抑制后的恢复）。

螯合剂

- 用于减少脏弹、电厂事故或核爆炸释放的几种重金属放射性元素的内部污染。
- Ca-DPTA 或 Zn-DTPA 用于螯合 Pt、Am、Cm（稳定的复合物通过尿液排出）。
- 普鲁士蓝在肠道中螯合 Cs 和 Tl，防止被身体重吸收。该化合物增强了这些放射性同位素的粪便排泄。

干细胞治疗

- 同种异体干细胞移植用于治疗各种恶性肿瘤和血液疾病。
  - 清髓性（全强度）方案通常将 TBI 作为预处理方案的一部分。
  - 分次 TBI 的剂量为 11 ～ 13Gy，每日 2 次或每日 3 次，持续 4 天。
  - 部分传输肺阻断可用于降低肺毒性。
  - 干细胞移植在 TBI 后几天内进行。然后，患者需要数周的重症医学护理。
- 已经尝试对一些核事故幸存者进行骨髓（干细胞）救治，但不确定在事故环境中这种救治能带来多少益处。
  - 在核灾难环境下，不太可能有好的人类白细胞抗原匹配。
  - 有效剂量窗口狭窄。
    - < 8Gy：在标准医疗护理下，如抗生素、输血和生长因子支持，患者可能存活。
    - > 10Gy：即使移植，患者也很可能死亡。
    - 可能会发生胃肠道综合征，并且由于骨髓基质受损，供体细胞可能无法移植。

关于大规模伤亡处理的其他注意事项

- 应首先处理严重的损伤或情况。诸如防止污染、净化、轻伤治疗或内部污染治疗之类的事情只能在危及生命的情况得到解决后再进行。
- 受害者受到严重污染的程度，不太可能对医护人员构成辐射风险。
- 碘化钾仅推荐用于暴露于牛奶和食物放射性碘的个体，立即使用或者暴露之后使用。
- 对于 CRI，可以使用止痒药物和抗组胺药，以及抗炎药物和其他舒缓的外用面霜。在 CRI 的潜伏期，抗生素（以减少感染的风险）和蛋白水解抑制剂可能会有所帮助。

29 时间剂量分割效应

引言

线性二次（LQ）模型用 α（单个粒子作用）和 β（两个粒子作用）分别将低剂量损伤和高剂量损伤关联起来。正常组织（第 23 章）存活率、功能组织终末和肿瘤组织存活率的分次实验中可计算出 α/β 比值。α/β 比值以及相应的分次剂量和总剂量用于计算出不同组织和肿瘤相对于常规单次分割每天不超过 2Gy，每周 5 次的等效生物剂量（BED）。

分割定义

- 标准分割：每天 1 次，每周 5 天，每次不超过 2Gy。
  - 分割疗程：有计划地中断治疗。
- 其他分割：除了标准分割之外的其他分割方式。
- 加速分割：任何大于 10Gy/ 周的分割。包括以下几种：
  - 加速分割（2Gy/fx，6 ～ 7fx/ 周）。
  - 加速大分割（> 3Gy/fx）。
  - 加速超分割（> 1fx/d）。
- 大分割：增加分次剂量，减少或不减少每周次数。
  - 立体定向放射治疗（SRS/SBRT/SABR）：用立体定向定位技术分 5 次或少于 5 次进行分割放射治疗。
  - 分次立体定向放射治疗（FSRT）：用立体定向定位技术进行 5 次分割或大于 5 次分割放射治疗。
- 超分割：减少分次剂量，每天大于 1 次（BID 或 TID）。
- 序贯加量（CB）：每天 2 次，一次照射大野，另一次照射加量区。
- 同步加量（SIB）：每天 1 次，高剂量照射加量区，较低剂量大野照射。

线性二次模型

- 线性二次模型是在离体实验中观察到 DNA 损伤与剂量呈线性二次关系中发展起来的（图 29.1）。
- 致死性 DNA 畸变 $= \alpha D + \beta D^2 =$ 细胞杀灭

$$SF_D = e^{-(\alpha D + \beta D^2)} \tag{29.1}$$

- 与单击模型不同，LQ 模型基于目前已知的两种不同 DNA 损伤分子机制，考虑了两种不同类型的轰击：

- 单击（α）是不可修复的损伤，与分次和剂量率无关。

    这相当于单次命中和累积损伤（见第 21 章）。

- 双击（β）是可修复的损伤，与分次和剂量率有关。

    这相当于累积损伤（见第 21 章）。

- α/β 比值是指 α 损伤和 β 损伤效应相等时的剂量。

    - 低 α/β 比值（"高修复"）组织在低剂量分割时相对耐受，在大剂量分割时相对敏感。

    - 高 α/β 比值（"低修复"）组织在低剂量分割时相对敏感，在大剂量分割时相对耐受。

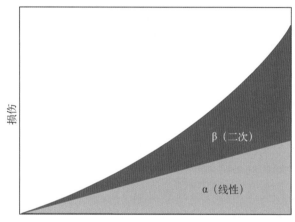

图 29.1 线性二次 DNA 损伤曲线。总的 DNA 损伤可以表示为"线性"损伤（与分割大小无关）和"二次"（与分割大小有关）损坏的总和。图片来自第 21 章和第 23 章

组织和肿瘤的 α/β 比值

- 大多数急性反应组织 α/β 比值 ≈ 10。
- 大多数晚期反应组织的 α/β 比值 ≈ 3 或更小。
- CNS 组织（大脑、脊髓）α/β 比值 ≈ 1 ~ 2。
- 大多数肿瘤 α/β 比值 ≥ 10。
- 一些低 α/β 比值的肿瘤 α/β 比值为 1.5 ~ 4。
    - 乳腺和前列腺是"典型的"低 α/β 肿瘤。

α–β 模型和剂量分割

- 基于 LQ 模型，剂量分割的基本原理是肿瘤比正常组织具有更高的 α/β 比值（图 29.2）。
- 通过使用较小剂量的分割，具有低 α/β 的正常组织相对得以保留。
- 晚期反应组织，如中枢神经系统，由于其 α/β 比值较低，对分割剂量大小特别敏感。
- α/β 比值低的肿瘤可能无法从剂量分割中获益。

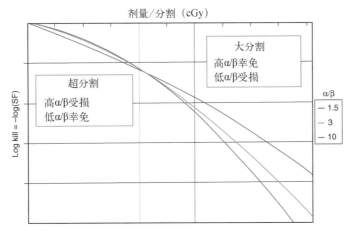

图 29.2 分割大小和杀灭相关，较小的剂量分割在杀灭高 α/β 组织方面相对更有效。较大的分割在杀死低 α/β 组织方面相对更有效

α-β 模型：生物等效剂量

- 线性二次模型的一个优势是很容易计算出不同分次大小的等效剂量。
  - 这使得它在临床实践中非常有用。
- 生物等效剂量（BED）是无限多次给定剂量的外推剂量。
  - 这与本章后面介绍的名义标准剂量（NSD）相反，后者是等效的单次剂量。
- 对分次数 n 和分次剂量 d：

$$\mathrm{BED}_{\alpha/\beta} = n \times d \times \left(1 + \frac{d}{\alpha/\beta}\right) \tag{29.2}$$

- 注意 BED 总是大于物理剂量（nd）。
- 问题举例（1）
  - 您希望将脊髓（α/β = 2）限制在不超过 98Gy BED$_2$。每日 3Gy 的剂量照射，应该如何限制？

    每日 3Gy：BED$_2$（3Gy）= 3 × 2.5 = 7.5Gy$_2$。

    98Gy$_2$/7.5 = 13.07 次。

    13 × 3Gy= 最大剂量 39Gy。
- 一个密切相关的数是等效 2 Gy 每次的剂量（EQD$_{\alpha/\beta,2}$）。

$$\mathrm{EQD}_{\alpha/\beta,2} = n \times d \times \left(1 + \frac{\alpha/\beta + d}{\alpha/\beta + 2}\right) \tag{29.3}$$

  - 该公式可用于计算部分疗程中的不同分割剂量大小的等效剂量。
- 问题举例（2）
  - 计划肺癌给予 60 Gy 总量，每次 2Gy 的剂量分割，但考虑上腔静脉综合征，前 5 次给予 3Gy/fx 的剂量。
  - 假设 α/β = 3，每次 2Gy 时，还需照射多少剂量？

    3Gy × 5：EQD$_{3,2}$ = 15 × 6/5 = 18Gy 等效。

    60–18Gy = 42Gy。

    因此，后续还需给予剂量 42Gy @ 2 Gy/fxn。

α–β 模型：校正因子

- Thames H 因子是一种使用每天 2 次或者每天 3 次分割剂量的不完全修复校正因子。约从 0 到 1 不等。
  - 对于 α-β 计算，每次剂量乘以（1 + Hm），m 是每天的分次数。
  - 例如：您用 45Gy @ 1.5Gy BID 治疗肺部，每次间隔 6 小时。
    假设 H_2 = 0.2，1.8Gy/d 的等效剂量是多少？
      等效分割剂量大小：1.5Gy × 1.2 = 1.8Gy。所以这相当于 45Gy@ 1.8Gy 每天。
- g 因子是一个用于将连续照射（如 LDR 近距离放射治疗）转换为等效每日剂量的数值。
- 加速再增殖校正因子（D_{prolif}）在延长的治疗时间内校正增殖（详见第 27 章加速再增殖）。
  - 在"启动时间"T_k 之后，肿瘤细胞开始以比正常细胞快得多的速度增殖。
  - 对于总治疗时间 T > T_k：
  - 校正 $EQD_2 = EQD_2 - [(T - Tk) × Dprolif]$。
  - 因此，如果 Dprolif = 0.7Gy/d，那么加速再增殖的每一天都会等效损失 0.7Gy 的剂量。

Ellis 名义标准剂量（NSD）

- 基于 Strandquist 图的经验公式
  - 早在 20 世纪 30 ～ 40 年代，Strandquist 治疗了许多皮肤癌，并绘制了镭暴露与皮肤红斑、脱屑、坏死和肿瘤治愈之间的关系图。
  - 他发现总剂量和总治疗时间的关系在对数图上呈一系列平行线。
  - 这比线性二次模型早了几十年（图 29.3）。

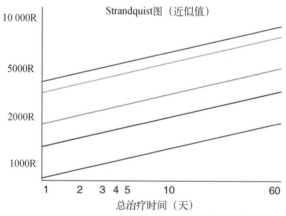

图 29.3　Strandquist 图（近似值）。这些平行线代表不同的皮肤反应终点，如红斑、脱屑和坏死

- 不像新的模型，Ellis NSD 没有任何理论基础；这是一个经验性的"曲线拟合"模型。
- NSD 可以准确预测急性皮肤毒性和皮肤癌反应，因为这也是数据本身的来源。
  - NSD 没有试图预测晚期毒性。
- 有两个等式：一个和治疗时间、分割大小有关，另一个只和分割大小有关。

- 对于在 T 天治疗 N 次:

$$NSD = N^{0.24} \times T^{0.11} \qquad (29.4)$$

或者

$$NSD = N^{0.33} \text{（忽略时间）} \qquad (29.5)$$

$$NSD\ (rets) = \frac{\text{剂量（Gy）}}{NSD因子} \qquad (29.6)$$

超大分割: SBRT/SRS

- 细胞杀伤的 LQ 模型对于非常大的分数似乎并不准确。
  - LQ 预测非常高的二次杀灭，但这与实验观察不相关。
  - 在超大分割中，细胞杀灭和细胞存活可能存在其他机制。
  - 在超大分割中，细胞存活可能受一小部分辐射抵抗的细胞控制。
- 在超大分割中还有很多不同的模型来预测细胞杀灭。

其他辐射生存模型

- 单击模型、LQ 模型和 NSD 模型应用广泛，因为它们足够简单，可以手工计算。
- 还有更复杂的数学模型，下面将简要介绍。
- 双组分模型
  - 结合了单靶单击（D_1）和多靶单击模型（D_0，D_q）。
  - 除了存活曲线在非常高的剂量时不再弯曲，其余与 LQ 模型非常相似。
- 通用存活曲线 / 单次等效剂量（SFED）
  - 结合了 LQ 模型和单击（D_0）曲线，使得存活曲线在非常高的剂量下不再弯曲。
  - 用于计算 SRS/SBRT 剂量。
- 致死 - 亚致死（LPL）模型
  - 将损伤分为直接致死性损伤和亚致死性损伤。
  - 亚致死性损伤可能随着时间的推移被修复，也可能无法修复导致致死性损伤。
  - 多次击中的亚致死性损伤可导致致死性损伤。
  - 曲线形状与 LQ 模型极其相似，但 LPL 能更准确地模拟剂量率和分割因子。
- 修复饱和模型
  - 初始损伤遵循直线指数函数，然后在生存曲线肩区修复。
  - 在高剂量下，修复变得饱和，无法跟上诱导的损伤，并且是线性的。
  - 曲线的形状非常类似于单击曲线。
- 诱导修复模型
  - 用于解释每次剂量非常低时的超辐射敏感性。
  - 遵循低剂量辐射敏感的 LQ 曲线和高剂量辐射抵抗的 LQ 曲线。

30 治疗比

引言

放射治疗的目的是控制肿瘤而不引起额外的正常组织损伤。预测模型可用于计算肿瘤控制概率（TCP）以及正常组织并发症概率（NTCP）。增加的照射剂量和照射体积会使它们都增大。TCP 和 NTCP 之间的上、下限剂量区间被称为治疗窗。位置误差和加速再增殖等因素可以降低 TCP，从而缩小治疗窗。通过放疗联合化疗和放疗联合免疫等方式也可调整治疗窗。

肿瘤控制率（TCP）曲线

- TCP 曲线是肿瘤控制概率对应的总剂量关系。
- 通过临床或实验数据以及理论模型来完成。
- 即使使用临床数据来描绘曲线，也必须通过理论模型来模拟肿瘤细胞对放射治疗的反应。
  - 详细的单靶理论和线性二次模型见第 23 章。
- TCP 曲线呈 S 形，在非常低或非常高的剂量下几乎没有剂量响应，在中等剂量区有较陡峭的剂量反应。

TCP 的计算

- 假设单个克隆源性细胞能够复制整个肿瘤，肿瘤控制概率等于克隆源性肿瘤细胞不存在的概率。
- 使用简单泊松统计（见第 23 章），如果平均存在 X 个克隆源性肿瘤细胞，肿瘤控制概率等于 e^{-X}。
- 经验法则：为了达到一定的 TCP，应该以（1–TCP）的肿瘤细胞存活率为目标。
  - 因此，要达到 90% 的 TCP，每个患者需要 0.1 个肿瘤细胞的肿瘤细胞存活率。
  - 这意味着如果你从 10^9 个肿瘤细胞开始，你需要达到 10^{-10} 的存活分数。

影响 TCP 曲线形状和斜率的因素

- 肿瘤控制概率曲线的斜率称为 γ。
  - γ 剂量效应差别的绝对百分比与剂量差异的相对百分比的比值。

$$\gamma = \frac{剂量效应差值（绝对剂量 \%）}{剂量差异（相对剂量 \%）} \tag{30.1}$$

- 在 γ = 2 时, 剂量增加 1% 将使 TCP 增加 2%。
- 如图所示, γ 值在 TCP 曲线的中间附近最高 (图 30.1)。
- 在非常低和非常高的剂量下有一个浅的剂量反应 (低 γ), 在中等剂量下剂量反应较陡峭。

- TCP 曲线的斜率取决于剂量给予方式
  - 如果剂量增加的方式是通过固定分次量大小, 增加分次数, 则测得的 γ 值将低于通过增加分次量大小来实现的剂量增加 (图 30.2)。

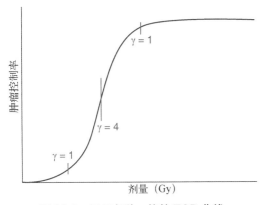

图 30.1　显示各种 γ 值的 TCP 曲线

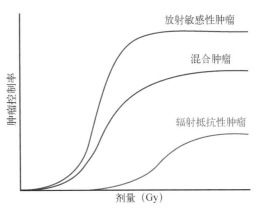

图 30.2　TCP 曲线显示了放射敏感性肿瘤和辐射抵抗肿瘤的混合肿瘤

- 混合肿瘤总是比同质肿瘤表现出更弱的剂量效应。
  - 即使在最低剂量水平下, 非常敏感的肿瘤也能得到控制, 即使在最高剂量水平下, 辐射抵抗的肿瘤也不能得到控制。
- 在非常高的 TCP 水平上, 位置误差显得更加重要。
  - 无论剂量增加到多高, 照射野外有存活肿瘤的患者的治疗都将失败。

正常组织并发症概率 (NTCP)

- NTCP 曲线的构建方式与 TCP 曲线相同, 表示的是正常组织损伤概率与剂量的关系。
- 正常组织往往比肿瘤有更加陡峭的剂量效应。
- 不同的正常器官有不同的体积依赖性, 如第 25 章所示。
  - LKB 模型中引入了体积效应因子 n。
  - 大体积效应 (并型组织) 具有较大的 n, 而具小体积效应的组织 (串型组织) 具有较小的 n。
- 正常器官通常受到不均匀照射。因此, 必须有一种机制来说明不同的照射体积。
  - Lyman-Kutcher-Burman (LKB) 模型假设部分器官受到了均匀照射, 引入剂量 - 体积直方图 (DVH) 和计算等效剂量体积。
  - 对这类分析持保留态度; 这是一种数学上的近似, 没有很强的生物学基础。

治疗窗和治疗比

- "治疗窗" 是介于肿瘤控制失败和正常组织并发症之间的一个区间。

- 这是一个概念性的窗口范围，而不是一个定量。
- 窗口越大，治疗可能越安全有效（图 30.3）。

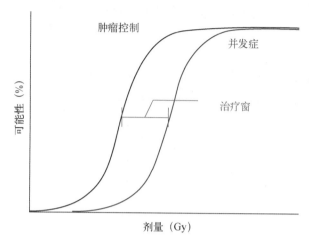

图 30.3　治疗窗是 TCP 曲线和 NTCP 曲线之间的差值

- 治疗比是肿瘤控制和正常组织并发症之间的差异。
  - 一种常用方法是用无并发症的肿瘤控制概率来量化治疗比；定义为（治愈率）×（1 − 并发症概率）。
  - 也可表示为：

$$TR = TCP！ \times (1 - NTCP) \tag{30.2}$$

  - 请记住，这只是定义 TR 的一种方式。
- 治疗比很大程度上取决于"并发症"的定义
  - 大多数患者都有一定程度的放射损伤，尤其是像头颈部疾病患者。
  - 什么程度的放射损伤是可接受的和不可接受的？

肿瘤和正常组织的再增殖

- 当治疗延长（如分程放疗），肿瘤和正常组织都可以再增殖（图 30.4）。

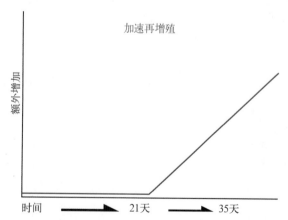

图 30.4　一些肿瘤在治疗一段时间后会加速再增殖。这就是所谓的启动节点。这种效应通常会缩小治疗窗

● 为了达到相同 TCP 或 NTCP 要求的剂量增加，相当于 TCP 和 NTCP 曲线向右移动（图 30.5）。

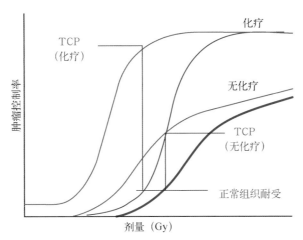

图 30.5　TCP 曲线（蓝色）和 NTCP 曲线（红色）显示了联合化疗后的放射敏感性，化疗组（左移），无化疗组（右移）

　　– 一般来说，肿瘤再增殖比正常组织增殖更厉害。
　　– 在临床相关的时间范围内，晚反应组织不能有效地再增殖。
● 一般来说，治疗延长会缩小治疗窗，这是一件坏事。
　　– 有大量的人类数据表明，随着总治疗时间的延长，生存率下降，尤其是在头颈部鳞状细胞癌或妇科鳞状细胞癌中。

增敏剂、保护剂和组合模式

● 任何综合治疗的目的都是为了提高治疗比。
● 提高治疗比的机制包括以下几点：
　　– 选择放射敏感的肿瘤。
　　– 选择性保护正常组织。
　　– 独立（相加或协同）杀伤肿瘤。
　　– 选择性杀死辐射抵抗性（比如乏氧）肿瘤。
　　– 放射敏感性周期内的肿瘤细胞再分布，如 G_2/M 期。
　　– 免疫疗法重新激活对肿瘤和转移的免疫反应。
● 综合疗法可能会增加治疗比。
　　– 例如，同步顺铂在头颈部放疗中同时增加了放射损伤和提高了治愈率。如果你定义治疗比和放射损伤、治愈率同样的权重，它可能根本不会"改善"。
● 了解更多详情见第 31 章。

31　放射治疗中的化疗、化学调节和免疫调节

引言

　　放射治疗可以通过增加对肿瘤的放疗效果（放射增敏剂）、保护正常组织（放射防护剂）、增加氧浓度或使用全身治疗药物来进行改善。辐射防护剂通过它们的剂量减少因子（DRF）来表示，而辐射增敏剂通过它们的增强比（ER）来表示。这两个数字都是达到生物效应所需辐射剂量的比值。全身用药可分为低氧放射增敏剂、低氧细胞毒素、经典烷化剂、铂类药物、抗生素、抗代谢药、长春花生物碱、紫杉烷类、拓扑异构酶抑制剂、激素类药物、单克隆抗体、小分子抑制剂（通常为酪氨酸激酶抑制剂）和免疫调节剂。基因治疗领域也在取得进展，尽管这还不是主流。

放射增敏剂

- 与化疗不同，这些药物只有很少或没有杀瘤作用，除非与放疗联合使用。
- 卤代嘧啶
  - 溴脱氧尿苷（BUdR）和碘脱氧尿苷（IUdR）。
- 核苷酸类似物被吸收并整合到新合成的 DNA 中。
  - 只有 DNA 合成活跃的细胞才会掺入这些类似物。
  - 含有核苷酸类似物的 DNA 对电离辐射的链断裂更敏感，因此肿瘤被选择性地放射增敏。

辐射保护剂

- 这些药物选择性地保护正常组织免受辐射损伤。
- 巯基（包括 WR 系列氨基硫醇化合物和衍生物）。
  - 强大的自由基清除剂，在冷战期间／之后开发，用于对抗核战争／恐怖主义。
  - 氨磷汀是唯一经 FDA 批准的辐射保护剂。
  - 放疗前 30 分钟给药，大大减少黏膜炎和口干燥症。
  - 正常组织的选择性基于以下几点：
      与血管丰富的正常组织相比，肿瘤的穿透较慢。
      碱性磷酸酶用于激活氨磷汀。许多肿瘤缺乏这种酶。
  - 会引起恶心和低血压，因此在现代临床实践中很少使用。

236

氧调节治疗

- 缺氧是辐射抗性的一个众所周知的决定因素。已经有许多策略来应对缺氧。
- 直接调节氧
  - 输血：红细胞，最古老的氧调节疗法。输血放射增敏的临床证据是混杂的。
  - 高压氧（HBO_2）：在加压潜水箱中给药。设备和潜在的危险使得这种选择对大多数医疗中心来说不切实际。
  - 卡波金：95% O_2 和 5% CO_2 的混合气体，像 HBO_2 一样进行高压氧，但是更容易管理。
  - 烟酰胺：一种减少急性缺氧的血管扩张剂。
  - 用卡波金和烟酰胺加速辐射（ARCON）：荷兰开发的临床相关治疗方案。
- 缺氧放射增敏剂
  - 这些化合物增加了缺氧条件下辐射造成的 DNA 损伤，就像氧气本身一样。
  - 硝基咪唑具有比氧气更长的扩散距离，因此可以渗透到血管环境不太好的肿瘤中。
  这些药物包括米索硝唑、依那达唑、尼莫拉唑和吡莫尼唑。放射性标记的硝基咪唑可用于对缺氧肿瘤细胞进行成像。
  - 作为放射增敏剂的有效使用受到在分次放疗期间所需浓度下产生的累积性神经毒性的限制。
  - 尼莫拉唑在丹麦头颈部肿瘤临床试验中，用作放射增敏剂。
- 缺氧细胞毒性物
  - 这些化合物甚至在没有辐射的情况下也具备杀瘤活性。
  - 丝裂霉素 C：化疗药物，对缺氧细胞的毒性稍大。
      非常抑制骨髓，常用于肛门癌。
  - 替拉扎明：缺氧特异性毒素，对小鼠非常有效，但对人类毒性更大。用于正在进行的缺氧 H&N 肿瘤临床试验。也能使缺氧细胞对辐射敏感。

缺氧成像

- 用于侵入性缺氧检测的"金标准"是氧探针。使用这些探针对患者来说是痛苦的。
- 无创性的"金标准"是用 ^{15}O PET（放射性氧）进行缺氧成像。
  - ^{15}O 的半衰期为 2 分钟，因此必须在成像地点或附近制造。
- ^{18}F-MISO 和 ^{62}Cu-ATSM 是长寿命的正电子发射体，在缺氧细胞中聚集，可用于 PET 成像。
  - 理论上，缺氧特异性增敏剂和细胞毒素在与缺氧成像结合使用更有效。
  - 选择一组对缺氧特异性药物反应更好的高度缺氧肿瘤。
  - 这尚未得到临床数据（截至 2013 年）的证明，但有正在进行的试验。

剂量减少因子和增强因子

- 保护剂通过剂量减少因子（DRF）来表示，剂量减少系数为达到相同生物学终点的剂量比：

$$DRF = \frac{达到相同效果的剂量（有保护剂）}{达到相同效果的剂量（无保护剂）} \tag{31.1}$$

- 氨磷汀对小鼠全身照射致死终点的 DRF 为 1.8 ～ 2.7。
- 增敏剂通过增强比（ER）来表示，增强比计算为达到相同生物学终点的剂量比：

$$ER = \frac{达到相同效果的剂量（有增敏剂）}{达到相同效果的剂量（无增敏剂）} \tag{31.2}$$

- 米索硝唑对于缺氧条件下单次照射后的细胞存活终点，其 ER 高达 1.8。
- 缺氧特异性增敏剂对患者的效果从来没有人们期望的那么好。为什么？
  - 在分次放射治疗的疗程中，肿瘤的某些部分已经经历了缺氧细胞的再氧合。
  - 在成功再氧合的细胞中，真正的 O_2 比任何药物都更有效。

全身治疗药物：作用机制

- 经典烷基化剂：通过将烷基附着到 DNA 上来杀死细胞。
  - 通常不是细胞周期特异性。
  - 可能对辐射敏感，也可能不敏感。
  - 穿透血脑屏障。
  - 包括环磷酰胺、异环磷酰胺、替莫唑胺、白消安、美法兰、达卡巴嗪、BCNU、CCNU 等。
- 铂金：具有烷基化和交联性能。两者都会损伤 DNA。
  - 非细胞周期特异性。
  - 非常放射敏感（小心，有时 FX 是附加的）。
  - 包括顺铂、卡铂、奥沙利铂等。
- 抗生素：通过抑制 DNA 和 RNA 合成杀死细胞。
  - 非细胞周期特异性。
  - 非常放射敏感，尤其是多柔比星。
  - 包括多柔比星、柔红霉素、放线菌素 D、博来霉素、丝裂霉素等。
- 抗代谢物：细胞中正常代谢物的类似物。通过用药物取代正常代谢物杀死细胞，抑制多种途径。
  - S 期特异性（例如，5FU = DNA 合成毒素）。
  - 对放射非常敏感，尤其是吉西他滨。
  - 包括甲氨蝶呤、5-FU、卡培他滨、吉西他滨、阿糖胞苷、羟基脲等。
- 长春花生物碱：源自长春花。通过阻断微管集合杀死细胞。
  - M 期特异性（"纺锤体毒素"）。
  - 不要穿过血脑屏障，如果进入脑脊液是致命的。
  - 包括长春新碱、长春碱、长春地辛、长春瑞滨等。
- 紫杉烷：最初来自太平洋紫杉（现在大部分是合成的）。通过阻断微管拆分杀死细胞。
  - M 期特异性（"纺锤体毒素"）。
  - 放射增敏。
  - 包括紫杉醇、多西他赛、卡巴他赛等。

- 拓扑异构酶毒物：拓扑异构酶通常切割、扭曲和重新附着 DNA。拓扑异构酶毒物阻止再附着，导致双链断裂。
  - 部分 S 期特异性（在 RNA 合成过程中也能杀死细胞）。
  - 不那么放射敏感。
  - 包括依托泊苷、拓扑替康、依立替康等。
- 激素治疗：直接或间接抑制激素或激素受体。
  - 只能杀死激素依赖细胞（如前列腺和乳腺）
  - 包括他莫昔芬、雷洛昔芬、阿那曲唑、来曲唑、依西美坦、非那司提、度他雄胺、比卡鲁胺、氟他胺、亮丙瑞林、戈舍瑞林、酮康唑、阿比特龙等。

靶向治疗

- 这些药物中的每一种都被设计成抑制特定的分子通路或族群通路。
- 单克隆抗体（-mabs）：结合了一种特定的蛋白质，它们体积庞大，无法穿过血脑屏障或细胞膜。
  - 包括西妥昔单抗、曲妥珠单抗、培妥珠单抗、贝伐单抗、利妥昔单抗、妥昔单抗、伊布单抗、布伦妥昔单抗、阿仑妥珠单抗等。
- 酪氨酸激酶抑制剂（TKIs，-ibs）：抑制参与细胞存活和生长信号传导的多种酪氨酸激酶的小分子。
  - 包括拉帕替尼、厄洛替尼、吉非替尼、舒尼替尼、索拉非尼、伊马替尼、达沙替尼、鲁索利替尼、克唑替尼、维莫非尼等。
- 其他抑制剂：抑制非酪氨酸激酶的酶。
  - 包括西罗莫司、依维莫司、硼替佐米、奥拉帕利、伏立诺他、沙利度胺、来那度胺等。
- 受体激动剂：激活而不是抑制受体。
  - 包括贝沙罗汀。
- 免疫治疗：激活免疫系统对抗癌细胞。
  - CTLA-4 和 PD-1 是 T 细胞表面受体蛋白，充当免疫检查点，防止免疫系统对细胞的无差别攻击。T 细胞通过减少炎性细胞因子（干扰素、白细胞介素）的产生、抑制 T 细胞生长和降低细胞毒性功能来应答 CTLA-4 和 PD-1 配体。
  - 肿瘤可以通过在肿瘤细胞上表达 PD-1 配体分子（如 PD-L1 和 PD-L2）来逃避免疫系统，从而下调/抑制免疫反应。
  - 抗 CTLA-4 抗体阻断淋巴结中从树突状细胞到 T 细胞的负性免疫信号，从而导致免疫激活。
  - 抗 PD-L1 抗体阻断肿瘤细胞上的 PD-L1 配体和肿瘤微环境中 T 细胞上的 PD-1 受体分子之间的负信号传导，从而导致抗肿瘤免疫系统激活。
  - 已经证明用抗 CTLA-4 和抗 PD-1 抗体同时治疗可以改善免疫抗肿瘤反应，但也会增加毒性。
  - 现在认为肿瘤的辐射不仅诱导肿瘤细胞死亡，而且通过在肿瘤细胞中释放 DNA 片段、新抗原、ATP、HMGB-1、干扰素和促死亡信号来激活免疫刺激信号。
  - 放疗加抗 CTLA-4 和（或）抗 PD-1/PD-L1 抗体治疗在一些实体瘤中显示出可改善

的反应（图 31.1）。

- 癌症疫苗包括 sipuleucel-T 和 algenpantucel-T。针对黑色素瘤的疫苗也有很好的发展，这些疫苗针对肿瘤细胞表面的基因改变分子，引发免疫反应。

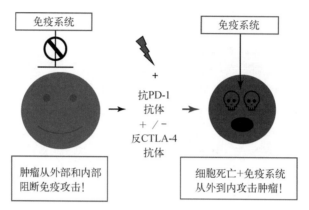

图 31.1　放疗联合免疫检查点抑制剂可改善治疗反应

氧作用对化疗的影响

- 一些药物通过自由基发挥作用，因此需要氧才能发挥作用，就像辐射一样。
  - 包括博来霉素、甲基苄肼和达卡他霉素。
- 其他药物在缺氧条件下更有活性。
  - 包括丝裂霉素 C、多柔比星和替拉扎明。
- 许多化疗药物没有任何氧相互作用。
- 然而，就像氧一样，许多药物受到扩散距离的限制，不能穿透血管环境不良的肿瘤。

多重耐药性

- 多药化学疗法的理论指出，将具有不同作用模式的药物结合起来，使得癌细胞不太可能产生耐药性。
- 然而，癌细胞往往同时对许多药物产生耐药性。
- 已知的机制包括如下：
  - 膜通道泵：多药耐药性（MDR）基因编码一种蛋白质，可以从细胞中排出毒素，能够结合多种药物。
  - 自由基清除剂：谷胱甘肽生成或恢复基因的过度表达可以增加细胞修复自由基损伤的能力。
  - DNA 修复：DNA 修复途径蛋白的过表达可以克服 DNA 损伤剂，如烷化剂和铂。

同步放化疗

- 具有附加细胞杀灭作用的药剂：杀灭大致等于简单的对数加法。
  - 示例：单独照射产生一个对数杀灭（SF = 10%），单独 5-FU 产生一个对数杀灭（SF = 10%），5FU-RT 同步放化疗产生两个对数杀死（SF = 1%）。

- 具有协同细胞杀灭作用的药剂：杀灭远远大于简单的对数加法。
  - 示例：单独放疗产生一个对数的杀灭（SF = 10%），单独吉西他滨产生一个对数的杀灭（SF = 10%），同步吉西他滨放疗产生四个对数的杀灭（SF = 0.01%）。
- 无交叉耐药性
  - 化疗耐药细胞可能对辐射没有抵抗力。
  - 辐射抵抗细胞（低氧、S 期、突变 p53）可能对化疗更敏感。
- 再氧合
  - 化疗可以间接（通过肿瘤缩小）或直接（贝伐单抗）促进肿瘤的氧合。
- 选择性
  - 为了在临床上有效，全身用药对肿瘤的细胞毒性必须大于对正常组织的细胞毒性。
  - 类似地，有用的放射增敏剂应该比正常组织对肿瘤具有更大的增敏作用。

光动力治疗

- 补骨脂素、卟啉和氨基乙酰丙酸（ALA）被特定波长的可见光或紫外光激活，产生有毒的自由基。
  - 可见光和紫外光只能到达非常浅的病灶。
  - 通常用于皮肤恶性肿瘤（基底、鳞状和淋巴瘤）和食管病变的内镜消融。

基因治疗

- 抗癌基因疗法的类型
  - 将基因导入健康的 T 细胞或树突状细胞，增强抗肿瘤免疫力。
  - 将肿瘤抑制基因引入癌细胞以抑制生长。
  - 引入选择性杀死癌细胞的"自杀"基因。
  - 引入被辐射选择性激活的"自杀"基因。
  - 将免疫原性基因引入癌细胞，激发抗肿瘤免疫。
- 将基因导入人类细胞的方法
  - 物理：电穿孔和冲击（只能在体外进行，如在单采白细胞中）。
  - 质粒：涂有促进细胞摄取的脂质或聚合物包膜的 DNA 序列。
  - 病毒性：改良的逆转录病毒、腺病毒、慢病毒或疱疹病毒。病毒必须有足够的弹性来逃避免疫系统，但又不能弹性太大以至于重新激活并杀死患者。
- 截至 2014 年，基因治疗尚未成为任何人类肿瘤的标准治疗。
- 合成致死是一个术语（见第 21 章），用于描述突变、表观遗传变化或药物治疗引起的两个基因或通路的组合扰动导致细胞死亡的情况。
  - DNA 双链断裂（DSB）修复基因 *BRCA1* 的失活（见第 21 章）和 BRCA2 肿瘤抑制基因可导致对参与修复辐射诱导的 DNA 单链断裂（SSB）的（ADP- 核糖）聚合酶 PARP 的化学抑制的敏感性。
  - PARP 的抑制导致 PARP 在 DNA 单链断裂位点处被捕获，这抑制了 SSB 修复并阻断了 DNA 合成 / 复制。
  - 肿瘤细胞可以通过在该位点诱导 DNA DSB 来消除这种阻滞。然而，BRCA 缺陷细胞不能有效地修复这些致命的 DNA 双链断裂，导致细胞死亡急剧增加（图 31.2）。

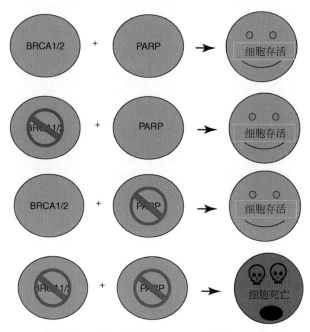

图 31.2　突变型和非突变型之间的合成致死

– 辐射诱发大量（每 Gy 数千个）通常容易修复的 DNA 单链断裂和少量（每 Gy 约 40 个）如果不修复会致命的双链断裂。化疗会导致 DNA 链断裂、加合物和交联。
– 将 PARP 抑制剂与放疗和化疗相结合的研究正在进行中。

32　近距离放射治疗、粒子治疗和替代放射疗法的生物学

引言

大多数放射治疗是通过直线加速口进行光子线和电子线照射的。然而，在某些临床情况下，其他治疗方法可能也有优势。近距离放射治疗是利用放置在靶区内或与靶区邻近组织的放射源进行放射治疗，随着离源距离的增加而出现剂量的快速降低。近距离放射治疗分为低剂量率（LDR）或高剂量率（HDR）和密封源或非密封源。非密封源是没有包壳的放射性同位素，可以通过注射入解剖部位或全身给药。重带电粒子包括质子和重离子。这些带电粒子具有高剂量特性的布拉格峰，除了预期的治疗深度之外，几乎没有出射剂量。质子的相对生物效应近似于光子；但重离子具有更高的相对生物效应。中子束治疗具有非常高的相对生物效应，导致其对抗辐射肿瘤有更好的效果，但对正常组织的毒性也更大。含硼药物可与中子反应，进一步增加对肿瘤的辐射剂量。

近距离放射治疗定义

- 近距离放射治疗：使用放置在靶区体积内或与靶区体积邻近组织的放射性同位素进行放射治疗。
- 密封源：完全封装
  - 低剂量率（LDR）：≤ 2Gy/h
    短暂性
    永久性
  - 中等剂量率（MDR）：2 ～ 12Gy/h
    几乎从未用于临床治疗
  - 高剂量率（HDR）：> 12Gy/h
  - 脉冲剂量率（PDR）：每小时进行几分钟的高剂量率治疗，这样几天内的平均剂量率保持在低剂量率范围内
- 非密封源：使用无包壳放射性同位素的近距离放射治疗（注射到特定位置，或全身给药）。

近距离放射治疗的注释

- 从生物学角度讲，近距离放射治疗和外照射有几个主要区别：
  - 剂量率：外照射（不包括全身放射治疗）通常以高剂量率进行。

近距离放射治疗可能是高剂量率、低剂量率或脉冲剂量率。

- 剂量梯度：大多数外照射计划试图在靶区体积内实现均匀剂量分布。近距离总是产生陡峭的剂量梯度。
- 分次：与外照射相比，近距离放射治疗的次数要少得多。

  低剂量率植入可以通过一次治疗完成（尤其是永久性植入）。

近距离放射治疗：剂量率效应

- 大体上，低剂量率的生存曲线与少分次的外照射或者高剂量率十分相似。
  - 这是使用脉冲剂量率近距离治疗的生物学原理。
- 经典剂量率效应：与外照射或者高剂量率相比，低剂量率治疗导致更少的细胞损伤，并且存活曲线没有肩部。
  - 这种效应的大小与该细胞类型的亚致死损伤修复量（SLDR）直接相关。

    这是 LDR 能更好地保护正常组织的原因，也是这种模式具有优越性的生物学原理。
  - 在 1Gy/min 到 0.01Gy/min 的剂量率之间，分割治疗内的细胞损伤修复从 0 到 100%（图 32.1）。

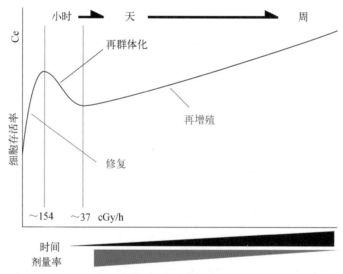

图 32.1　剂量率对细胞存活的曲线，该曲线说明了随着剂量率的增加，除了反剂量率效应的区域外，细胞损伤率普遍得到改善

- 反剂量率效应：在一些快速循环的细胞中，细胞杀伤作用实际上在 37 ~ 154cGy/h 增加。这是一种细胞的周期效应。
  - 在 154cGy/h 时，细胞周期完全停止，因此处于 S 期细胞是抗辐射的。
  - 在 37cGy/h 时，允许细胞周期进入辐射敏感期 G_2/M，造成细胞损伤。
  - 这是低剂量率更加优越的另一个理由：快速增殖的癌细胞会使自己变得敏感，而非增殖的细胞则会出现放射抗拒性。
- 超低剂量率：在"临界剂量率"以下，快速生长的细胞能够以比它们被杀死更快的速度重新繁殖。

- 例如，以 < 0.54cGy/min（32cGy/h）处理的小鼠空肠显示出非常低的致死率。
- 永久性插值的剂量率极低。因此，它们对快速增殖的肿瘤基本无效。

  典型的前列腺 ^{125}I 粒子植入的剂量率约为 7cGy/h。虽然剂量率很低，但幸运的是，前列腺癌是一种增殖非常缓慢的肿瘤。

剂量率和临床终点

- Mazeron 做了两项低剂量率组织间插植的研究：一项在口腔，一项在乳房。
  - 口腔：剂量率 < 50cGy/h 与较少坏死相关，只要总剂量足够，则具有相似的局部控制。
  - 乳房：在 30 ～ 90cGy/h，较高的剂量率与局部控制的改善相关。
- 典型的 LDR 短暂性插值的剂量率在处方点为 50 ～ 60cGy/h。然而，应根据临床中的具体判断和植入的几何分布，采用适当的更高或更低的剂量率。
  - 剂量率越高，效率越高、越大、毒性越大。
- LDR 永久性插值的剂量率是可变的，主要取决于所使用的同位素。
  - 更短的半衰期 = 更高的剂量率。
- 剂量率效应在很大程度上与 HDR 无关，因为剂量率太高，不允许进行分次间的再修复或再群体化。

近距离放射治疗：同位素和插植方式的选择

- ^{226}Ra 已经使用了几十年，但由于存在氡泄漏的风险，几乎不再使用。
- 永久性 LDR 插植通常使用 ^{125}I、^{103}Pd 或较少使用的 ^{198}Au。
- 短暂性 LDR 插植可使用 ^{198}Au、^{192}Ir、^{137}Cs、^{60}Co 或其他同位素。
- HDR 插植最常使用的是 ^{192}Ir。
- 插植方式分为组织间插植（如前列腺或乳房插植）或腔内插植（如妇科插植）。
- 更具体的讨论详见第 11 章近距离放射治疗技术。
- 有关同位素来源、能量和半衰期的信息，请参见附录 B。

非密封放射源

- ^{131}I 是一种 β 放射性同位素，可被甲状腺组织和分化型甲状腺癌吸收。
- 亲骨同位素包括 ^{89}Sr、^{153}Sm 和 ^{223}Ra，用于治疗多发性骨转移。
- ^{32}P 是一种 β 放射性同位素，可用于治疗囊肿、关节间隙或体腔内膜的肿瘤。

放射免疫治疗

- 放射性同位素 - 抗体结合物用于针对肿瘤的特异性靶向高剂量照射。
  - ^{131}I 是一种 β/γ 混合辐射源。
  - ^{90}Y 是纯 β 放射性同位素。
- ^{131}I 抗铁蛋白和 ^{90}Y 抗铁蛋白：靶向富含铁蛋白的肿瘤，如霍奇金淋巴瘤和肝细胞癌。
- ^{90}Y 替伊莫单抗（泽瓦林）：靶向 CD_{20}（如利妥昔单抗），用于治疗利妥昔单抗难治性的非霍奇金淋巴瘤。

- ^{131}I 托西莫单抗（贝克萨尔）：也靶向 CD_{20}，并已用于复发和难治性非霍奇金淋巴瘤。

质子束治疗

- 质子由于它们的布拉格峰→无出射剂量和大大减少的累积剂量。
  - 优势大多是物理上的，而不是生物学上的；然而，最新研究数据表明，质子束治疗与 X 线治疗相比，其治疗后可能会诱导不同的基因（图 32.2）。
- 生物有效性非常接近光子，标准相对生物效应因子 RBE = 1.1（钴 -60Gy 当量）。
  - 氧增强比 OER 与钴 -60 光子相同。
- 质子布拉格峰后沿的 RBE 没有被很好地定义，但数据表明它可能比 RBE = 1.1 高得多（在 RBE ≈ 1.6 的范围内）。
  - 因此，质子束的末端边缘不应该落在关键的危及器官内。
- 单一的（"原始的"）布拉格峰太窄而不能用于治疗，因此治疗质子束使用的是具有不同能量范围的多个布拉格峰所形成的一个展宽布拉格峰（SOBP）。
  - SOBP 的入射剂量比原始的单个布拉格峰高得多。
- 质子束由回旋加速器产生，回旋加速器比直线加速器大得多，也贵得多。

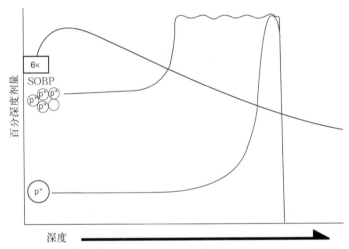

图 32.2　6MV 光子（蓝色）、单能质子束的原始布拉格峰（棕褐色）和多能质子束的展宽布拉格峰（红色）之间的剂量分布比较

- 截至 2020 年，美国有超过 35 个质子设施，其中大多数的能量范围位于 230 ～ 250MeV/n，具有扩展束和笔形束扫描能力。

快中子治疗

- 一个快中子约 ≥ 6MeV。
- 中子因其低 OER（杀死缺氧细胞的能力较强）和在特定肿瘤类型（如唾液腺肿瘤）中的高 RBE 而被使用。
  - 与光子相比，中子对唾液腺肿瘤有更高的局控率。
  - 遗憾的是，它们具有非常严重的晚期毒性，这一点限制了它们的临床应用。

- 中子是不带电粒子，因此它们没有布拉格峰。

硼中子俘获治疗（BNCT）

- 硼吸收慢中子（0.025 ～ 10keV）并分裂成 α 粒子，在局部产生非常高的剂量。
- 必须用选择性富集在肿瘤细胞中的含硼药物进行预处理。
- 慢中子对组织的穿透性很差，只能治疗浅表肿瘤（为 2 ～ 3cm）。

重离子治疗

- 重离子被定义为比质子重的带电粒子。^{12}C 是最受欢迎的重离子。
- ^{12}C 和其他重离子具有高 LET 生物效应，以及布拉格峰。
  - 物理学和生物学两方面的优势。
  - 根据治疗体积和肿瘤类型，碳离子放疗相对于光子的 RBE 为 1.6 ～ 3.0。
  - 与光子相比，碳离子放疗的 OER 似乎也较低。
  - 高 RBE 和低 OER 可能有助于克服肿瘤缺氧和抗辐射问题，如在胰腺癌中。
- 布拉格峰中的有效剂量没有被完全明确下来。物理剂量和 RBE 都大大增加。
  - 重离子治疗的疗效和长期毒性存在很大的不确定性。
- 重离子由同步加速器加速，同步加速器比质子束回旋加速器更大更贵。
  - 尽管重离子疗法在 20 世纪 80 年代在加利福尼亚的劳伦斯·伯克利实验室是先驱，但截至 2020 年，美国尚未开展碳离子治疗。
  - 日本、中国、德国和奥地利已经拥有碳离子治疗设备。

33 热 疗

引言

尽管热疗的使用已经减少，而且传统的热疗仅在美国的少数诊所用于治疗某些类型的癌症，但热疗作为放疗的辅助手段仍然有一些人感兴趣，因为它通常可以与电离辐射协同作用，以增强肿瘤控制。有几种方法可以将热量传递给肿瘤，但是除了一些浅表肿瘤之外，热疗在技术上仍然难以准确和均匀地进行，并且对热剂量的监测仍然存在问题。此外，耐热性的增强是其作为独立治疗的阻碍，并且当用作分次放疗的辅助时，也排除了多次热处理的使用。辐射通常通过对 DNA 的损伤诱导死亡，而热被认为通过蛋白质的变性和聚集诱导细胞死亡。热疗可有效杀死耐辐射肿瘤细胞，包括 S 期、未分裂、缺氧或血管化不良的细胞。当与辐射治疗结合时，可能通过血管扩张（减少缺氧）和抑制 DNA 修复（双链断裂）产生协同效应。热疗后，由于热休克蛋白的表达，耐热性可能增强。虽然对传统热疗的兴趣已经减弱，但热消融（使用温度 > 50℃）可能会产生良好的长期效果。

热疗和热消融的定义

- 热疗通常被认为是利用 39℃（102℉）～ 45℃（113℉）的温度来实现选择性细胞杀伤。它可以单独使用或与放疗、化疗或两者结合使用。
- 在放射生物学的背景下，使用传统的热疗并不是为了"烹饪"肿瘤。而是，热疗消融，它涉及使用约 50℃（122℉）～ 100℃（212℉）范围内的极高温度，可能会导致肿瘤组织凝固。

热疗的基本原理

- 热疗已被广泛应用于治疗浅表肿瘤，在亚洲和欧洲更为常见，也常用于姑息治疗。然而，热疗的应用主要是作为放射治疗的潜在辅助手段，因为热疗和放射治疗可能产生叠加或协同效应，这取决于两种治疗的顺序，从而获得整体和局部的响应。
  - 肿瘤细胞和正常细胞在高温敏感性方面没有本质上的区别。但是，外在的差异是可以利用的。
  - 血管化不良的肿瘤可能比血管化良好的正常组织更容易受热。
  - 缺氧和低 pH 可能会增加对高温杀灭的敏感性（图 33.1）。
  - 晚期 S 期细胞（最耐辐射）对高温最敏感。

热能的细胞毒性

- 热能通过蛋白质变性和诱导蛋白质聚集来损害细胞。核蛋白的变性和聚集可抑制辐射诱导的 DNA 损伤的修复 [抑制双链断裂（DSB）的修复已被认为是细胞对辐射热敏感

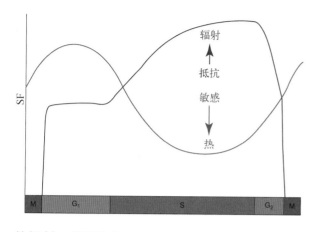

图 33.1　整个细胞周期中细胞对辐射（蓝色）或高温（红色）的敏感性（以相对存活分数表示）

的机制，见下文]。

- – 这种杀死细胞的机制不同于辐射后观察到的机制，在辐射后，死亡可能是由双链断裂以及随后的交换型染色体畸变引起的。
- – 当 $1/D_0$ 作为 $1/T$ 的函数绘制时，就构成了阿利纽斯图（T 以开尔文表示）。斜率表示细胞损伤所涉及的活化能。由于细胞损伤和蛋白质活化的活化能相似，热诱导细胞损伤的目标可以是蛋白质或蛋白质的亚类。

- 晚期 S 期细胞对高温最敏感（S 期也是耐辐射能力最强的阶段）。
- 当作为冷却肿瘤散热器的血管系统减少时，热能对细胞的损伤更大（缺氧或血管化不良的细胞更耐辐射）。
- 热疗杀死未分裂细胞和分裂细胞（不像辐射一般只杀死分裂细胞）。
- 与序贯性的加热和放射治疗相比，放射治疗时同步加热所引起的细胞损伤率高得多。然而，这在临床上很难实施。
  - – 热辐射增敏的两种机制：血管舒张（缺氧减少）。
    抑制辐射引起的 DNA 损伤的修复，主要是 DNA 双链断裂修复。

加热和温度监控

- 热疗一般在体外进行，也可以使用以下技术在肿瘤内植入特殊装置：
  - – 热水浴。
  - – 隔热服或隔热室 + 红外辐射。
  - – 微波。
  - – 短波电热疗法。
  - – 射频感应电流。
  - – 超声。
- 热源可以整体或以局部方式应用：
  - – 整体：全身热疗。
  - – 局部外源：热源指向肿瘤。
  - – 局部内源：植入肿瘤内的热源。
- 应在多个点监控温度，因为热量通常不均匀。
- 热疗的主要限制是技术限制。

- 选择性地均匀加热整个肿瘤，同时加热正常组织。
- 在放射治疗的适当时机内加热。
- 减少植入性技术，尤其是如果每天都需要的话。
- 昂贵的设备或电力要求。

● 另一个限制是由于组织的热扩散，无法实现均匀性（某些区域比其他区域受热更多）。
- 热量可以通过静脉血流的散热效应带走（考虑水冷系统）。
- 热沉效应对正常组织略有好处，因此它们不会像肿瘤细胞那样接收那么多热量，但是经血管扩张的肿瘤虽然可以变得更好氧化，但这使得要达到理想的热剂量变得更加困难。

● 总的来说，热疗有很多好处，但技术上非常困难，因此通常只用于学术研究或浅表肿瘤（黑色素瘤、颈部淋巴结或浅表乳腺癌）或复发性肿瘤。即使在这些情况下，这也不是标准的治疗方法。

● 均匀加热的主要障碍是热沉效应；静脉血会有效地带走热量。

肿瘤与正常组织中的热量

● 肿瘤可能会接受更高剂量的热量，因为它们的血管化程度很差，并且不具备正常血流的热沉效应。

● 正常组织能够扩张血管并增加血流量以消除热量；很多肿瘤组织却不能，甚至可能出现血流减少的现象。

● 肿瘤缺氧的发生率很高，并且肿瘤中的细胞在酸性 pH 下容易增殖；这两种因素都会增加热相关的细胞毒性。

热剂量

● 热剂量表示为 90% 监测点达到 43℃的累积等效分钟数（CEM 43℃ T_{90}）。

● 高于 43℃时，温度每升高 1℃，治疗时间需要减少 2 倍，以达到类似的生物效应（如特定的存活分数）。

● 低于 43℃时，温度每升高 1℃，治疗时间需要增加 4 ～ 6 倍。

热增强比（TER）

● TER 是在不加热和有加热的情况下达到相同终点的辐射剂量的比率：

$$\text{TER} = \frac{\text{产生相同效果的剂量（不加热）}}{\text{产生相同效果的剂量（加热）}} \tag{33.1}$$

● 对于 1 小时 CEM 43℃ T_{90} 高温治疗：
- TER ≈ 2.0（正常组织）。
- TER ≈ 4.3（肿瘤）。

● 从理论上讲，这意味着 2Gy 的热分割（1 小时 CEM）对正常组织相当于 4Gy，对肿瘤相当于 8.6Gy。

热休克蛋白与耐热性

● 细胞受热后会诱导热休克蛋白（HSPs）的表达，这是一种对热的适应性（保护性）反应。

- 耐热性（对热致死的瞬时抗性）的开始和衰退与热休克蛋白的出现和消失相关。耐热性是细胞对热疗后产生的一种瞬时而持久性的抗拒性。
  - 对于低温热疗下（39～42.5℃）的细胞，在长时间的加热期内会变得耐热，从而导致出现存活曲线的平台期。
  - 对于高温热疗（43～47℃），进行短暂热疗的细胞可能变得耐热，并且在热疗期间几小时到几天内，37℃后热潜伏期对第二次热疗更具抵抗力。
- 耐热性可在体内持续长达1～2周，并被认为大大降低了临床上分次热消融的有效性。
  - 由于这个原因，热疗方案通常每周只进行1～2次的热疗。

热疗和放疗

- 在大多数人体肿瘤中，单独热疗难以产生一致性的反应，原因如下：
  - 深部肿瘤无法均匀加热。
  - 肿瘤内的温度无法精确测量。
  - 第一次热疗后会出现耐热性。
- 因为已经在体外和体内的实验中证明了热能使哺乳动物细胞对电离辐射更敏感，所以热疗有时与放疗联合使用可以增加治疗比。
- 临床热疗方案采用温度为41～43℃，目标是每周治疗1次或2次，每次递送1小时 CEM 43℃ T_{90}。
- 理论上，热疗如果与放疗同时进行效果最好。考虑到实际情况（放疗装置对热疗机的干扰），热疗通常在放疗前或放疗后立即进行。
- 低温（41℃）热疗已被证明能改善缺氧肿瘤的氧合。

热疗：瓶颈（困境）

- 均匀加热
  - 血液流动带走热量的地方非常容易出现冷点。在血管分布不良的区域也可能出现热点。
  - 微小的温差（1℃）会导致等效热剂量（CEM）2～6倍的变化。
  - 大多数加热装置必须接触或靠近被加热的组织，导致无法加热深部肿瘤：
    难以加热的深部肿瘤。
  - 温度监测很困难，需要多次插入探针。
- 时机：为了获得最佳效果，必须在放射治疗时对肿瘤进行同步热疗或在放疗之前或者立刻进行，哪怕在放疗几分钟后进行热疗，都有可能会起到明显的热辐射增敏作用，这是由于亚致死损伤修复（抑制DSB修复）受到了有效抑制。
- 热疗设备和放疗装置之间的干扰
  - 微波和射频热疗装置会发出电磁干扰的损害其他设备，例如放射治疗的医用直线加速器；因此，它们不能放置在同一房间中使用。
  - 将患者从热疗室转移到放射治疗机房，或者反过来，这都是管理上的一种挑战。
- 如果每周1～2次热疗，则效果最佳，然而放射治疗在每天给予多个小剂量照射时的效果最好。

34 随机性效应，确定性效应和遗传效应

引言

辐射致癌效应被认为是一种随机性效应，目前采用线性无阈（LNT）模型建模。辐射癌症的超死亡风险（即高于自然基线之上的死亡风险）取决于个体受到辐射照射时的年龄、性别、总受照剂量以及辐射剂量率。继发性白血病可能在受到辐射照射的短短几年后出现，且发病率往往在 10 年之后出现下降。而继发性实体瘤的潜伏期通常为 10 年或者更长时间。长期以来，白内障被认为是一种确定性的晚期效应（由于确定性效应通常与剂量阈值相关），但是近年来人们对此问题一直存在争议。遗传风险与受辐照动物后代的突变率增加有关。通常建议人类在性腺受到辐射后至少 6 个月内避免计划受孕。出于辐射防护目的，通常在考虑到剂量、辐射类型和特定组织等相关因素的情况下，用于表示随机效应、确定性效应和可遗传效应的建议剂量极限值以 Sv 为单位。当量剂量被定义为物理剂量乘以一个与辐射类型相关的加权因子。有效剂量则被定义为当量剂量乘以组织权重因子，这一加权因子与被照射的组织或器官类型有关。

确定性效应和随机性效应

● 确定性（非随机）效应发生在超过阈值剂量后，并且该效果的严重程度与剂量相关。在辐射防护领域（例如 NCRP 和 ICRP）中，这些效应被称为"组织反应"。该术语与许多细胞损伤造成的影响有关。
    – 例如：辐射诱发的皮肤红斑。
● 随机性效应是随机发生的，其概率与剂量大小成正比，但是该效应的严重程度不依赖剂量（要么发生要么不发生，尽管人群中的发生率是与剂量相关的），所以它没有剂量阈值！
    – 例如：原发性和继发性辐射诱导的恶性肿瘤和遗传性突变都是随机性效应。

等效剂量和有效剂量

● 吸收剂量以 Gy 为单位测量，但并未考虑到辐射类型或被照射的组织种类。
● 为了辐射安全的目的，将吸收剂量乘以一个校正辐射类型的加权因子（WF）。
    – 这一数值被称为当量剂量，并以布沃特（Sv）为单位测量。
    – WF 随辐射类型而变化
        对于光子和电子，WF = 1。

对于质子，WF＝2。

对于中子，WF 为连续函数，最高可达 20。

重离子，WF＝20。

- 此外，局部的身体暴露可以通过乘以一个组织权重因子（WT）以获得有效剂量。
  - 有效剂量同样以 Sv 为单位，但依赖于受照组织的体积。
- 因此，假设胸部 X 线给予胸部 0.5mSv 的剂量：
  - 对于胸部，当量剂量为 0.5mSv。
  - 而有效剂量则接近 0.1mSv（这只是近似的，因为乳腺的 WF 值存在差异，实际数值还取决于受照者是男性还是女性）。

辐射诱发癌症的剂量响应

- 线性无阈（LNT）模型假设剂量和癌变概率之间存在一种直接的线性关系。

在低剂量范围内，线性无阈（LNT）模型假设剂量和癌症或遗传疾病超额发病率之间存在一种直接的线性关系。（https：//www.baidu.com/link?url=SEtUQbwrFAwdRWsNfZVRhegrAwEQmhP9_drAPOLUkXHlOBy9Pby49k7G7FJFguGGcnhj_CgtUmZccC7H2FgfTq&wd=&eqid=b637ac380002ec6e00000004633d72bd）

- 剂量响应模型与此相反，其具有发生放射性癌变的阈值。
- 辐射兴奋模型假设极低剂量的辐射效应可能带来益处（图 34.1）。
- 目前人类尚未掌握足以证明或推翻剂量阈值存在的依据。
  - LNT 模型作为最保守的手段，因此被用于辐射防护的目的。

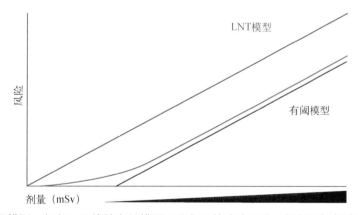

图 34.1　线性无阈模型（红色）及线性有阈模型（蓝色）的癌症风险。低剂量辐射造成的实际癌症风险可能更接近于绿色曲线

致癌机制

- 电离辐射会导致 DNA 双链断裂，以及染色体的畸形突变和基因组的不稳定性。
  - 畸变可能是致命的，也可能永久地遗传给细胞后代。
  - 伴随有畸变和基因组不稳定而在辐射中存活的细胞被认为与辐射诱导的癌变有关。
- 辐射诱导的突变通常是大规模的缺失、重复和易位，以及其他染色体的畸变或染色体非整倍性。

- 辐射还可能诱发点突变（单核苷酸多态性、转换、颠换、移码、微缺失或插入）。
    - 这些突变更具有随机性（偶发性）以及化学诱导突变的特征。
    - 上述所有变化都被认为是基因的改变。
- 电离辐射还可以诱导基因启动子甲基化的变化。这被认为是表观遗传学的改变。
    - 通常，如果基因启动子甲基化显著增加，则基因表达将被抑制。相反，如果基因启动子甲基化明显降低或完全丢失，则基因表达将被激发或诱导。
- 偶发性和辐射诱导的致癌效应涉及致癌基因的激活和肿瘤抑制基因的丢失。
    - 致癌基因可以通过遗传和表观遗传机制被激活或过表达。
    - 肿瘤抑制基因可以通过遗传和表观遗传机制被删除或沉默。
    - 这些遗传和表观遗传学变化可以被延迟，并由辐射诱导的基因组的不稳定性引起。基因组不稳定性由 ROS 和细胞因子周期（TNF-α 和 TGF-β 等）驱动，并可持续多年（图 34.2）。

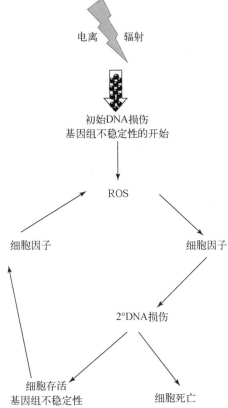

图 34.2　DNA 损伤、ROS 以及细胞因子在驱动长期辐射诱导的基因组不稳定性中的作用（基于 W.F. Morgan，J.B. Little，C. Mothersill 和 M. S. Mendonca 提出的概念）

辐射防护组织机构

- 电离辐射生物效应委员会（BEIR）是一个致力于研究辐射防护的基础科学的学术委员会。
- 联合国原子辐射效应科学委员会（UNSEAR）是报告和监管机构。
- 国际放射防护委员会（ICRP）是一家顾问机构。
- 美国国家辐射防护和测量委员会（NCRP）是由美国国会特许成立的一个美国理事会，负责提供建议和发布报告和指南。
- 过去，日本原子弹爆炸幸存者为辐射暴露长期影响带来大量连贯的流行病学数据，且是其唯一来源。但是，切尔诺贝利事故（例如，儿童患甲状腺癌的风险增加）以及职业环境中由于个人暴露引起的大量数据亦在不断累积。

癌变的绝对风险和相对风险

- 约 40% 的人会在一生中的某个时间点罹患恶性肿瘤。
- 对于绝大多数暴露于辐射中的人来说，辐射诱导恶性肿瘤的绝对风险远小于偶发性恶性肿瘤的绝对风险。

- 辐射致癌的 BEIR 和 ICRP 模型均假设辐射是恶性肿瘤发生的相对修正因子。
  - 也就是说，辐射使恶性肿瘤发生的频率倍增了一个依赖于剂量和年龄的因子。
  - 无论正确与否，该模型意味着辐射诱发的恶性肿瘤可能具有类似于偶发性恶性肿瘤的年龄以及患病部位分布。

放化疗的致癌作用

- 化疗药物会引起继发性恶性肿瘤，其中最典型的是烷化剂的白血病风险。
- 继发性白血病的潜伏期相较于实体肿瘤（潜伏期为几十年）明显更短（几年）。
- 联合放化疗可能会增加继发性恶性肿瘤的风险。

致癌作用的剂量响应曲线

- Grey（20 世纪 50 年代）研究了小鼠接受全身照射后的白血病诱导效应，发现了癌变的钟形曲线。
  - 仅在低剂量情形下，增加辐射剂量将引起癌变风险增加。
  - 受照 2Gy 左右剂量后，相较于细胞突变，辐射更有可能引起细胞死亡。癌变风险趋于稳定之后下降（图 34.3）。

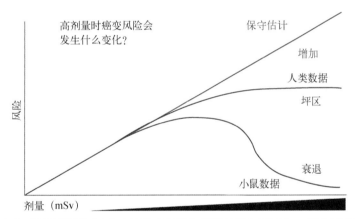

图 34.3　高剂量时，LNT 模型预测癌症的发病率随着剂量的增加而增加，但数据表明可能并非如此

- 人类数据表明，在接受约 10 Gy 剂量之后，剂量响应处于平台期，但没有证明表明在某一剂量时会出现下降。
  - 辐射防护估算假设剂量与致癌效应之间存在线性关系，而不存在任何高剂量坪区或下降。
  - 同样，这是因为线性关系是最保守的估计，而不是因为它在生物学上是最合理的。

ICRP 致癌风险评估

- 致癌风险估算数据来自于日本原子弹爆炸幸存者，这些幸存者受到了具有高 LET 且极高剂量率的辐射。
- 剂量和剂量率有效性因子（DDREF）对低 LET、低剂量和低剂量率照射的生物学有效性降低进行了校正。

- 低 DDREF 暴露被定义为剂量率小于 0.1Gy/hLET 辐射，或总剂量小于 0.2Gy 的任何剂量率的辐射。
- 高 DDREF 暴露是高 LET 辐射，或剂量大于 0.2Gy 并且剂量率超过 0.1Gy/h 的辐射。

● 我们应使用有效剂量（Sv）对致癌效应进行研究。这是以被辐照的组织体积对当量剂量进行加权的量。

● 根据 ICRP 60 号报告的数据，辐射诱发恶性肿瘤的总风险为：
- 对于整个人群在高 DDREF 下 10% /Sv。
- 对于工作人群在高 DDREF 下 8% /Sv。
- 对于整个人群在低 DDREF 下 5% /Sv。
- 对于工作人群在低 DDREF 下 4% /Sv。

● 对于"工作人群"，由于排除了儿童，故数值相对更低。

● ICRP 数值被广泛用于估算诊断研究、航空公司 X 线检查、核事故等领域的继发性恶性肿瘤风险。

● 例如：8000 万人接受机场 X 线检查，每个人受到 0.25μSv 辐射。请估计继发性恶性肿瘤病例会有多少？
- $0.25 \times 10^{-6} \times 5\% = 1.25 \times 10^{-8}/$ 人。
- $1.25 \times 10^{-8} \times 8 \times 10^{7} = 1$ 例继发性恶性肿瘤。

放射治疗的致癌风险评估

● Sv 的定义根据受照组织的体积和种类对剂量进行线性加权：
- 60Gy × 组织权重因子 0.04 = 2.4Sv。
- 20Gy × 组织权重因子 0.12 = 2.4Sv。

● 以上计算是否可以直接用于计算放射治疗患者的继发性恶性肿瘤风险是有争议的：
- 2.4Sv × 8% /Sv = 19.2% ICRP 风险估计（以上两种情况）。
- 但是由于高剂量存在"坪区效应"，真实数值应该更低。
- 然而，如果是这样，则 60Gy 的致癌效应比 20Gy 小得多。

致癌风险与年龄、性别和时间的关系

● 与整个人群相比，基于以下几个因素，个别群体的患者可能具有更高或更低的患癌风险：
- 年龄：儿童更容易发生辐射引起的恶性肿瘤。
  < 5 岁的儿童的易感度约为平均人群的 3 倍，或约为老年人的 10 倍。
- 性别：考虑到乳腺癌，女性更容易因辐射诱发恶性肿瘤。
- 时间：辐射诱发的恶性肿瘤发生在受照后数年到数十年。预期寿命较短的患者发展为辐射诱发恶性肿瘤的可能性较低。

已知放疗诱发的恶性肿瘤

● 前列腺癌：与接受手术治疗的患者相比，接受放射治疗的患者在 10 年内患继发性恶性肿瘤的相对风险增加了 34%。

- 最常见的继发性恶性肿瘤部位为膀胱和直肠。
- 相对风险增加最多的是纤维性肉瘤。

● 宫颈癌：与接受手术治疗的患者相比，接受放射治疗的患者患膀胱癌、直肠癌、阴道癌、子宫癌、盲肠癌、骨癌和非霍奇金淋巴瘤的风险增加。
- 受照年龄较小与继发性恶性肿瘤的发生相关度高。

● 霍奇金病：与普通人群相比，女性霍奇金病幸存者的乳腺癌风险增加了 3 ～ 17 倍。
- 取决于受照的年龄，可能有高达 50% 的患乳腺癌终身风险。
- 第二原发恶性肿瘤是长期霍奇金病幸存者中最有可能的死亡原因。

辐射诱发的白内障

● 晶状体本质上是一个自我更新但封闭的组织系统，其上皮细胞持续分裂。这些上皮细胞可以分化成晶状体纤维细胞。然而，分化的晶状体纤维细胞必须清除其细胞器并降解 DNA，才能使晶状体保持透明。由于受损或不规则的细胞不能离开晶状体囊，故一旦照射后晶状体上皮细胞受损，任何分化但异常的结节迁移到后囊下都可能导致晶状体混浊。

● 放射性白内障通常起始于晶状体的后囊下区域，但这不代表所有的情况都如此。特别是受到在高剂量暴露后，发源于后囊下区域的白内障可能是静止型白内障，但也有可能进展到前囊下或眼的其他区域。在这些区域可能发展为非特异性白内障，这样就与其他方式引起的白内障难以区分。

● 白内障发生的潜伏期与剂量呈负相关（例如，较大剂量 = 潜伏期较短）。

● 高 LET 辐射相较于低 LET 辐射更容易诱发白内障，因此前者的 RBE 会更高。

● 在 2011 年之前，ICRP 和 NCRP 将放射性白内障的发生归类为一种确定性效应。但后来出于种种原因，早期数据库被认为存在问题，因此 ICRP 首先建议 2Gy 作为放射性白内障发生的阈值剂量。然而，许多新的报告表明，可能并不存在剂量阈值，或者至少该阈值远低于最初估计的 2Gy 剂量。NCRP 最近对工作人员的眼晶体年剂量限值的建议降低到 50mGy；对公众的眼晶体年剂量限值设定为 15mGy。由于一些机制研究认为放射性白内障的发生可能是一个随机过程，但目前的流行病学证据表明剂量阈值的存在，因此 NCRP 得出结论，出于辐射防护的目的使用阈值模型，但同时也认为目前不可能获得晶体效应的确切阈值。

智力迟钝

● 对胚胎 / 胎儿通常会接受 3.5 ～ 4Gy 的剂量导致流产。但当胎儿在低剂量下存活时，同样可能发生包括小头症在内的潜在异常，有时还会伴有智力迟钝。来自原子弹爆炸幸存者的早期数据表明，母亲暴露于 6 ～ 19cGy 的剂量可能就足以导致胎儿小头症。然而，更新的数据表明，受孕后 4 周内即使是 0.01Sv 剂量也足以引起很高的发病率。

● 胎儿智力迟钝最易感的时期是受孕后 8 ～ 15 周。

● 在这一阶段发病率和剂量之间似乎存在线性关系，但由于数据不足，我们不能排除存在剂量阈值的可能性，这将意味着剂量响应可能是非线性的。智力测试分数变化估计为每戈瑞约 30 IQ 值。

辐射的遗传风险：动物模型

- 动物研究表明，受辐照动物的后代存在遗传突变的显著风险：
  - 果蝇具有很高的遗传突变率。
  - 小鼠具有相对较低的遗传突变率。
- 倍加剂量定义为自发突变率加倍所需的辐射剂量。
  - 果蝇实验中为 $0.05 \sim 1.5Gy$。
  - 小鼠实验中约为 $1Gy$（由于缺乏低剂量率下的人类数据，这一倍加剂量的估计值可能也适用于人类）。
- 这项大型研究对数百万只老鼠进行了辐照，观察它们后代在 7 个基因位点上的突变。由此得到了以下结论：
  - 不同的基因对遗传损伤表现出很大的放射敏感性差异，差异甚至可以高达 35 倍。
  - 突变诱导具有很大的剂量率效应。
  - 大多数突变被认为是有害的，但在普通人群中尚未看到辐射产生新的突变类型。
  - 产生的突变数与剂量成正比。
  - 低剂量率（0.8cGy/min，48cGy/h）辐射比高剂量率照射的遗传损伤少得多（即存在剂量率效应）。人类突变率可能低于小鼠。
  - 小鼠的卵母细胞比人类的母细胞对辐射更加敏感，因此雌性小鼠的数据很难推广到人类。男性生殖细胞的突变率是女性细胞的数倍。
  - 遗传损害在受照和受孕之间几个月的时间间隔内可大大降低（推算出人类男性的这一间隔时间为 6 个月；女性未知）。

辐射的遗传风险：人类数据

- 根据 UNSCEAR 的估计，约 73% 的人至少存在一个有害突变（其中包括"多因素疾病"，例如家族性糖尿病或高血压）。
  - 观察人类中由辐射引起的遗传性疾病是很困难的，因为异常现象的基线流行率很高。
  - 在人类中未观察到遗传效应的显著增加。因此，可遗传疾病的风险估计是从动物数据中推断出来的。
- UNSCEAR 报告 2001
  - 在低剂量率和低 LET 照射下，每个儿童的遗传疾病风险为 $0.41\% \sim 0.64\%/Gy$。
  - 如果将第二代（孙辈）包括在内，每名儿童的风险将增加到 $0.53\% \sim 0.91\% /Gy$。
  - 高剂量率和高 LET 的遗传疾病风险可能更高，但没有在原子弹爆炸幸存者中观察到。
  - 公众风险低于儿童风险，因为有些人已经生育完成或不再生育。
- 人群大面积受辐射暴露后可遗传损伤的估计值为：
  - 整个人群的 $0.2\% /Gy$。
  - 工作人群为 $0.1\% /Gy$。

- 值得注意的是，遗传损伤风险仅是性腺剂量的函数。大脑、乳腺、肺、直肠等组织器官吸收的剂量并未被考虑。

遗传风险和放射治疗

- 在接受 3.5 ~ 8Gy 后，丧失产生精子能力，而在接受 2 ~ 12Gy 剂量后卵巢功能的丧失随年龄的变化而变化。
  - 老年妇女 = 接近更年期妇女 = 低剂量即可诱导进入更年期。
- 精子需要 2 ~ 3 个月才能成熟，因此睾丸受到辐射照射和生育能力丧失之间存在延迟。
  - 引起不育症的剂量远低于激素变化（性腺功能减退）。
- 卵巢功能衰竭在放疗后立即发生，包括绝经期的所有激素变化（没有与男性不育相关的激素变化）。
- 不足以使生育能力丧失的辐射剂量，也可能会使患遗传疾病的风险增加 0.53% ~ 0.91% /Gy。
- 根据小鼠数据，尽管某些遗传风险可能会持续存在，但在辐射和受孕之间间隔至少 6 个月，才可能降低这种风险。

辐射防护指南

- 这些规章制度旨在限制对公众、放射工作人员和儿童 / 胎儿的辐射风险。
- 不同国家和委员会之间提出的允许剂量限制有所不同，并取决于受到辐射暴露的组织和人群（例如，放射工作人员与公众之间，例如"个人"）。
- 美国 NCRP 法规为个人或工作人员 [在后一种情况下，依据工作区域划分（控制区与非控制区）] 以及不同身体部位设置了剂量限制：
- 个人年剂量限制
  - 放射工作者，非频繁暴露：
    全身 50mSv，眼晶体 50mGy（见上文），其他单个器官 500mSv。
  - 公众成员，非频繁暴露：
    全身 5mSv，眼晶体 15mGy（见上文），其他单个器官 50mSv。
  - 公众，持续暴露：
    全身 1mSv。
  - 胚胎 / 胎儿：
    从怀孕开始，每月 0.5mSv。
- 区域剂量限制
  - 非控制区：$\leq$ 0.02mSv/h，并且$\leq$ 0.1mSv/ 周。
    在最大剂量率为 0.02mSv/h 下，该区域每周只能被占用 5 小时，且不可超过每周的限制。
  - 控制区：$\leq$ 1mSv/ 周。

一些重要的观点和其他需要记住的数值

- 致癌风险和可遗传损伤风险都被认为是随机性效应。据目前所知，不存在"安全"

的阈值剂量。

- 当量剂量（Sv）根据辐射类型加权。
- 有效剂量（Sv）对辐射类型和受照组织都进行加权。
- 剂量和剂量率有效性因子（DDREF）"低"或"高"的定义：
  - 低 DDREF = 低 LET 辐射，且剂量 < 0.2Gy 或剂量率 < 0.1Gy/h。
  - 高 DDREF = 低 LET 辐射下 > 0.2Gy 且剂量率 > 0.1Gy/h；或以任何剂量和剂量率的高 LET 辐射。
- 辐射诱导的恶性肿瘤风险计算使用的是有效剂量（Sv）：
  - 对于整个人群，高 DDREF 为 10% /Sv。
  - 对于工作人群，高 DDREF 为 8% /Sv。
  - 对于整个人群，低 DDREF 为 5% /Sv。
  - 对于工作人群，低 DDREF 为 4% /Sv。
- 可遗传损伤风险是使用性腺剂量（Gy）计算的：
  - 对于单个受照个体为 0.41% ~ 0.64% /Gy/ 儿童。
  - 对于整个人群为 0.2% /Gy/ 个体。
  - 对于工作人群为 0.1% /Gy/ 个体。
  - 小鼠的数据表明，在照射和受孕之间间隔数月可能会降低可遗传损伤的风险。

35　胚胎和胎儿的辐射效应

引言

　　电离辐射对胚胎着床前、后影响的严重程度取决于剂量、剂量率以及妊娠所处的阶段。在着床前（孕体）阶段，相对较低的辐射剂量都可能导致死亡；即使是幸存的畸形胚胎也不太可能。在器官形成过程中，辐射可能会导致严重的器官畸形以及胎儿死亡或发育迟缓。在胎儿生长阶段，辐射可能会导致永久性生长迟缓、智力低下和小头畸形。产前辐射还可能导致辐射致癌情况的发生，且这个发生率远高于儿童或成人。

子宫内发育阶段

- 着床前（孕体）：细胞数量有限，未分化。
  - 小鼠：第 0 ～ 5 天；人类：第 0 ～ 2 周（0 ～ 9 天）。
- 器官形成（胚胎）：细胞开始分化为器官和组织。
  - 小鼠：第 5 ～ 13 天；人类：第 2 ～ 6 周（第 10 ～ 42 天）。
- 胎儿生长（胎儿）：组织结构形成，只需要成长和成熟。
  - 小鼠：第 13 ～ 20 天；人类：第 6 ～ 40 周（图 35.1）。

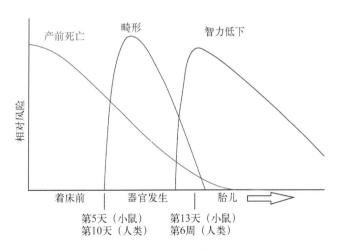

图 35.1　在宫内发育的特定阶段电离辐射的各种影响的相对风险

小鼠与人类

- 小鼠是作为研究妊娠缺陷的最常见的实验动物。

- 在小鼠中，孕体、胚胎和胎儿阶段的时间长度大致相等，妊娠期为 20 天。
- 在人类中，胎儿阶段占据了绝大多数孕期时间，达到 9 个月。
- 小鼠似乎更容易受到器官畸形的影响，而人类似乎更容易受到生长迟缓和智力低下的影响。

着床前损伤：全有或全无

- 着床前的孕体具有最高的放射敏感性；0.05 ～ 0.15Gy 的剂量可能导致严重杀伤。
- 损害具有全有或全无效应
  - 轻度损伤是完全可以修复的，未出现异常情况，因为此段的细胞是多能干细胞，因此，如果一个细胞死于辐射而其他细胞可以存活，那么胚胎可以正常发育。
  - 重大损伤导致着床失败。在这个早期阶段，妊娠可能还没有被发现。
- 原子弹爆炸幸存者的数据显示，在胎龄 0 ～ 4 周受到辐射暴露后，儿童出生后存在缺陷，这也意味着很高的产前死亡率。
  - 但是，胎龄在 0 ～ 2 周受到辐射的儿童，异常情况却未出现上升。

胚胎损伤：畸形

- 该胚胎对辐射极为敏感，受照 1Gy 的剂量，将导致大鼠严重畸形发生率为 100%。
  - 相反，原子弹爆炸幸存者数据并未显示出任何过多的畸形。但是，盆腔辐射的治疗剂量确实会导致畸形。
- 损坏与器官形成有关
  - 神经管缺陷：先天无脑畸形、颅骨膨出、脑脊髓膜突出等。
  - 腔内缺陷：内脏切除、肠道畸形。
  - 心脏、肺、肾脏、泌尿生殖器、眼科、骨 / 关节等。
  - 肢体芽形成缺陷，请参见示例（图 35.2）。

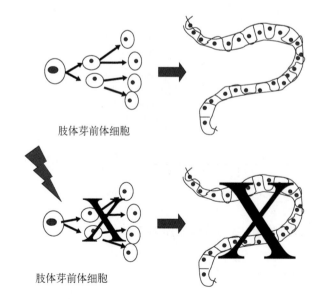

肢体芽前体细胞

肢体芽前体细胞

图 35.2 在器官形成过程中辐射引起的肢芽缺陷。当处于囊胚期的胚胎细胞正在变化时，某器官的特定细胞（如肢芽细胞）被辐射杀死时，其造成的缺陷最明显

- 动物会出现暂时性的生长迟缓，如果在"主要器官"的形成时期受到辐射，动物出生后其生长速度也会赶上来。
  - 这种现象在人类中似乎没有发生。低出生体重与成人的身高和体重小有关。
- 很可能会导致宫内或新生儿死亡。

胎儿损伤：器官发育缺陷

- 与孕体和胚胎相比，胎儿对辐射的敏感程度不高。主要损伤是器官尺寸变小。
  - 达到 0.1Gy 及以上的剂量才会产生可测量的效果。
- 辐射杀死处于生长期胎儿的一部分细胞，将导致器官尺寸永久性减小。
  - 永久生长迟缓：在"胎儿期"受到辐射暴露，可能会导致出生体重低以及成人身高/体重小。
  - 智力低下：因为神经元和神经胶质的数量减少和迁移。
  - 小头症（人类）：综合生长迟缓和大脑尺寸小。即使在没有智力障碍的情况下，也可能发生。
- 辐射效应取决于照射时间。
- 在原子弹爆炸中暴露子宫的幸存者
  - 怀孕 0～7 周：生长迟钝和小头症，有或没有智力障碍。
  - 怀孕 8～15 周：智力迟钝的最敏感阶段，约 25IQ/Gy。严重的发育迟缓和小头症。
  - 怀孕 16～25 周：轻度至中度的智力低下，最小的发育迟滞。但是，在低剂量情况下，智力迟钝的发生可能存在剂量阈值。
  - 怀孕 26 周以上：引起严重缺陷的可能性很小。
  - 未观察到过多的器官畸形情况。
  - 怀孕后 8～25 周，发现严重的精神发育迟滞。

产前辐射和癌变

- 数据来自 20 世纪 50 年代的产科 X 线相关内容。
  - 与原子弹或治疗性照射经验相比，剂量非常低（2.0～4.6mGy）。
  - 大多数辐射暴露发生在妊娠晚期（26 周以上的胎龄）。
- 产科 X 线的检查对儿童癌症风险或"约增加了 40%"。
- 低剂量胎儿照射的绝对风险评估（Doll and Wakeford）为 6%/Gy，仅略高于成人（ICRP 4%/Sv）及公众（ICRP 5%/Sv）。
- 研究表明，产前胎儿辐射会导致小鼠和仓鼠的 DNA 损伤和突变，这可能有助于解释观察到的癌症风险增加的现象。

妊娠期间的放射治疗

- Goldstein 和 Murphy（1929）研究了 38 名在妊娠期间接受放射治疗（例如：宫颈癌）的妇女的孩子。
  - 由于 1929 年没有准确的剂量测定方法，胎儿剂量的定义很有限。
  - 但是，辐射剂量肯定比原子弹或诊断 X 线机级别的剂量高得多，为 45Gy±1Gy。

- 据报道会出现多发性畸形，包括脊柱裂、畸形足、颅骨缺陷、脑积水、脱发斑秃、肢体缺陷和失明。
- 在 3 周之前的辐射不太可能引起畸形，但更有可能引起流产。
- 胎龄 4 ~ 11 周的照射最有可能引起严重的畸形。
- 11 ~ 16 周的辐射会导致严重的智力迟钝、生长迟缓及轻度畸形。
- 16 周后的辐射会导致轻度的智力迟钝和生长迟缓。
- 30 周后的辐射不会产生严重的异常。
- 这一切都与理论和动物模型非常吻合。

附录 A：术语表和物理常量

基础物理和放射性衰减（第 1、2、3、4 和 5 章）

°	度
A	活度（同位素），振幅（波），原子质量数（核子数），安培（电流） A_0 初始活度
α（alpha）	α 粒子，2 个中子和 2 个质子
β（beta）	β 粒子，电子或正电子 β^- 电子 β^+ 正电子
Bq	贝克勒尔，每秒衰变 10^6 Bq = 1（MBq） 10^9 Bq = 1（GBq）
c	真空中的光速，3×10^8 m/s
C	库仑，碳原子
℃	摄氏度
Ci	居里，3.7×10^{10} Bq 10^{-6} Ci = 1（μCi） 10^{-3} Ci = 1（mCi）
d	距离，氘核
D	剂量 D_0 初始剂量
Da	道尔顿（原子质量单位） 1 Da = 931.5 MeV/c^2
e	电子或正电子，元电荷，1.602×10^{-19} C e^- 电子 e^+ 正电子
e^x	自然指数

E	能量
	$E = mc^2$ 质量 m 的等效能量
	$E = h\nu$ 波长为 ν 的光子能量
eV	电子伏特，1.602×10^{-19} J
	10^3 eV = 1keV
	10^6 eV = 1MeV
	10^9 eV = 1GeV
f	伦琴 - 拉德转换因子
γ	伽马射线，光子
Gy	戈瑞
	10^{-6} Gy = 1μGy
	10^{-3} Gy = 1mGy
	10^{-2} Gy = 1cGy = 1rad
h	普朗克的常数，6.62×10^{-34} J-s 或 4.132×10^{-15} eV-s
H	氢
	H^+ 质子
$h\nu$	光子或光子的能量
hr	小时
IR	电离辐射
J	焦耳
°K	开氏度
KERMA 或 K	比释动能
LET	传能线密度
λ	衰减常数
m	质量或米
	10^{-9} m = 1nm
	10^{-6} m = 1μm
	10^{-3} m = 1mm
	10^{-2} m = 1cm
	10^3 m = 1km
mc^2	质能方程
	电子静止质量 = 0.511MeV
	中子静止质量 = 939.55; 939.55MeV
	质子静止质量 = 938.26MeV
mgRaEq	毫克辐当量
min	分钟
μ（mu）	衰减系数
n	中子

N	中子数或自然数
N_A	阿佛加德罗常数，$N_A = 6.022 \times 10^{23}$
ν	频率或中微子
p	动量或质子
P	压力或磷元素 标准压强 = 101.33kPa = 1 大气压
φ（phi）	粒子注量
Ψ（psi）	能量注量（= 能量 × 通量）
Q	电荷量
r	半径
rad	cGy 10^{-3} rad = 1mrad（毫拉德） 10^3 rad = 1krad（千拉德）
R	伦琴，2.58×10^{-4} C/kg 10^{-3} R = 1mR
R，R_{CSDA}	射程，连续慢化近似
RBE	相对生物有效性
ρ	质量密度
s	秒 10^{-9} s = 1ns 10^{-6} s = 1μs 10^{-3} s = 1ms
Sv	希沃特 10^{-6} Sv = 1μSv 10^{-3} Sv = 1mSv
t	时间 $t_{1/2}$ 半衰期 τ 或 t_{avg} 平均寿命
T	温度 标准温度 = 295.15 K = 22℃
v 或 V	速度
V	电压或体积
W	电离能（eV）
X	照射量
yr	年
Z	原子数，质子数

剂量规范和计算（第6、7、8、9、10和11章）

A	Activity	活度
BSF	Backscatter factor (a component of TAR)	反向散射因子（TAR 的一个组成部分）
CT	Computed tomography	计算机断层成像
d	Depth, or distance d_{max}=depth of maximum dose	深度或距离 d_{max} = 最大剂量深度
D	Dose D_{max} = maximum dose $\dot{D}$ Dose rate D_0 Initial dose	剂量 d_{max} = 最大剂量 $\dot{D}$ 剂量率 D_0 初始剂量
f	Roentgens-to-rads conversion factor	伦琴 - 拉德转换因子
F	Mayneord F-factor	Mayneord F 因子
F (r, θ)	Anisotropy factor (for brachytherapy line sources)	各向异性因子（近距离放射治疗线源）
g (r)	Radial dose function (for brachytherapy sources)	径向剂量函数（近距离放射治疗源）
G (r, θ) Γ (gamma)	Geometry factor (for brachytherapy line sources) Exposure rate constant (for brachytherapy sources)	几何因子（近距离放射治疗线源） 照射量率常数（近距离放射治疗源）
HDR	High dose rate brachytherapy	高剂量率近距离放射治疗
HVL	Half-value layer	半价层
I	Intensity I_0 = initial intensity	强度 I_0 = 初始强度
ISF	Inverse Square factor = $1/r^2$	平方反比因子 = $1/r^2$
K	Calibration factor (cGy/MU)	校准因子（cGy/MU）
KERMA, or K	Kinetic energy released in media	在介质中释放的比释动能
kVp	Kilovolts peak	千伏峰值
LDR	Low dose rate brachytherapy	低剂量率近距离放射治疗
λ (lambda, lowercase) Λ (lambda, uppercase)	Decay constant Dose rate constant	衰变常数 剂量率常数
mAs	Milliamp-seconds	毫安秒
MDR	Medium dose rate brachytherapy	中剂量率近距离放射治疗
mgRaEq	Milligrams radium equivalent 1mgRaEq = $8.25R/cm^2/h$ (exposure rate at 1cm)	毫克镭当量 1mgRaEq=$8.25R/cm^2/h$（1cm 处的照射量率）
MLC	Multi-leaf collimator	多叶准直器

MU	Monitor units	监测器单元，加速器跳数
ODI	Optical distance indicator	光距尺
OF	Obliquity factor	倾斜因子
PDD	Percent depth dose	百分深度剂量
PDR	Pulse dose rate brachytherapy	脉冲式近距离放射治疗
RT	Radiotherapy	放射治疗
S_c	Collimator scatter factor	准直仪散射因子
S_K	Air kerma strength	空气比释动能
S_p	Phantom scatter factor	模体散射因子
SABR	Stereotactic ablative radiotherapy	立体定向放射消融疗法
SAD	Source-axis distance SAD setup A treatment setup that uses constant SAD	源轴距离 SAD 摆位——一种使用固定值 SAD 的治疗摆位
SAR	Scatter-air ratio (a component of phantom scatter and TAR)	散射气比（模体散射和 TAR 的一个组成部分）
SOBP	Spread out Bragg peak	布拉格峰展开
SSD	Source-skin (surface) distance SSD setup A treatment setup that uses constant SSD	源皮距 SSD 摆位——使用固定值 SSD 的治疗摆位
TAR	Tissue-air ratio	组织空气比
TBI	Total body irradiation	X（γ）射线全身辐照
TF	Tray factor（for photon dose calculations）	托架因子（用于光子剂量计算）
TMR	Tissue-maximum ratio（for photon dose calculations）	组织最大剂量比（用于光子剂量计算）
TPR	Tissue-phantom ratio（for photon dose calculations）	组织模体比（用于光子剂量计算）
TV	Treated volume（volume receiving high dose）	治疗体积（接收高剂量的体积）
U	Unit（of air kerma strength）	单位（空气比释动能强度）
WF	Wedge factor（for photon dose calculations）	楔形因子（用于光子剂量计算）
X	Exposure $\dot{X}$ Exposure rate	照射量 $\dot{X}$ 照射量率

放射治疗计划（第 9 和 12 章）

AP	Anteroposterior beam	前射野
BEV	Beam's eye view	射野方向观
CBCT	Cone beam computed tomography	锥形束计算机断层扫描
CT	Computed tomography	计算机断层扫描
CTV	Clinical target volume = GTV + margin for microscopic spread	临床靶区体积 = GTV + 浸润范围
d	Single fraction dose (compared to D as total dose)	单次剂量（D：总剂量）
D	Total dose (may include multiple fractions)	总剂量（可能包括多个分次）
DRR	Digitally reconstructed radiograph = 2D image generated from 3D data	数字影像重建
DVH	Dose-volume histogram	剂量体积直方图
EBRT	External beam radiotherapy	外照射治疗
EPID	Electronic portal imaging device	电子射野影像设备
FoV	Field of view (for CT or MR imaging)	视野（用于 CT 或 MR 成像）
GTV	Gross tumor volume	原发肿瘤体积
HU	Hounsfeld units	灰度值单位
IDL	Isodose line	等剂量线
IM	Internal margin = margin for internal motion and deformation	内扩边 = 内部运动和形变的外扩
IMRT	Intensity modulated radiotherapy	调强放射治疗
ITV	Internal target volume = CTV + IM	内靶区体积 = CTV + IM
IV	Irradiated volume = volume receiving low dose	照射体积 = 接收低剂量的体积
mAs	Milliampere-seconds	毫安秒
MC	Monte Carlo（treatment planning algorithm）	蒙特卡洛（治疗计划算法）
MR，MRI	Magnetic resonance, magnetic resonance imaging	磁共振，磁共振成像
OAR	Organ at risk	危及器官
ODI	Optical distance indicator	光距尺
PA	Posteroanterior beam	后射野
PACS	Picture archiving and communication system	图片归档交互系统
PET	Positron emission tomography	正电子发射断层扫描
PRV	Planning risk volume = OAR + margin	计划危及器官 =ORA + 外扩
PTV	Planning target volume =（CTV or ITV）+ SM	计划靶区体积 =（CTV 或 ITV）+SM
RT	Radiotherapy	放射治疗

SABR	Stereotactic ablative radiotherapy	立体定向消融放疗
SBRT	Stereotactic body radiotherapy	立体定向放射消融治疗
SM	Setup margin = uncertainty in patient positioning and machine precision	摆位扩边 = 患者定位和设备的不确定性
SRS	Stereotactic radiosurgery	立体定向放射外科手术
TBI	Total body irradiation	X（γ）射线全身照射
TPS	Treatment planning system	治疗计划系统
TV	Treated volume = volume receiving high dose	治疗体积 = 接收高剂量的体积
US	Ultrasound（imaging）	超声（成像）
VMAT	Volumetric modulated arc therapy（a subtype of IMRT）	容积旋转调强放射治疗

辐射防护和质量保证（第 14、15 和 16 章）

α	Scatter fraction (for secondary scatter)	散射因子（用于次级辐射）
B	Barrier factor	势垒穿透因子
F	Beam area factor (for secondary scatter)	射野面积因子（用于二次散射）
HVL	Half-value layer	半价层
MOSFET	Metal oxide semiconductor feld effect transistor	金属氧化物半导体场效应晶体管
OSLD	Optically stimulated luminescent dosimeter	光激发光剂量计
P	Permissible dose	容许的剂量
QA	Quality assurance Radiation protection and quality assurance	辐射防护质量保证；质量保证
QAC	Quality assurance committee	质量保证委员会
QMP	Qualifed medical physicist	有资质的医学物理师
RSO	Radiation safety offcer	辐射安全员
T	Occupancy factor	居留因子
TLD	Thermoluminescent dosimeter	热释光剂量计
TVL	Tenth-value layer	十分之一值层
U	Use factor	使用因子
W	Workload	工作量
W_R	Weighting factor (for different types of radiation)	加权因子（对于不同的辐射类型）

分子生物学（第 19、20、21、24、25 和 27 章）

46XX	A normal female karyotype with 46 total chromosomes, 44 autosomes and XX sex chromosomes	46 个总染色体中的正常染色体组型，44 个常染色体和 XX 性染色体
46XY	A normal male karyotype with 46 total chromosomes, 44 autosomes and XY sex chromosomes	46 个总染色体中的正常染色体组型，44 个常染色体和 XY 性染色体
A	Adenine, a purine base in DNA and RNA	腺嘌呤，DNA 和 RNA 中的嘌呤碱基
BER	Base excision repair, repairs non-bulky base damage	碱基切除修复，修复不严重的碱基损伤
bp or BP	Base pair (DNA)	碱基对（DNA）
C	Cytidine, a pyrimidine base in DNA and RNA	胞嘧啶，DNA 和 RNA 中的嘧啶碱基
cDNA	Complementary DNA, DNA reverse-transcribed from RNA for analysis	互补 DNA，从 RNA 进行 DNA 反转录以进行分析
DNA	Deoxyribonucleic acid	脱氧核糖核酸
DSB	Double strand break (in DNA)	双链断裂（在 DNA 中）
FISH	Fluorescence in situ hybridization, a technique for visualizing DNA and/or proteins	荧光原位杂交，一种对 DNA 和（或）蛋白质的可视化技术
G	Guanine, a purine base in DNA and RNA.	鸟嘌呤，DNA 和 RNA 中的嘌呤碱基
G_0	Gap phase 0, occurs in non-dividing cells	细胞周期 G_0，发生在细胞处于停止分裂时期
G_1	Gap phase 1, occurs prior to S phase	细胞周期 G_1，发生在 S 相之前
G_2	Gap phase 2, occurs after S phase	细胞周期 G_2，发生在 S 期之后
GF	Growth fraction, the percentage of observed cells that are actively cycling	生长分数，观察到的处于活动周期细胞的百分比
GSH	Glutathione, reduced form (an active anti-oxidant)	谷胱甘肽，还原形式（活性抗氧化剂）
GSSG	Glutathione, oxidized form (a used anti-oxidant)	谷胱甘肽，氧化形式（用过的抗氧化剂）
HR	Homologous recombination repair, repairs DSBs	同源重组修复，修复 DSB
HSP	Heat shock protein	热休克蛋白
λ (lambda)	Cell distribution correction factor, always between 0.5 and 1	细胞分布校正因子，介于 0.5 至 1 之间
LI	Labeling index, the % of observed cells in S phase	标记指数，在 S 期观察到的细胞百分比

LoH	Loss of heterozygosity, deletion of part of a chromosome	杂合性缺失，一部分染色体的缺失
M	Mitosis phase, nuclear and cell division occurs	有丝分裂期，发生核和细胞分裂
MI	Mitotic index, the % of observed cells in M phase	有丝分裂指数，在 M 期观察到的细胞百分比
MMR	Mismatch repair, repairs DNA mismatches and cross-links	错配修复基因，修复 DNA 错配和交联
MSI	Microsatellite instability	微卫星不稳定性
NER	Nucleotide excision repair, repairs bulky base damage	核苷酸切除修复，修复严重的碱基损伤
NHEJ	Non-homologous end joining, repairs DSBs	非同源性末端接合，修复 DSBs
O	Oxygen	氧
—OH— —OOH	Hydroxyl group, part of a larger molecule Peroxide group, highly reactive and damaging to larger molecules	羟基，大分子的一部分； 过氧化物组，对大分子的高反应和破坏
ϕ (phi) —P	Cell loss fraction, the percentage of newly produced cells that die or senesce Phosphate group (PO_4), part of a larger molecule	细胞损失分数，新产生的死亡或衰老细胞的百分比；磷酸盐组（PO_4），大分子的一部分
PI	Propidium iodide, a dye used to stain DNA	碘化丙啶，用于染色 DNA 的染料
RNA	Ribonucleic acid	核糖核酸
RTK	Receptor tyrosine kinase	受体酪氨酸激酶
S	Synthesis phase, DNA is replicated	合成阶段，DNA 复制阶段
SSB	Single strand break（in DNA）	单链断裂（DNA 中）
T	Thymine, a pyrimidine base in DNA	胸腺嘧啶，DNA 中的嘧啶碱基
T_C	Total cell cycle time	总细胞周期
T_{G1}	G_1 phase time	G_1 相时期
T_S	S phase time	S 相时期
T_{G2}	G_2 phase time	G_2 相时期
T_M	M phase time	M 相时期
T_K	Tyrosine kinase, may be a receptor or non-receptor	酪氨酸激酶，可以是受体或非受体
T_{KI}	Tyrosine kinase inhibitor	酪氨酸激酶抑制剂
U	Uracil, a pyrimidine base in RNA	尿嘧啶，RNA 中的嘧啶碱基
X	X-chromosome	X 染色体
Y	Y-chromosome	Y 染色体

细胞存活分析和模型（第 22 和 23 章）

α (alpha)	The linear component of linear-quadratic cell kill	线性二次型细胞杀伤的线性成分
β (beta)	The quadratic component of linear-quadratic cell kill	线性二次型细胞杀伤的二次成分
γ (gamma)	The slope of the tumor control dose-response curve	肿瘤控制剂量—效应曲线的斜率
BED	Biologically effective dose, or biologically equivalent dose（EQD is preferred for equivalent dose）	生物学上有效剂量或生物学上等效剂量（EQD 为等效剂量）
CHO	Chinese hamster ovary cell line	中国仓鼠卵巢细胞株
d	Dose per fraction	每分次剂量
D	Total dose	总剂量
D_0（D-zero or D-not）	Additional radiation dose that reduces cell survival to $0.37 \times$ its previous value	将细胞存活率降低到先前值的 0.37 倍的额外辐射剂量
D_{10}（D-ten）	Additional radiation dose that reduces cell survival to $0.1 \times$ its previous value	将细胞存活率降低到先前值的 0.1 倍的额外辐射剂量
D_{prolif}	Daily dose required to counteract proliferation	应对增殖所需的每日剂量
D_q	Quasithreshold dose, the "shoulder width" of a survival curve	准剂量阈值，生存曲线的"肩宽"
DRF	Dose reduction factor（of a radioprotector）	剂量还原因子（辐射保护剂的）
EQD	(biologically) Equivalent dose	(生物学) 等效剂量
ER	Enhancement ratio（of a radiosensitizer）	增强比（放射增敏剂）
$Gy_{3,2}$	Gy of biologically equivalent dose with α/β ratio of 3 Gy and a fraction size of 2 Gy	分次剂量为 2Gy、α/β=3Gy 的生物等效剂量
Gy_2	Gy of biologically effective dose with α/β ratio of 2 Gy	生物学上 α/β=2Gy 的生物有效剂量
H_2	Thames H-factor for 2 fractions per day	每天 2 个分次的 Thames H 因子
HeLa	Human cell line（Henrietta Lacks）	人类细胞株（Henrietta 缺失）
LQ, or L-Q	Linear quadratic survival model	线性二次生存模型
n, or N	Number of fractions	分数的数量
NSD	Ellis normalized standard dose	埃利斯归一化标准剂量
NTCP	Normal tissue complication probability	正常组织并发症概率
OER	Oxygen enhancement ratio	氧增强比
PE	Plating effciency	克隆形成率
PLDR	Potentially lethal damage repair	潜在的致命损害修复
RBE	Relative biological effectiveness	相对生物学效应
SF	Surviving fraction	存活分数

SLDR	Sublethal damage repair	亚致死损伤修复
T	Time	时间
TCD$_{50}$	Tumor control dose 50, radiation dose causing a 50% probability of tumor control	肿瘤控制剂量 50，导致 50% 肿瘤控制所需的放射剂量
TCP	Tumor control probability	肿瘤控制概率
TD$_{50}$	Tolerance dose 50, radiation dose causing a 50% probability of toxicity	耐受剂量 50，导致 50% 毒性概率的放射剂量
TD$_{50}$	Tumor dilution 50, number of tumor cells required to cause a tumor in 50% of experimental animals	肿瘤稀释量 50，实验动物测试中引起肿瘤细胞数量 50% 中毒的剂量
T$_k$	Kickoff time, delay between start of treatment and start of accelerated repopulation	介于开始治疗和加速繁殖之间的延迟时间
T$_R$	Therapeutic ratio	治疗比

宏观生物学（第 25、28、30、34、34 和 35 章）

BID	Twice daily	每天 2 次
BNCT	Boron neutron capture therapy	硼中子俘获治疗
CEM 43°	Cumulative equivalent minutes at 43℃, a measure of thermal dose	43℃的累积当量分钟数，热剂量的量度
CNS	Central nervous system	中枢神经系统
CTC-AE	Common Toxicity Criteria for Adverse Events, a toxicity grading schema	不良事件的常见毒性标准，毒性分级模式
DDREF	Dose and dose-rate effectiveness factor	剂量和剂量率有效因子
FSU	Functional subunit	功能亚单元
GI	Gastrointestinal	胃肠道
HD	Hodgkin disease (lymphoma)	霍奇金病（淋巴瘤）
HLA	Human leukocyte antigen (used to match transplant donor and recipient)	人类白细胞抗原（用于匹配移植供体和接受者）
HSC	Hematopoietic stem cell (s)	造血干细胞
HSCT	Hematopoietic stem cell transplant	造血干细胞移植
LD$_{50}$	Lethal dose 50, radiation dose causing a 50% probability of lethality	半数致死剂量，导致 50% 概率致死的放射剂量
	LD$_{50/60}$ lethal dose 50 at 60-day follow-up	LD$_{50/60}$ 受试总体在 60 天后随访半数死亡剂量
LENT-SOMA	Late Effects of Normal Tissue, Subjective and Objective Management Analytic, a toxicity grading schema	正常组织的晚反应，主观和客观管理和分析，一种毒性分级模式
LNT	Linear no-threshold model of carcinogenesis	致癌的线性无阈值模型

RBC	Red blood cell（s）	红细胞
TBI	Total body irradiation	X（γ）射线全身照射
TER	Thermal enhancement ratio	热增强比
TID	Three times daily	每天 3 次
WBC	White blood cell（s）	白血细胞
WF	Weighting factor，equivalent to W_R for radiation protection	加权因子，相当于辐射防护中的 W_R

分子生物学列表

AR	Androgen receptor, a nuclear receptor	雄激素受体，核受体
ATM/ATR	Part of the DSB detection pathway	DSB 检测途径的一部分
Bcl-2，Bcl-XL	Pro-survival，anti-apoptosis genes	促生存，抗凋亡基因
bFGF	Basic fbroblast growth factor	碱性成纤维细胞生长因子
BRCA1/2	Homologous recombination repair genes，implicated in hereditary breast and ovarian cancer	同源重组修复基因，与遗传性乳腺癌和卵巢癌有关
Cdk	Cyclin dependent kinase cdk4/6，cdk2，cdk1	细胞周期蛋白依赖性酶 cdk4/6，cdk 2，cdk 1
Cdki	Cyclin dependent kinase inhibitors	细胞周期蛋白依赖性激酶抑制剂
Chk1/2	Cell cycle checkpoint molecules，promote cell cycle arrest	细胞周期检测点分子，促进细胞周期停滞
Cyclins	Cell cycle regulatory molecules，associated with cdks Cyclin D，E，A，B	与 CDK 相关的细胞周期调节分子 Cyclin D，E，A，B
Cyt c	Cytochrome c，an energy producing mitochondrial molecule that causes apoptosis if it enters the cytoplasm	细胞色素 c，一种产生线粒体分子的能量，如果该物质进入细胞质会导致细胞凋亡
E6/E7	Viral genes carried by HPV, they inhibit p53 and cause squamous cell cancers	HPV 携带的病毒基因，它们抑制 p53 并引起鳞状细胞癌变
EBV	Epstein-Barr virus, responsible for infectious mono and nasopharyngeal cancer	EB 病毒，引起单核细胞癌和鼻咽癌病毒
EGF	Epidermal growth factor	表皮生长因子
EGFR family	EGF receptors, membrane bound receptor tyrosine kinases targeted by multiple drugs EGFR/Her1/ErbB1 EGFR2/Her2/ErbB2 Her3/ErbB3 Her4/ErbB4	EGF 受体，由多种药物靶向的膜结合受体酪氨酸激酶 EGFR/Her1/ErbB1 EGFR2/Her2/ErbB2 Her3/ErbB3 Her4/ErbB4
ER	Estrogen receptor，a nuclear receptor	雌激素受体，核受体
HIF1	A hypoxia signaling molecule，includes HIF1α and HIF1β	缺氧信号分子，包括 HIF1α 和 HIF1β

HPV	Human papillomavirus. High risk subtypes are responsible for all cervical cancers and many head and neck cancers	人乳头状瘤病毒。高危亚型引起所有宫颈癌和许多头颈癌的病毒
HSP	Heat shock protein	热休克蛋白
IFNα and other IFNs	Interferons, a family of pro-infammatory cytokines	干扰素，促炎细胞因子家族
IL-1 and other IL-s	Interleukins, a family of pro-infammatory cytokines	白细胞介素，促炎细胞因子家族
MLH/MSH/PMS family	Mismatch repair genes, defects cause Lynch syndrome	错配修复基因，该缺陷导致林奇综合征
MRE/rad50/NBS1 (MRN complex)	Part of the DSB signaling pathway	DSB 信号通路的一部分
NFκβ	A pro-infammatory, pro-survival molecule found in hypoxia, angiog-enesis and invasion	在缺氧血管生成和侵袭中发现的一种促炎性，促生存的分子
p15/p16 (INK4A)	Cell cycle inhibitors, inhibit cyclin	细胞周期抑制剂，抑制细胞周期蛋白
p53	A DNA damage response gene, inhibits the cell cycle and encourages apoptosis	DNA 损伤反应基因，抑制细胞周期并刺激凋亡
PR	Progesterone receptor, a nuclear receptor	孕酮受体，核受体
RAR/RXR	Retinoid receptors, nuclear receptors	类视黄素受体，核受体
TGFβ TNFα	Transforming growth factor beta, a pro-infammatory molecule Tumor necrosis factor alpha, a pro-infammatory molecule.	转化生长因子β，一种促炎分子；肿瘤坏死因子α，一种促炎分子
VEGF	Vascular endothelial growth factor	血管内皮生长因子
VEGFR	VEGF receptors, membrane bound receptor tyrosine kinases, targeted by multiple drugs	VEGF 受体，膜结合受体酪氨酸激酶，通过多种药物靶向
VHL	The von Hippel Lindau gene, degrades HIF1α. Defects cause von Hippel Lindau syndrome, multiple tumors including renal cell CA	希佩尔 - 林道基因，降解了 HIF1α。一旦缺失将引起希佩尔 - 林道综合征，包括肾细胞 CA 在内的多发性肿瘤
XP family	Nucleotide excision repair genes, defects cause xeroderma pigmentosum	核苷酸切除修复基因，一旦缺失将导致着色性干皮病

药物列表

^{18}FDG	Radiolabeled glucose for PET imaging	用于 PET 成像的放射性标记物葡萄糖
^{3}H-thymidine	Radiolabeled thymidine for S phase imaging	用于 S 相成像的放射性标记物胸苷
5-FU	A nucleoside analogue chemotherapy drug	一种核苷类似物化疗药物
ALA	Aminolevulinic acid, a drug used in photodynamic therapy	氨基乙烯酸，一种用于光动力学的药物治疗
Amifostine	A sulfhydryl radioprotector	亚硫酰透明保护剂
Anastrozole	An aromatase inhibitor anti-estrogen	芳香酶抑制剂抗雌激素

BrdU or BUdR	Bromodeoxyuridine, a nucleoside analogue radiosensitizer, also used for S-phase staining	溴脱氧尿苷，核苷类似物 放射增敏剂，也用于 S 期染色
Busulfan	An alkylating chemotherapy drug	白消安，烷化剂化疗药物
Capecitabine	A chemotherapy prodrug that produces 5-FU	产生 5-FU 的化学疗法前药
Carbogen	A gas mixture of 95% O_2 and 5% CO_2 used as oxygen modifying therapy	95% O_2 和 5% CO_2 的混合气体，用作氧气调节疗法
Cetuximab	An anti-EGFR1 monoclonal antibody	抗 EGFR1 单克隆抗体
Cisplatin, Carboplatin, Oxaliplatin	Platinum chemotherapy drugs, cross-links DNA	铂类化疗药物，交联 DNA
Cyclophosphamide (Cytoxan)	A nitrogen mustard chemotherapy drug, alkylating agents	氮芥化疗药物，烷化剂
Docetaxel	See paclitaxel	多西他赛，参见紫杉醇
Doxorubicin (Adriamycin); Daunorubicin, other "rubicins"	Anthracycline-class chemotherapy drugs, intercalates in DNA	阿霉素（多柔比星），蒽环类化疗药物，嵌入 DNA 中
Erlotinib	An anti-EGFR tyrosine kinase inhibitor	抗 EGFR 酪氨酸激酶抑制剂
Etanidazole	A nitroimidazole hypoxic radiosensitizer	依他硝唑，硝基咪唑低氧放射增敏剂
Etoposide	A topoisomerase poison chemotherapy drug	依托泊苷，拓扑异构酶毒性化疗药物
Gemcitabine	A nucleoside analogue chemotherapy drug	吉西他滨，核苷类似物化疗药物
Goserelin	A LHRH-analogue anti-hormonal therapy	戈舍瑞林，LHRH-Analogue 抗激素疗法
HBO_2	Hyperbaric oxygen, used as oxygen modifying therapy and for wound healing	高压氧，用作氧气调节治疗并用于伤口愈合
HU	Hydroxyurea, a S-phase specific toxin	羟基脲，一种特异性毒素
Ifosfamide	An alkylating chemotherapy drug	异环磷酰胺，烷基化化疗药物
Irinotecan	A topoisomerase poison chemotherapy drug	伊立替康，拓扑异构酶毒性化疗药物
IUdR	Iododeoxyuridine, a nucleoside analogue radiosensitizer	碘脱氧尿苷，核苷类放射增敏剂
Leuprolide	A LHRH-analogue anti-hormonal therapy	亮丙瑞林，LHRH-Analogue 抗激素疗法
Melphalan	An alkylating chemotherapy drug	苯丙氨酸氮芥，烷基化化疗药物
Methotrexate	An anti-folate chemotherapy drug	甲氨蝶呤，抗叶酸化疗药物
Misonidazole	A nitroimidazole hypoxic radiosensitizer	米索硝唑，硝基咪唑低氧放射增敏剂
MMC	Mitomycin C, a chemotherapy drug and hypoxic cytotoxin	丝裂霉素 C，一种化学疗法和低氧药物
Nicotinamide	A vasodilator used as oxygen modifying therapy	用作氧气调节疗法的血管扩张剂
Nimorazole	A nitroimidazole hypoxic radiosensitizer	尼莫拉唑，硝基咪唑低氧放射增敏剂
Paclitaxel, Docetaxel and other "taxel"s	Taxane-class chemotherapy drugs, microtubule toxins	紫杉烷类化疗药物，微管毒素

续表

Pimonidazole	A nitroimidazole hypoxic radiosensitizer	哌莫硝唑，硝基咪唑低氧放射增敏剂
Rituximab	An anti-CD20 monoclonal antibody	抗 CD20 单克隆抗体
Sorafenib，Sunitinib	Multi-specific tyrosine kinase inhibitors	多特异性酪氨酸激酶抑制剂
Tamoxifen	A selective estrogen receptor modulator	选择性雌激素受体调节剂
Temozolomide	An alkylating chemotherapy drug	烷基化化疗药物
Tirapazamine	A hypoxic cytotoxin	低氧细胞毒素
Trastuzumab	An anti-Her2 (EGFR2) monoclonal antibody	抗 Her2（EGFR2）单克隆抗体
Vincristine，vinblastine and other "vin-s"	Vinca alkaloids, microtubule toxin chemotherapy drugs	Vinca 生物碱，微管毒素化疗药物

组织和标准

AAMD	American Association of Medical Dosimetrists	美国医疗剂量仪协会
AAPM TG-000	AAPM Task Group Report #000	AAPM 任务组报告，美国医学剂量学协会 TG-000
AAPM	American Association of Physicists in Medicine	美国医学物理学协会
ABR	American Board of Radiology	美国放射学委员会
ACR	American College of Radiology	美国放射学院
ADCL	Accredited Dosimetry Calibration Laboratory	认可的剂量测定校准实验室
ASTRO	American Society for Radiation Oncology	美国放射肿瘤学会
BEIR	Biological Effects of Ionizing Radiations（reports）	电离辐射的生物学作用（报告）
CERN	European Organization for Nuclear Research（Conseil Européen pour la Recherch Nucléaire）	欧洲核研究组织
DICOM	Digital Imaging and Communications in Medicine	医学上数字成像和通信
DOT	Department of Transportation	美国运输部
FDA	Food and Drug Administration	美国食品药品监督管理局
ICRP	International Commission on Radiation Protection	国际放射保护委员会
ICRU	International Commission on Radiation Units	国际辐射单位和测量委员会
NCCN	National Comprehensive Cancer Network	美国国立综合癌症网络
NCI	National Cancer Institute	美国国家癌症研究所
NCRP	National Council on Radiation Protection and Measu-rements	美国国家辐射防护和测量委员会
NIH	National Institutes of Health	美国国立卫生研究院
NIST	National Institute of Standards and Technology	美国国家标准技术研究院
NRC	Nuclear Regulatory Commission	美国核管理委员会
RTOG	Radiation Therapy and Oncology Group	美国放射肿瘤协会
SI	International System of Units（Systeme International d'unites）	国际单位制
UNSCEAR	United Nations Scientifc Committee on the Effects of Atomic Radiation	联合国原子辐射效应科学委员会

附录 B：放射疗法和成像的放射性同位素列表

按从重到轻的顺序列出

密封源		起源	能量	半衰期
^{226}Ra	镭	铀衰变（^{238}U）	0.83 MeV γ 射线	1601 年
^{222}Rn	氡	铀衰变（^{226}Ra）	0.83 MeV γ 射线	2.7 天
^{198}Au	金子	中子轰击	0.411 MeV γ 射线	2.7 天
^{192}Ir	铱	中子轰击	0.38 MeV γ 射线	74 天
^{137}Cs	铯	裂变副产物	0.662 MeV γ 射线	30 年
^{131}Cs	铯	裂变副产物	30 keV X 射线	9.7 天
^{125}I	碘	中子轰击	28 keV X 射线	60 天
^{103}Pd	钯	中子轰击	21 keV X 射线	17 天
^{60}Co	钴	中子轰击	1.25 MeV γ 射线	5.26 年
未密封源		起源	能量	半衰期
^{223}Ra	镭	铀衰减（^{235}U）	6 MeV α 射线	11.4 天
^{153}Sm	钐	中子轰击	810 keV β 射线	47 小时
^{177}Lu	镥	中子或质子轰击	490 keV β 射线 210 keV γ 射线	6.7 天
^{131}I	碘	裂变副产物	606 keV β$^-$ 364 keV γ 射线	8 天
^{90}Sr	锶	裂变副产物	546 keV β$^-$	29 年
^{90}Y	钇	子洗脱（^{90}Sr）	940 keV β 射线	50 天
^{89}Sr	锶	中子轰击	583 keV β$^-$	50.5 天
^{32}P	磷	中子轰击	695 keV β$^-$	14 天
成像核素		起源	能量	半衰期
^{123}I	碘	质子轰击	159 keV γ 射线	13 小时
^{111}In	铟	质子轰击	208 keV γ 射线	2.8 天
^{99m}Tc	锝	子洗脱（^{99}Mo）	140 keV γ 射线	6 小时
^{64}Cu	铜	子洗脱（^{64}Zn）	653 keV β$^+$	12.7 小时
^{18}F	氟	质子轰击	630 keV β$^+$	110 分钟
^{15}O	氧	质子轰击	1.73 MeV β$^+$	2 分钟
^{11}C	碳	质子轰击	960 keV β$^+$	20 分钟
^{3}H	氚	中子轰击	19 keV β$^-$	12 年
^{68}Ga	镓	子洗脱（^{68}Ge）	1.9 MeV β$^+$	68 分钟